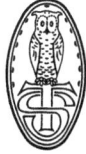

Hermann Weidemann (Hrsg.)

Die koronare Herzkrankheit der Frau

Mit Beiträgen von
U. Bauer   D. Birnbaum   A. Drews   H. J. Engel
Ch. Gohlke-Bärwolf   K. H. Günther   C. Halhuber
M. Kauderer-Hübel   K. H. Ladwig   F. Loskot   K. Meyer
J. Mrazek   E. Neumann   V. Rittner   T. Rabe   L. Samek
C. Vallbracht   H. Weidemann   G. Wille
und deren Mitarbeitern

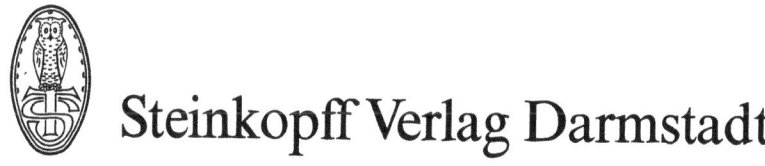

Steinkopff Verlag Darmstadt

Prof. Dr. med. Hermann Weidemann
Ärztlicher Direktor und Chefarzt der
Internistisch-kardiologischen Abteilung
Theresienklinik Bad Krozingen
Herbert-Hellmann-Allee 11
7812 Bad Krozingen

CIP-Kurztitelaufnahme der Deutschen Bibliothek

Die **koronare Herzkrankheit der Frau** : [31. Jan. –
2. Feb. 1986] / Hermann Weidemann (Hrsg.). Mit Beitr.
von U. Bauer ... u. deren Mitarb. – Darmstadt :
Steinkopff, 1987.
    (Jahrestagung der Deutschen Arbeitsgemeinschaft für
    Kardiologische Prävention und Rehabilitation ; 1986)

    ISBN-13:978-3-642-85361-6   e-ISBN-13:978-3-642-85360-9
    DOI: 10.1007/978-3-642-85360-9

NE: Weidemann, Hermann [Hrsg.]; Bauer, Udo [Mitverf.];
Deutsche Arbeitsgemeinschaft für Kardiologische Prävention und Rehabilitation: Jahrestagung der Deutschen
Arbeitsgemeinschaft für Kardiologische Prävention
und Rehabilitation

Verlagsredaktion: Juliane K. Weller – Copyediting: Heidrun Sauer – Herstellung: Heinz J. Schäfer

Gesamtherstellung: Graphischer Betrieb Konrad Triltsch, Würzburg

Vorwort

Die koronare Herzkrankheit der Frau war das Thema des wissenschaftlichen Symposiums anläßlich der Jahrestagung 1986 der „Deutschen Arbeitsgemeinschaft für kardiologische Prävention und Rehabilitation e.V.". In diesem Buch liegen dessen Ergebnisse zusammengefaßt vor. Achtzehn Autoren und Autorinnen berichten über ihre neuesten wissenschaftlichen, klinischen und praktischen Erfahrungen. Der Themenkreis umfaßt die Bereiche Risikofaktorenkonstellation, kardiologische Diagnostik, Therapie und Rehabilitation.

Unser Anliegen war es, unter speziellen Fragestellungen Besonderheiten oder Übereinstimmungen der koronaren Herzkrankheit der Frau im Vergleich zu der des Mannes herauszuarbeiten. Dabei wurden folgende Punkte berücksichtigt: Epidemiologie, gynäkologische Endokrinologie, hormonale Antikonzeption, somatische Risikofaktorenanalyse, psychosoziale Risikofaktorenanalyse, Psychologie, Soziologie, Sozialmedizin, Spezifität und Sensitivität von Elektrokardiographie, Hämodynamik und Myokardszintigraphie bei Belastung, Koronarangiographie, Koronarchirurgie, koronare Angioplastik, kardiale Belastbarkeit und Training, Rehabilitation.

Damit sind die wesentlichen Elemente der koronaren Herzkrankheit der Frau – angefangen von psychosozialen Entstehungsbedingungen über die Funktionsdiagnostik bis hin zur kardiologischen Therapie – in diesem Buch zusammengestellt. Gerade die Herausgabe eines Mehrautorenwerkes zu einem bisher nicht umfassend publizierten Thema hat den Vorteil, daß einseitige Darstellungen vermieden werden und dennoch jeder Einzelbeitrag einheitlich auf das zentrale Thema ausgerichtet werden kann.

Mein Dank und der Dank des Vorstandes der Deutschen Arbeitsgemeinschaft für kardiologische Prävention und Rehabilitation e.V. gilt allen Autoren und Koautoren für die sorgfältige Darstellung ihres Einzelbeitrages. Besonders danke ich dem Verlag für die Bereitschaft, ein Buch zu einem bisher sehr vernachlässigten Thema zu verlegen. Möge es Fach- und Allgemeinärzten sowie Sozialmedizinern und Medizinpsychologen eine Hilfe sein für ihre tägliche Arbeit mit den Patienten.

Bad Krozingen, im Dezember 1986   H. Weidemann

Inhaltsverzeichnis

Die derzeitigen prozentualen Anteile koronarkranker Frauen in der Akutklinik, in der stationären Rehabilitation und in der ambulanten Koronargruppenbetreuung in der Bundesrepublik

H. Weidemann

Die koronare Herzkrankheit der Frau hat mich schon in den 60er Jahren beschäftigt. Von 1960 bis 1965 habe ich gemeinsam mit Nöcker sämtliche in der Industriegroßstadt Leverkusen eingetretenen Herzinfarkte erfaßt und analysiert (Abb. 1). Ein Drittel der 910 Herzinfarktpatienten waren Frauen. Keine Frau war jünger als 45 Jahre. Alle Frauen befanden sich bereits in der Menopause.

In den 70er Jahren fiel das klinische Auftreten des Herzinfarkts bei jungen Frauen in gebärfähigem Alter auf, welches in der jüngsten Vergangenheit zahlenmäßig beachtliche Ausmaße angenommen hat. Dies wurde Ausgangspunkt weiterer wissenschaftlicher Bearbeitung des Themas „Koronare Herzkrankheit der Frau" und Anlaß, heute vorliegende Untersuchungsergebnisse zahlreicher Autoren zusammentragen zu lassen.

Die jüngste Herzinfarktstatistik für eine umschriebene Population in der Bundesrepublik stammt von Weiß und Donat (3; Abb. 2). Aus ihr geht zunächst hervor, daß das Verhältnis Frauen zu Männer beim akuten Herzinfarktereignis mit 1:2 identisch ist mit unserem Untersuchungsergebnis vor 20 Jahren.

Weiß und Donat führten mit ihrem Patientengut eine prospektive Herzinfarktnachsorgestudie durch. Die Analyse bei Frauen mit Herzinfarkt ergab zunächst erneut den Befund, daß in erster Linie alte Frauen einen Herzinfarkt erlitten. In erheblichem Maß trat er jedoch auch bei jungen Frauen auf, ein Trend, der sich in anderen Herzinfarktstatistiken bereits abzeichnete. 11% der Frauen waren jünger als 50 Jahre (s. Abb. 2).

Zur Einführung in das Thema dieses Buches stellten wir das aktuelle Zahlenmaterial über die prozentualen Anteile von Frauen und Männern mit koronarer Herzkrankheit

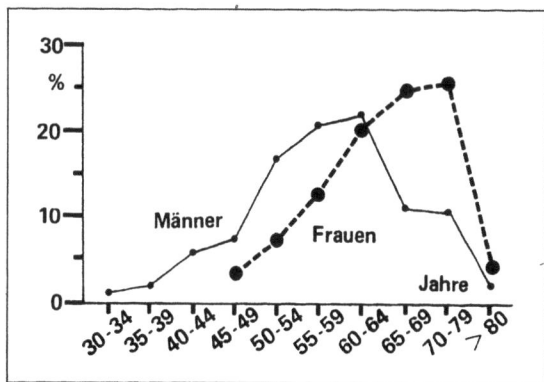

Abb. 1. Einfluß von Alter und Geschlecht auf die prozentuale Verteilung von 910 Herzinfarkten (aus 2).

1

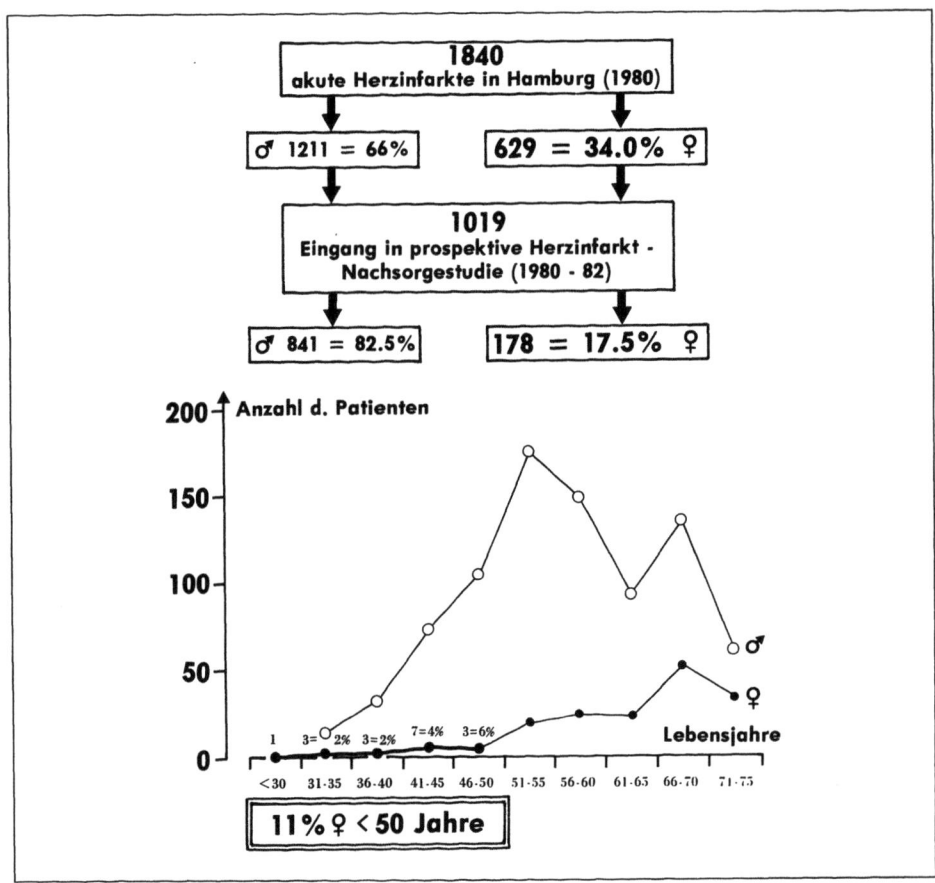

Abb. 2. Herzinfarktstatistik für eine umschriebene Population in der Bundesrepublik (aus 3).

bei stationären Heilbehandlungen der Rentenversicherungsträger und bei den ambulanten Koronargruppen der Landesarbeitsgemeinschaften in der Bundesrepublik zusammen. Dafür führte ich entsprechende schriftliche Umfragen durch, deren Ergebnisse allein zahlenmäßig die Notwendigkeit der besonderen Themenstellung „Koronare Herzkrankheit der Frau" unterstreichen. Aus Abb. 3 gehen die absoluten und prozentualen Häufigkeiten von Frauen und Männern mit koronarer Herzkrankheit hervor, denen in den vergangenen 10 Jahren von der Arbeiter- bzw. Angestelltenrentenversicherung stationäre Heilbehandlungen gewährt wurden. Es fanden sich 12–15% Frauen bei Patienten der Arbeiterrentenversicherung und 15–19% Frauen bei Patienten der Angestelltenversicherung. Wesentliche prozentuale Änderungen haben sich in den letzten 5 Jahren nicht ergeben.
Ähnlich sehen die aktuellen Durchschnittszahlen der Frauen für direkte Anschlußheilbehandlungen nach Herzinfarkt (8%) und aortokoronarer Bypassoperation (12%) aus (Tabelle 1).

2

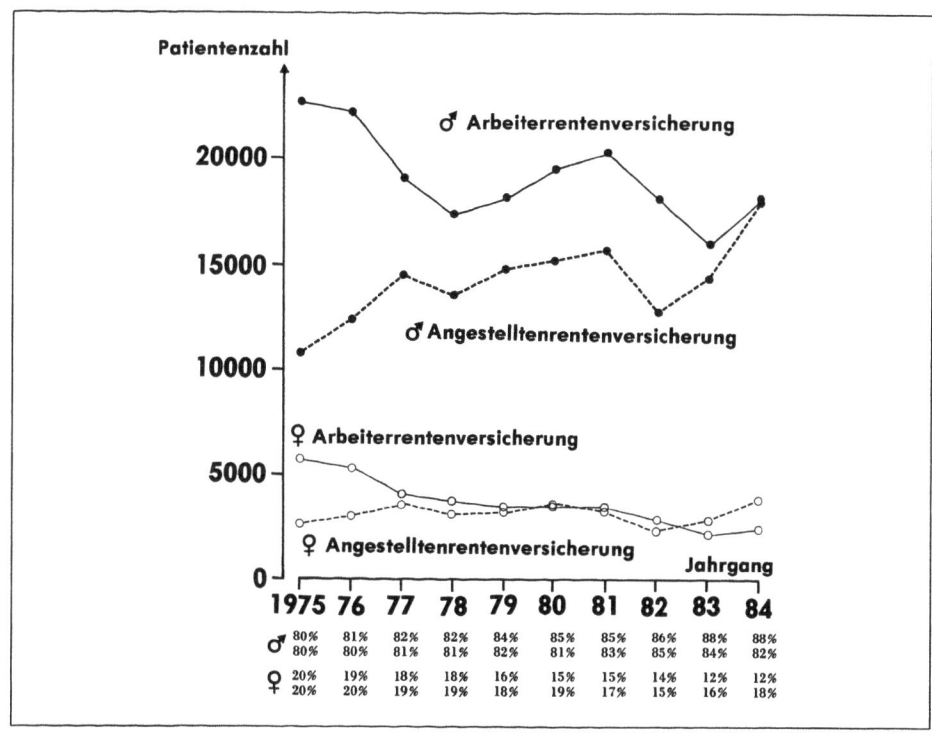

	1975	76	77	78	79	80	81	82	83	84
♂	80%	81%	82%	82%	84%	85%	85%	86%	88%	88%
	80%	80%	81%	81%	82%	81%	83%	85%	84%	82%
♀	20%	19%	18%	18%	16%	15%	15%	14%	12%	12%
	20%	20%	19%	19%	18%	19%	17%	15%	16%	18%

Abb. 3. Stationäre Heilbehandlung bei Frauen und Männern wegen ischämischer Herzkrankheiten (ICD 410–414, aus 1).

Tabelle 1. Aktuelle Durchschnittszahlen für direkte Anschlußheilbehandlungen noch Herzinfarkt und aortokoronarer Bypassoperation (1984)

	Herzinfarkt			Aortokoronare Bypass-operation		
	♀	♂	♀ + ♂	♀	♂	♀ + ♂
LVA Berlin (nicht nur AHB)	58 = 17%	278	336	18 = 13%	117	135
LVA Unterfranken	5 = 7%	67	72	3 = 11%	25	28
LVA Schleswig-Holstein	49 = 11%	384	433	1 = 2%	44	45
LVA Rheinland-Pfalz	27 = 6%	448	475	24 = 11%	201	225
LVA Württemberg	10 = 8%	112	122	5 = 11%	42	47
LVA Hamburg	2 = 5%	39	41	7 = 16%	38	45
LVA Niederbayern-Oberpfalz	10 = 5%	199	209	1 = 4%	25	26
LVA Rheinprovinz	69 = 6%	1005	1074	2 = 9%	20	22
LVA Oldenburg-Bremen	16 = 7%	202	218	28 = 48%	30	58
LVA Westfalen	24 = 6%	355	379	1 = 0.9%	116	117
Total	270 = 8%	3089	3359	90 = 12%	658	748
		92%			88%	

Keine Angaben konnten machen: LVA Saarland, LVA Hannover, LVA Baden, LVA Schwaben, LVA Oberbayern, LVA Hessen, LVA Ober- und Mittelfranken

3

Diese Häufigkeitsverhältnisse haben offensichtliche Rückwirkungen auf den Anteil von Frauen in ambulanten Koronargruppen (Teilnahme 84), der mit 15,2% in der gleichen Größenordnung liegt (nach Angaben der LAG's der BRD und Berlin):

11 LAGs	Koronare Herzkrankheit	
	♀	♂
	1722 (15,2%)	9572 (84,8%)

In abgerundeten Zahlen ausgedrückt bedeutet dies, daß pro Jahr in der Bundesrepublik derzeit etwa 6000 Frauen mit koronarer Herzkrankheit in stationärer Heilbehandlung zu betreuen sind, davon etwa 2000 in direkter Anschlußheilbehandlung nach akutem Herzinfarkt bzw. aortokoronarer Bypassoperation und daß derzeit ständig etwa ebensoviele Frauen mit koronarer Herzkrankheit in Koronargruppenbetreuung stehen.

Literatur

1. VDR-Statistiken Rehabilitation (1984)
2. Weidemann H, Nöcker J (1965) Herzinfarkte in der Bevölkerung einer Industrie-Großstadt. Studie über Häufigkeit, Alters- und Geschlechtsverteilung und Soziologie. Münch Med Wschr 46:2297
3. Weiß B, Donat K, Ziegler WJ (1982) Langzeitbeobachtung nach Herzinfarkt I. Beschreibung und bisheriger Verlauf der Infarktnachsorgestudie INS. Herz-Kreisl. 8:438

4

Die Häufigkeit der koronaren Herzkrankheit bei Frauen und die Beziehung zu verschiedenen Risikofaktoren im Spiegel der kardiologischen Literatur

Ch. Gohlke-Bärwolf, U. Kettner, H. Roskamm

Einleitung

Bereits seit der Erstbeschreibung der Angina pectoris 1768 durch Heberden ist bekannt, daß die koronare Herzerkrankung bei Frauen wesentlich seltener ist als bei Männern.

Den ersten epidemiologischen Beitrag zu diesem Thema leistete Heberden selbst, als er im Alter von 91 Jahren 1801 schrieb: „Ich glaube wohl nicht weniger als 100 solche Kranke gesehen zu haben, unter diesen zählte ich 3 Frauen und einen 12jährigen Jungen. Die anderen waren alle Männer, die entweder dem 50. Jahre nahestanden oder dasselbe überschritten hatten" (zitiert nach 26).

Erst 130 Jahre später, in den 30er Jahren, erschienen die nächsten Arbeiten über die Häufigkeit der koronaren Herzkrankheit bei Frauen. Anhand pathologisch-anatomischer Untersuchungen an Patienten, die am Myokardinfarkt verstorben waren, gaben Master et al. (16) das Verhältnis von Frauen zu Männern mit 1,0 : 3,4 an.

Pathologisch-anatomische Untersuchungen an Unfalltoten beiden Geschlechts zeigen, daß das Ausmaß der arteriosklerotischen Veränderungen der Koronararterien bei Frauen denen 10–15 Jahre jüngerer Männer entspricht (23). Dies gilt für alle Altersgruppen zwischen 20 und 85 Jahren (25).

Wie früh lassen sich nun diese Geschlechtsunterschiede nachweisen? Bereits in den fötalen Koronararterien lassen sich jenseits der 34. Schwangerschaftswoche deutliche Unterschiede in der Dicke der Intima und Media zwischen den beiden Geschlechtern feststellen. Diese Unterschiede sind besonders bei den ethnischen Gruppen ausgeprägt, die auch im späteren Erwachsenenleben eine hohe Prävalenz der KHK aufweisen, z. B. in Ostfinnland (17).

Auf folgende Punkte soll hier näher eingegangen werden:
1. Die Häufigkeit der koronaren Herzerkrankung bei Frauen allgemein;
2. die Häufigkeit der drei Hauptmanifestationen
   a) Angina pectoris,
   b) Myokardinfarkt,
   c) Plötzlicher Herztod;
3. der Einfluß der Risikofaktoren.

1. Häufigkeit der koronaren Herzerkrankung

Die umfangreichste Untersuchung zu dieser Frage wurde im Rahmen der Framingham-Studie (7, 8, 10) durchgeführt, die 1948 begonnen hat und kontinuierlich bis heute

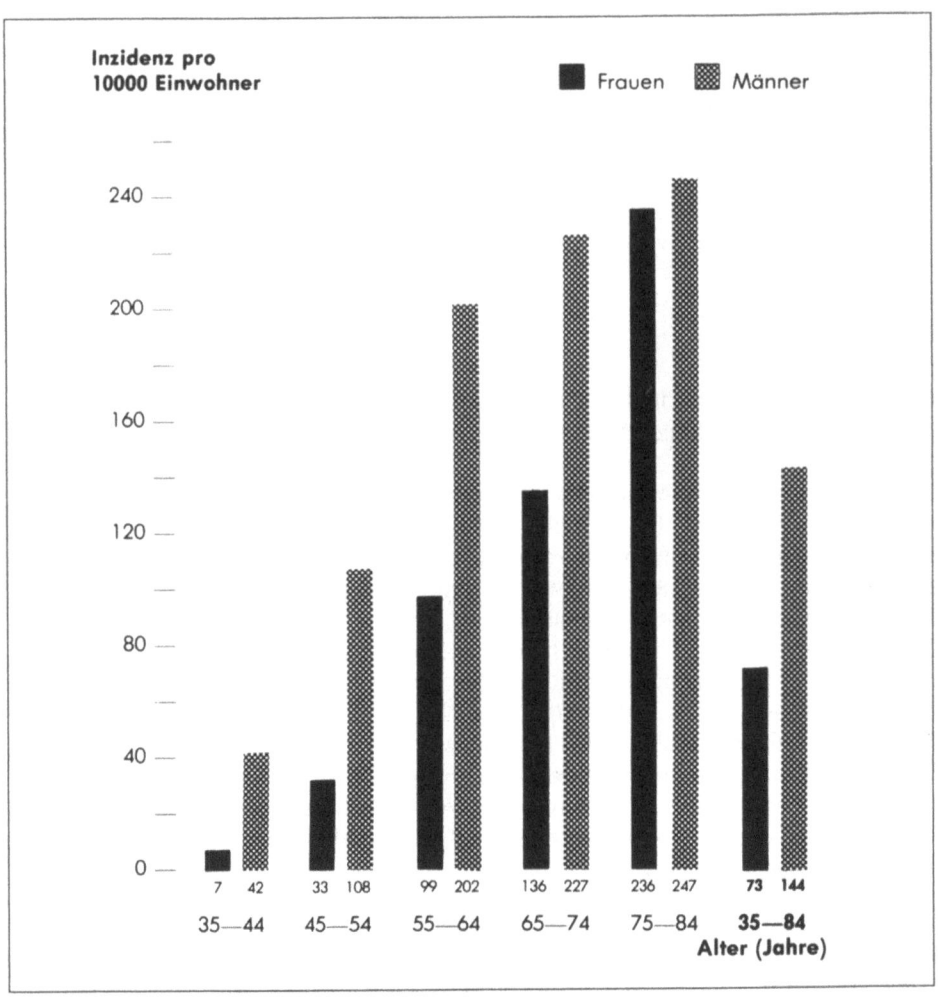

Abb. 1. Jährliche Inzidenz der KHK bei Frauen und Männern pro 10 000 Einwohner. Framingham-Studie, 26 Jahre Nachbeobachtung (12).

fortgeführt wurde, so daß wir eine Nachbeobachtungszeit von mehr als einem Vierteljahrhundert überblicken können. In Abb. 1 wird deutlich, daß die Inzidenz in allen Altersgruppen bei Frauen niedriger liegt als bei Männern, in den jüngsten Altersgruppen ist dieser Unterschied jedoch am ausgeprägtesten: Während in der Altersgruppe 35–44 Jahre das Verhältnis von Frauen zu Männern 1:6 beträgt, reduziert sich dieser Unterschied in der Altersgruppe 55–64 Jahre auf 1:2 und liegt bei den über 75jährigen bei 1,00:1,05. Betrachtet man alle Altersgruppen zusammengenommen, so erkrankten Frauen etwa halb so häufig wie Männer (12).

6

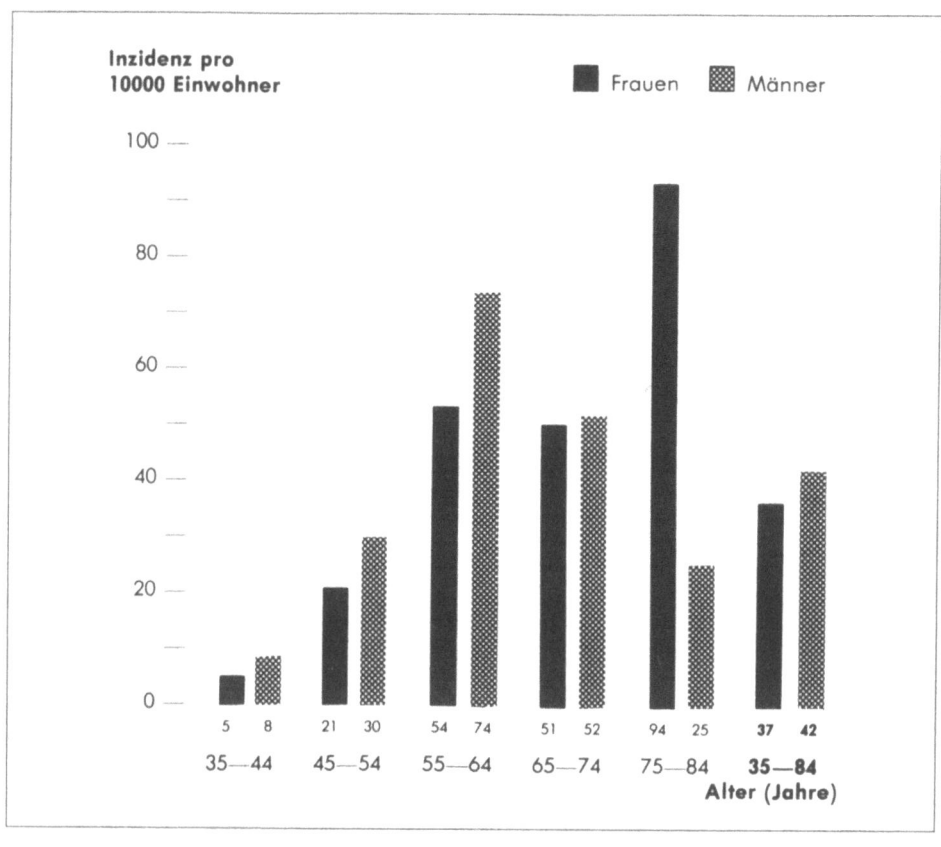

Abb. 2. Jährliche Inzidenz der Angina pectoris bei Frauen und Männern pro 10 000 Einwohner in Abhängigkeit vom Alter. Framingham-Studie, 26 Jahre Nachbeobachtung (12).

2. Häufigkeit der verschiedenen Manifestationsformen der KHK

Neben der unterschiedlichen Häufigkeit der koronaren Herzerkrankung bei Frauen und Männern allgemein bestehen auch deutliche Unterschiede in der Häufigkeit der jeweiligen klinischen Manifestationen. Bei Frauen ist die häufigste Manifestation die Angina pectoris, bei Männern hingegen der Myokardinfarkt und der plötzliche Herztod (Abb. 2; 10). Mit zunehmendem Alter nimmt die Inzidenz der Angina pectoris bei beiden Geschlechtern zu, in der Altersgruppe 65–74 Jahre ist sie bei Frauen und Männern etwa gleich, in der höchsten Altersstufe ist die Angina pectoris allerdings bei Frauen häufiger als bei Männern. In der Inzidenz des Myokardinfarktes zeigt sich zwischen Frauen und Männern ein noch deutlicherer Unterschied (Abb. 3). In der Altersgruppe 35–44 Jahre erleiden die Männer etwa 10mal so häufig einen Herzinfarkt wie die Frauen gleichen Alters. Dieser Unterschied nimmt mit zunehmendem Alter etwas ab, liegt aber in der Altersgruppe der 75–84jährigen noch immer bei 1:2 (12).
Nach dem Heidelberger Infarktregister (18) beträgt die durchschnittliche Herzinfarktrate für Frauen unter 65 Jahren 0,4 pro 1000 Einwohner und ist bei Männern unter

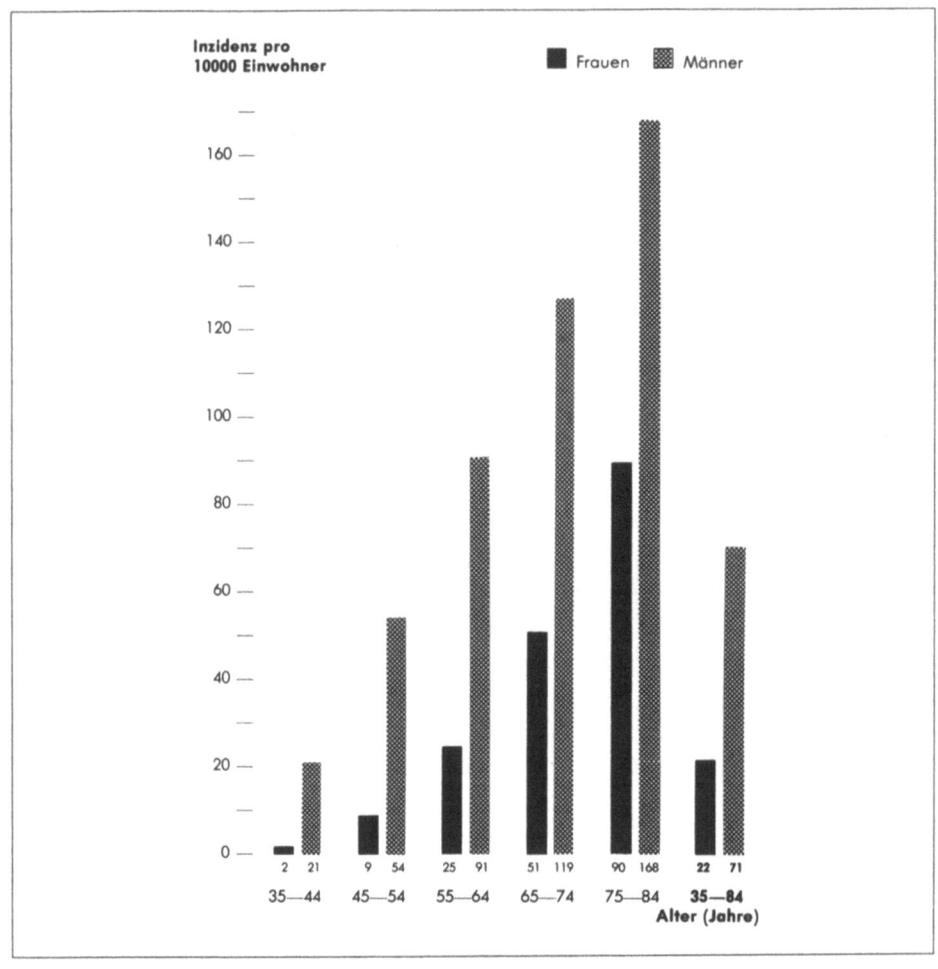

Abb. 3. Inzidenz des Myokardinfarktes bei Frauen und Männern pro 10 000 Einwohner in Abhängigkeit vom Alter. Framingham-Studie, 26 Jahre Nachbeobachtung (12).

65 Jahren mit 2,6 pro 1000 Einwohner etwa 6mal so hoch. Auch bezüglich des Altersgipfels mit der höchsten Inzidenz des Myokardinfarktes unterscheiden sich Frauen und Männer. Nach den Untersuchungen von Weidemann und Nöcker (27) sowie Weiss et al. (28) lag der Altersgipfel bei den Frauen um 10 Jahre höher als bei den Männern. Sowohl bei Frauen als auch bei Männern steigt mit zunehmendem Alter die Häufigkeit der KHK insgesamt, ebenso wie die Häufigkeit der verschiedenen Manifestationsformen, wobei das Alter der Frauen jeweils um zehn Jahre höher liegt als das der Männer. Bei Frauen besteht zudem eine deutliche Korrelation zum Eintritt der Menopause. Nach diesem Zeitpunkt nimmt die Häufigkeit und der Schweregrad der KHK zu. Die Häufigkeit beträgt gegenüber Frauen gleichen Alters, die noch vor der Menopause stehen, das 2–3fache, sowohl bei natürlicher wie auch bei chirurgisch induzierter Menopause, unabhängig davon, ob die Ovarien entfernt wurden oder nicht (4). Hervorzuhe-

8

ben ist, daß bei Raucherinnen die Menopause früher eintritt als bei Nichtraucherinnen. Auch hinsichtlich der dritten Manifestationsform der KHK, dem plötzlichen Herztod, besteht bei Frauen und Männern eine deutliche Altersabhängigkeit. Auch hier liegt die Häufigkeit in den jeweiligen Altersgruppen bei den Frauen um soviel niedriger, daß sie der Häufigkeit bei den um 10 Jahre jüngeren Männern entspricht, das heißt, Frauen im Alter von 75–84 Jahren haben die gleiche Inzidenz an plötzlichem Herztod wie Männer von 65–74 Jahren (Abb. 4; 12). In den späten 60er Jahren nahm in den USA die Häufigkeit des plötzlichen Herztodes bei Frauen deutlich zu. Dies wurde im Zusammenhang mit der Zunahme des Zigarettenkonsums bei Frauen in den USA gesehen (22, 24). Nichtraucherinnen, die am plötzlichen Herztod verstarben, waren mit 67 Jahren im Durchschnitt 19 Jahre älter als starke Raucherinnen, bei denen der plötzliche Herztod bereits im Alter von 48 Jahren auftrat (Tabelle 1; 24).

Die 10-Jahres-Differenz in der Häufigkeit der KHK allgemein sowie der Häufigkeit des Myokardinfarktes und des plötzlichen Herztodes zwischen Frauen und Männern spiegelt sich auch in den angiographischen Befunden wieder (Tabelle 2). Beim Vergleich der Koronarangiogramme von Frauen und Männern, die im Alter von unter 40 Jahren einen Herzinfarkt erlitten hatten und unabhängig von der klinischen Symptomatik angiographiert worden waren, fanden sich folgende Unterschiede im Gefäßbefall: Die 0-Gefäßerkrankung war bei Frauen mit 31% wesentlich häufiger als bei Männern mit 9,1%. Die Eingefäßerkrankung war in beiden Gruppen mit 57% und 59% etwa gleich, die Zweigefäßerkrankung war bei Frauen mit 4,7% deutlich seltener als bei Männern mit 19,4%, ebenso die Dreigefäßerkrankung mit 5,7% im Vergleich zu 12,3% bei Männern. Die Häufigkeit von 0-, 1-, 2- und 3-Gefäßerkrankung entsprach bei den unter 40jährigen Frauen der Häufigkeit bei den unter 30jährigen Männern (2, 3, 21).

Läßt sich diese 10-Jahres-Differenz auch bei den älteren Patienten nachweisen? Wir untersuchten dazu 466 Frauen und 565 Männer, die in den letzten zwei Jahren wegen

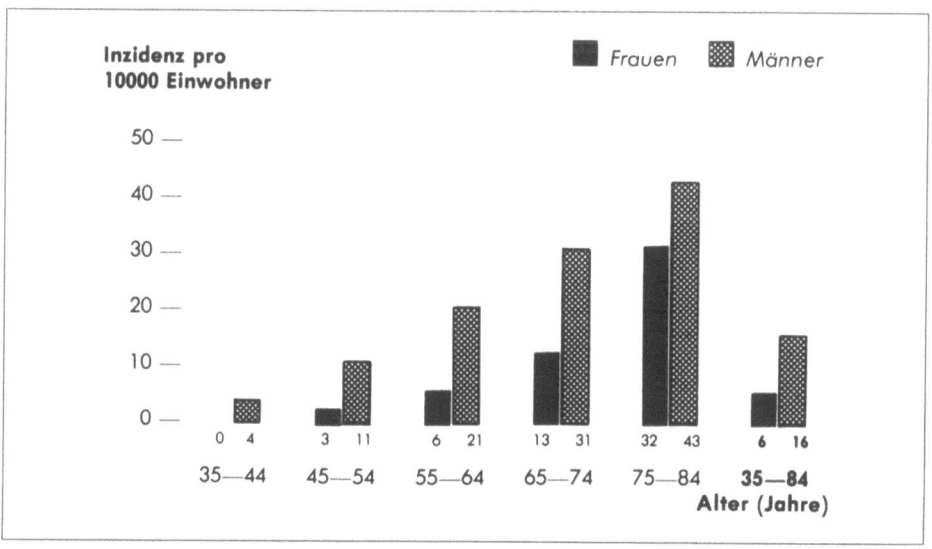

Abb. 4. Jährliche Inzidenz des plötzlichen Herztodes bei Frauen und Männern pro 10 000 Einwohner in Abhängigkeit vom Alter. Framingham-Studie, 26 Jahre Nachbeobachtung (12).

Tabelle 1. Mittleres Alter (Jahre) zum Zeitpunkt des plötzlichen Herztodes bei Frauen in Beziehung zum Zigarettenkonsum (24)

Nichtraucher	67 (60–75)
Raucher:	
< 20 Zigaretten/Tag	55 (52–61)
> 20 Zigaretten/Tag	48 (32–58)

(Spain 1973)

Tabelle 2. Anteil von 0-, 1-, 2- und 3-Gefäßerkrankungen bei 35 Frauen und 627 Männern, die vor dem 40. Lebensjahr einen Herzinfarkt erlitten hatten (3)

	Frauen < 40 Jahren	Männer < 40 Jahren	Männer < 30 Jahren
N	35	627	46
0-GE	31,0%	9,1%	30%
1-GE	57,0%	59,2%	61%
2-GE	5,7%	19,4%	2%
3-GE	5,7%	12,3%	7%

(Gohlke H. 1983)

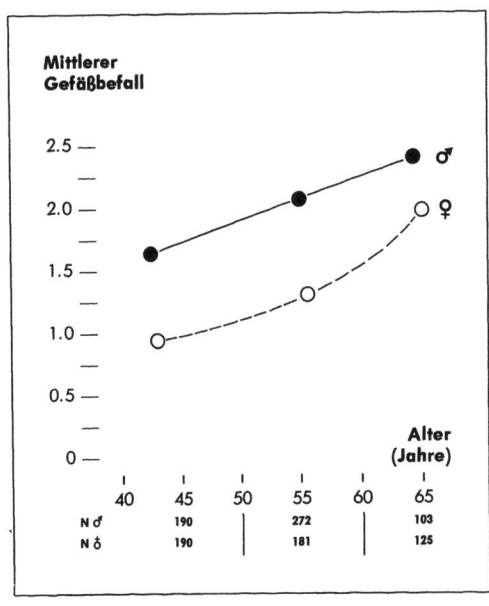

Abb. 5. Gefäßbefall in Abhängigkeit vom Alter bei 466 Frauen und 565 Männern, im RHZ zwischen 1983 und 1985 unter dem Verdacht auf KHK angiographiert.

10

des Verdachtes auf eine koronare Herzerkrankung an unserer Klinik konsekutiv angiographiert wurden (Abb. 5). Beide Kollektive wurden in jeweils drei Altersgruppen aufgeteilt: unter 50 Jahre, zwischen 50 und 60 Jahre und über 60 Jahre. Das mittlere Alter jeder Gruppe betrug in beiden Kollektiven 43, 56 bzw. 65 Jahre. Der mittlere Gefäßbefall lag bei den Frauen mit einem mittleren Alter von 65 Jahren mit 1,97 noch unter dem der im Mittel 56jährigen Männer (5).

3. Risikofaktoren bei Frauen mit KHK

Eine Vielzahl epidemiologischer Untersuchungen (7–10, 12) hat gezeigt, daß die meisten der identifizierten Risikofaktoren bei Frauen und Männern in gleicher Weise mit der Häufigkeit der KHK verbunden sind. So ist das Risiko, eine KHK zu entwickeln, sowohl bei Frauen als auch bei Männern mit Hypertonie 3,8mal so hoch wie bei nicht hypertensiven (Abb. 6; 12). Bei beiden Geschlechtern ist das Risiko auch schon beim

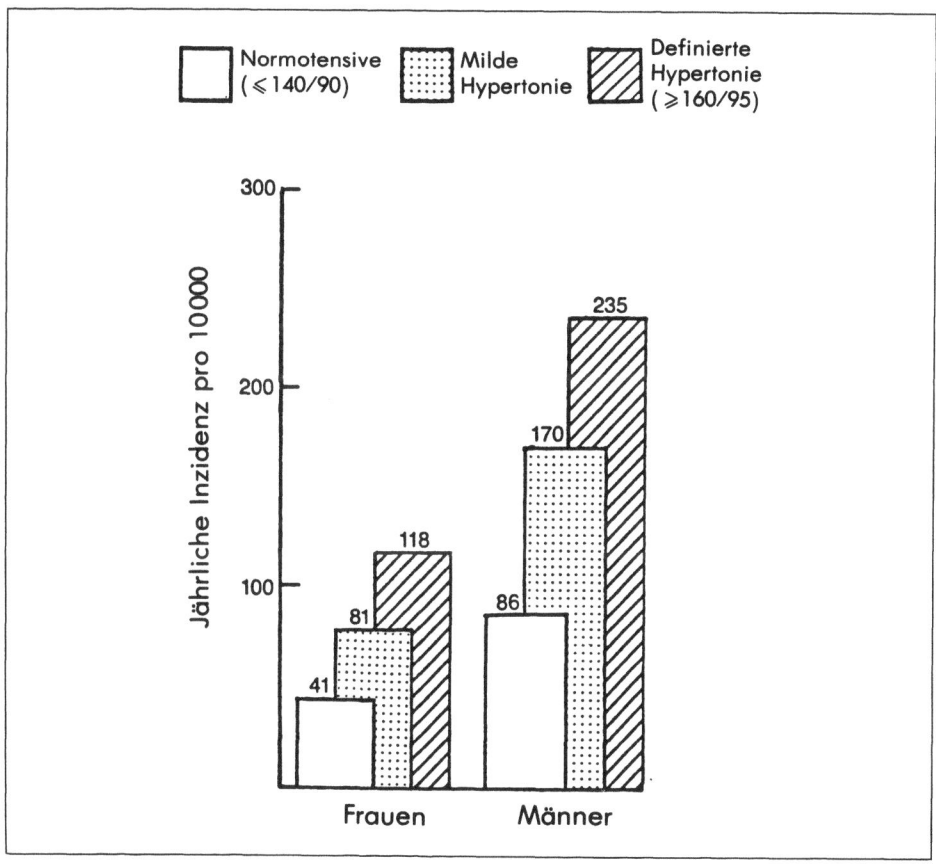

Abb. 6. Jährliche Inzidenz der koronaren Herzerkrankung in Abhängigkeit vom Blutdruck, korrigiert für Alter, bei Frauen und Männern zwischen 35 und 84 Jahren. Framingham-Studie, 26 Jahre Nachbeobachtung (12).

Vorliegen einer leichten Hypertonie erhöht. Den Übereinstimmungen hinsichtlich der Bedeutung der Risikofaktoren stehen jedoch auch einige Unterschiede gegenüber. In der Framingham-Studie war bei den Frauen der Diabetes mellitus sehr viel stärker mit der Entwicklung von kardiovaskulären Folgen verbunden als bei Männern (10) und überschritt noch die Bedeutung des Rauchens. Bei diabetischen Frauen war die Inzidenz der KHK dreimal so hoch wie bei Nichtdiabetikerinnen, bei männlichen Diabetikern jedoch nur zweimal so hoch wie bei Nichtdiabetikern. 1965 berichteten Weidemann und Nöcker (27), daß der Diabetes mit 18,5% bei weiblichen Infarktpatienten deutlich häufiger vorhanden war als bei Männern mit 10,8%.

Ein weiterer Unterschied zwischen Frauen und Männern liegt in der Bedeutung der verschiedenen Lipide. Während die Bedeutung des Cholesterins (11, 14), des HDL und des LDH/HDL-Quotienten (1, 25) als koronare Risikofaktoren aufgrund vieler großangelegter Studien sowohl bei Frauen als auch bei Männern akzeptiert ist, bestehen unterschiedliche Ansichten bezüglich der Bedeutung der Triglyzeride (1). Die meisten Studien deuten darauf hin, daß den Triglyzeriden bei den Männern keine wesentliche Bedeutung zukommt. Inzwischen konnte jedoch gezeigt werden, daß bei Frauen eine signifikante Korrelation zwischen Inzidenz (1) und Schweregrad (19) der KHK und dem Triglyzeridspiegel besteht. Mit der Frage, ob die Triglyzeride eine Bedeutung für den Gefäßbefall haben, analysierten wir den Lipidstatus bei dem vorhin beschriebenen Kollektiv von 466 Frauen und 565 Männern (Abb. 7). Bei Frauen war, im Unterschied zu den Männern, der Triglyzeridspiegel um so höher, je mehr Gefäße befallen waren.

Das Rauchen hat bei den Frauen einen ähnlichen Stellenwert wie bei Männern (13) und ist mit einem deutlich erhöhten Risiko für den plötzlichen Herztod und den Myokardinfarkt verbunden. Die Erhöhung des Myokardinfarktrisikos gilt für alle Altersstufen, ist aber bei den jüngeren Frauen stärker ausgeprägt als bei den älteren, also z. B. bei jüngeren Frauen, die mäßig rauchen, um das 10fache, bei älteren, mäßig rauchenden Frauen um das 5fache, bei starken Raucherinnen 13fach gegenüber 7fach.

Weiterhin aggraviert das Rauchen den Effekt der übrigen Risikofaktoren für einen Myokardinfarkt. Das relative Herzinfarktrisiko steigt bei Patientinnen mit mäßiger Hypercholesterinämie vom 2,2fachen bei mäßigen Raucherinnen auf das 12fache bei starken Raucherinnen. Wenn zusätzlich zum Rauchen orale Antikonzeptiva eingenommen werden, steigt das Risiko bei schweren Raucherinnen auf das 23fache an (Tabelle 3; 20). Beim Vergleich der Risikokonstellation von Frauen und Männern unter 40 Jahren

Tabelle 3. Myokardinfarktrisiko in Abhängigkeit vom Zigarettenkonsum und der Einnahme oraler Kontrazeptiva (20)

	Nicht- raucher	Raucher Zig./Tag	
		1–24	> 24
Einnahme oraler Kontrazeptiva:			
bis zum Zeitpunkt der Untersuchung	1,0	3,1	23
in der Vergangenheit	1,0	2,4	6,8
nie benutzt	1,0	2,0	4,8

(Rosenberg 1985)

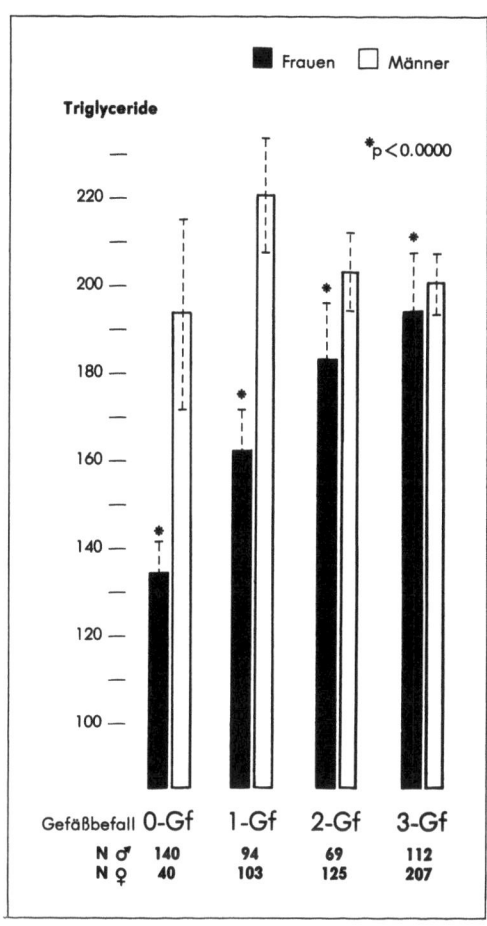

Abb. 7. Serumtriglyzeride (mg/dl) in Abhängigkeit vom Gefäßbefall (GF) bei Frauen und Männern vergleichbaren Alters, die zwischen 1983 und 1985 in RHZ angiograpiert wurden.

(Tab. 4; 3, 21), zeigt sich, daß die Einnahme von oralen Antikonzeptiva bei diesen Frauen mit 86% an erster Stelle steht, der Nikotinabusus mit 67% an zweiter Stelle; 90% der Frauen, die orale Antikonzeptiva einnehmen, sind auch Raucherinnen. Somit ist diese Kombination die typische Risikofaktorenkonstellation für Frauen unter 40 Jahren mit Herzinfarkt.

Um hinsichtlich der Risikofaktorenkonstellation einen Vergleich zwischen Frauen von unter und über 40 Jahren ziehen zu können, haben wir prospektiv bei allen in den letzten Monaten angiographierten Frauen zwölf Risikofaktoren analysiert. In Tabelle 5 sind die Risikofaktoren der Frauen mit Herzinfarkt unter 40 Jahren denen der über 40jährigen gegenübergestellt. Dabei zeigt sich eine deutliche Verschiebung zur Menopause als häufigster Risikofaktor, gefolgt von Familienanamnese und Hypertonie [6].

Neben den konventionellen Risikofaktoren beeinflussen auch Umweltfaktoren die Inzidenz der KHK bei Frauen. Ehefrauen von Männern mit KHK hatten ein doppelt so hohes Risiko, selbst eine KHK zu entwickeln, wie Frauen von Ehemännern ohne KHK

13

Tabelle 4. Risikofaktorenkonstellation bei Frauen im Vergleich zu Männern, die einen Herzinfarkt im Alter unter 40 Jahren überlebt haben (3)

	30 Frauen (%)	647 Männer (%)
Orale Kontrazeptiva	86	–
Nikotin (≧ 10 Zigaretten)	67	86
Hypertriglyceridämie (≧ 150 mg%)	47	80
Familienanamnese (für Angina pectoris, Myokardinfarkt, zerebrovasculäre Insulte, Hypertonie)	67	56
Hypercholesterinämie (≧ 260 mg%)	33	47
Adipositas (Broca-Index ≧ 10%)	40	46
Hyperurikämie (≧ 7 mg% bei Männern, ≧ 6,5 mg% bei Frauen)	7	28
Diabetes mellitus, klinisch manifest	0	0,3
Arterielle Hypertonie (systolisch ≧ 160 mmHg, diastolisch ≧ 90 mmHg)	20	27

Tabelle 5. Risikofaktorenkonstellation bei Frauen nach Myokardinfarkt in Abhängigkeit vom Alter

	Frauen < 40 Jahre	Frauen ≧ 40 Jahre
Mittleres Alter	35	53
N	35	23
Kontrazeptiva	86%	39% (6)
Nikotin	67%	35% (8)
Hypertriglyzeridämie	47%	45% (5)
Familienanamnese	67%	74% (2)
Hypercholesterinämie	33%	55% (4)
Adipositas	40%	38% (7)
Hyperuricämie	7%	18% (10)
Diabetes mellitus	0%	23% (9)
Hypertonie	20%	70% (3)
Menopause		78% (1)

(8). Insgesamt haben Frauen auf jedem Risikofaktorenniveau, für jeden Faktor einzeln oder in Kombination, nur die Hälfte des kardiovaskulären Risikos wie Männer mit dem gleichen Risikofaktorenprofil (Abb. 8). Somit ist die 10-Jahres-Differenz in der Häufigkeit der koronaren Herzerkrankung zwischen Frauen und Männern nicht allein auf den Einfluß der hauptsächlichen Risikofaktoren zurückzuführen. Der mit dem Alter geringer werdende Unterschied zwischen den Geschlechtern ist zum Teil mit dem Einfluß der Menopause zu erklären. Die Hormontherapie als sogenannter Schutzfaktor für Frauen reicht jedoch allein zur Erklärung dieser Unterschiede nicht aus. Inwieweit psychische Faktoren, unterschiedliche Verhaltensmuster, Streß und Streßbewältigung

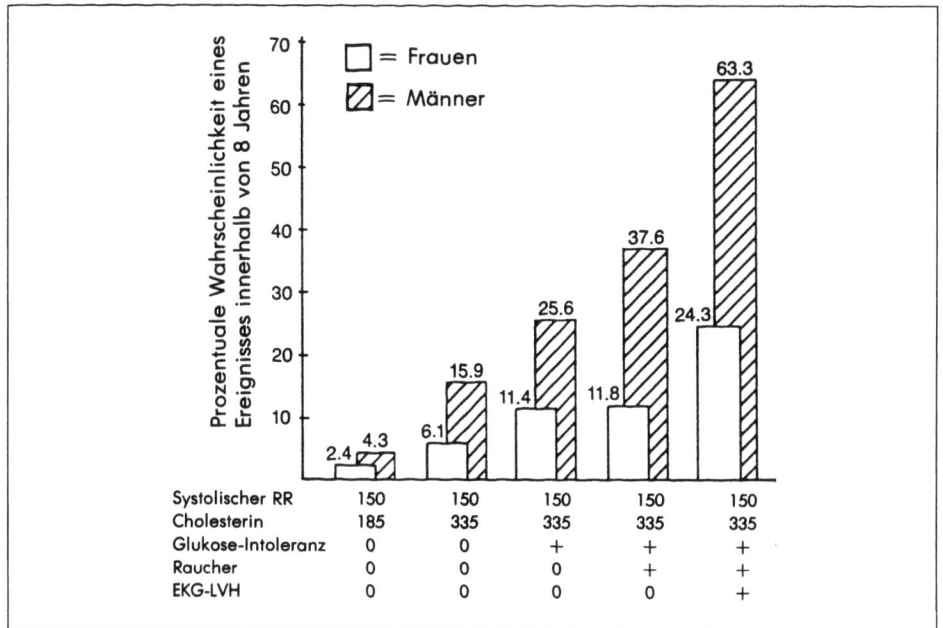

Systolischer RR	150	150	150	150	150
Cholesterin	185	335	335	335	335
Glukose-Intoleranz	0	0	+	+	+
Raucher	0	0	0	+	+
EKG-LVH	0	0	0	0	+

Abb. 8. Risiko kardiovaskulärer Erkrankungen bei einem systolischen Blutdruck von 150 mmHg in Abhängigkeit von der Ausprägung anderer Risikofaktoren bei Frauen und Männern im Alter von 45 Jahren. Framingham-Studie, 26 Jahre Nachbeobachtung (12).

im Arbeits- und Privatleben von Bedeutung sind, bedarf noch weiterer Untersuchungen. Vielleicht wird auch das vorliegende Buch dazu beitragen, diesen Problemen etwas näher zu kommen.

Literatur

1. Castelli WP (1983) Cardiovascular disease and multifactorial risk: challenge of the eighties. Am Heart J 106:1191
2. Gohlke H (1983) Der transmurale Herzinfarkt vor dem 40. Lebensjahr. Habilitationsschrift, Universität Freiburg
3. Gohlke H, Stürzenhofecker P, Thilo A, Droste C, Görnandt L, Roskamm H (1981) Coronary angiographic findings and risk factors in postinfarction patients under the age of 40. In: Roskamm H (ed) Myocardial infarction at young age. Springer, Berlin Heidelberg New York, pp 61–77
4. Gohlke-Bärwolf Ch (1986) Eigene, unpublizierte Ergebnisse
5. Gohlke-Bärwolf Ch, Kettner U, Roskamm H (1986) Eigene, unpublizierte Ergebnisse
6. Gordon T, Kannel W, Hjortland MC, McNamara PM (1978) Menopause and coronary heart disease. Ann Intern Med 89:157–161
7. Kagan A, Dawber TR, Kannel WB (1962) The Framingham study: a prospective study of coronary heart disease. Fed Proc (Suppl II) 21:52–57
8. Kannel WB (1976) Some lessons in cardiovascular epidemiology from Framingham. Am J Cardiol 37:269–282
9. Kannel WB (1979) Oral contraceptive hypertension and thromboembolism. Int J Gynaecol Obstet 16:466–472

10. Kannel WB (1980) Some recent lessons from Framingham. In: Hurst JW (ed) The Heart, Update III. Mc Graw Hill, New York, pp 85–100
11. Kannel WB, Feinleib, M (1972) Natural history of angina pectoris in the Framingham study. Prognosis and survival. Am J Cardiol 44:53–59
12. Kannel WB, Thom JT (1986) Incidence, prevalence, and mortality of cardiovascular diseases. In: Hurst JW (ed) The Heart. Mc Graw Hill, New York, pp 557–565
13. Kaufmann DW, Helmrich SP, Rosenberg L, Mietinnen OS, Shapiro S (1982) Nicotine and carbon monoxide content of cigarette smoke and the risk of myocardial infarction in young men. N Engl J Med 308:409–413
14. Lipid Research Clinics Coronary Promary Prevention Trial Results (1984) II. The relationship of reduction in incidence of coronary heart disease to cholesterol lowering. JAMA 251:365
15. Miler NE, Førde OH, Thelle DS, Mjøs OD (1977) The Tromsø heart study. High density lipoprotein and coronary heart disease; a prospective case-controlled study. Lancet 1:965
16. Master AM, Dack S, Jaffee HL (1937) Age, sex and hypertension in myocardial infarction due to coronary occlusion. Arch Int Med 64:767–786
17. Neufeld HN, Schneeweiss A (1981) Etiology and prevention of coronary obstructive lesions in infancy and childhood. Clin Cardiol 4:217–222
18. Nüssel E, Buchholz L, Bergdold H (1977) Daten des Heidelberg Herzinfarkt-Registers im internationalen Vergleich. Med Tech 97:118–122
19. Reardon MF, Nestel PJ, Craig JH, Harper RW (1985) Lipoprotein predictors of the severity of coronary artery disease in men and women. Circulation 71
20. Rosenberg L, Hennekes CH, Rosner B, Belangere C, Torhman KJ, Speizer FE (1980) Oral contracteptive use in relation to nonfatal myocardial infarction. Am J Epidemiol 111:59–66
21. Roskamm H, Gohlke H, Stürzenhofecker P, Droste C, Thomas H, Samek L, Schnellbacher K, Betz P (1983) Der Herzinfarkt im jugendlichen Alter (unter 40 Jahren): Koronarmorphologie, Risikofaktoren, Langzeitprognose der Erkrankung und Progression der Koronargefäßsklerose. Z Kardiol 72:1–11
22. Spain DM (1978) Concerning the pathology of acute coronary heart disease in young women. In: Oliver MF (ed) Coronary heart disease in young women. Churchill Livingston, New York, pp 61–70
23. Spain DM, Mestel AL (1965) Influence of norethnodrel and mestranol in atherogenesis rabbits. Circulation [Suppl II] 31/32:32
24. Spain DM, Siegel H, Bradess VA (1973) Women smokers and sudden death – the relationship of cigarette smoking to coronary disease. JAMA 224:1005–1007
25. Sternby NH (1968) Artherosclerosis in a defined population. Acta Pathol Microbiol Scand [Suppl] 194:1–69
26. Trautner JKF (übers., hrsg. 1840) William Heberden's ärztliche Schriften. Bauer und Raspe, Nürnberg, S 205
27. Weidemann H, Nöcker J (1965) Herzinfarkte in der Bevölkerung einer Industriegroßstadt. Münch Med Wschr 107:2297
28. Weiss B, Donat K, Ivens K, Schuchart J, Ziegler WJ (1980) Akuter Herzinfarkt in einer Großstadt. DMW 110:15–19

16

Kardiovaskuläre Komplikationen unter Einnahme hormonaler Kontrazeptiva aus gynäkologisch-endokrinologischer Sicht

T. Rabe und B. Runnebaum

Einleitung

Seit der ersten Mitteilung über Nebenwirkungen hormonaler Kontrazeptiva auf das kardiovaskuläre System sind Berichte über solche Nebenwirkungen in zunehmendem Maße erschienen. Es wird über das Auftreten von ernsten thromboembolischen Komplikationen berichtet, die in einem eindeutigen zeitlichen Zusammenhang mit der Einnahme oraler Kontrazeptiva stehen: Gefäßverschlüsse und Blutungen im Gehirn (z. B. Subarachnoidalblutungen, Veränderungen der Augenhintergrundgefäße), Herzinfarkte, Lungenembolien und Beinvenenthrombosen.

Die Beurteilung solcher Nebenwirkungen ist im Hinblick auf den kausalen Zusammenhang mit der Einnahme von Ovulationshemmern im Einzelfall schwierig, da zuverlässige Ergebnisse nur aus wenigen kontrollierten prospektiven Studien vorliegen (14, 17, 19, 22, 29).

In diesem Beitrag wird versucht, die kardiovaskulären Risiken für Frauen, die hormonale Kontrazeptiva einnehmen, im Hinblick auf das Herz- und Kreislaufsystem zu bewerten. Hierbei sollen insbesondere die Art des Risikos, die Ursachen, das Alter der Patientin sowie die Exposition bzw. Disposition berücksichtigt werden.

Nebenwirkungen

Bei der Risikobeurteilung einer kontrazeptiven Methode ist zwischen Morbidität (Erkrankungshäufigkeit) und Mortalität (bzw. Letalität = Anzahl von Todesfällen pro Gruppe) zu unterscheiden. Pro 100 000 Frauenjahre (bzw. Eingriffe) beträgt das Letalitätsrisiko bei der Geburt 20, das Risiko der Pille 2,5–4,5, das Risiko durdh IUDs 0,1–1,0, der laparoskopischen Sterilisation 2,5–10,0, der chirurgischen Sterilisation 10–43 und das Risiko einer Hysterektomie 50–200. Während die Mortalitätsrate recht zuverlässig zu ermitteln ist, macht die Beurteilung der Morbidität Schwierigkeiten, da auch in groß angelegten Untersuchungen ein adäquates Vergleichskollektiv häufig fehlt.

Wenn man die Sterblichkeitsrate bei hormonaler Kontrazeption mit der bei der Intrauterinspirale vergleicht, so ist bis zum 30. Lebensjahr durch die Pille kein wesentlich erhöhtes Risiko zu finden (Tabelle 1) (26, 27). Erst zwischen 30 und 40 Jahren beginnt die Mortalitätsrate aufgrund kardiovaskulärer Komplikationen anzusteigen.

Nach der neuesten Auswertung der englischen Studie des Royal College of General Practitioners ist das Mortalitätsrisiko durch die Pille unabhängig von der Einnahmedauer und wird hauptsächlich vom Alter der Patientin und dem Vorhandensein verschiedener Risikofaktoren bestimmt [10].

Tabelle 1. Todesfälle (Sterblichkeitsrate) im Zusammenhang mit der Pille, der Intrauterinspirale, dem gesetzlichen Schwangerschaftsabbruch und der Geburt im Vergleich zu einer Kontrollgruppe (Runnebaum & Rabe, 23)

Alter	Kontrollgruppe*		Orale hormonale Kontrazeption (Pille)[1]*		Spirale**	Legaler[2] Abbruch**	Geburt[3]**
	Nicht-raucher	Raucher**	Nicht-raucher	Raucher**			
15–24	0,9	0,0	0,0	10,5	0,8	1,2	10,0
25–34	2,7	4,2	4,4	14,2	1,0	1,8	17,5
35–44	6,4	15,2	21,5	63,4	1,4	2,7	56,0
45	11,4	27,9	52,2	206,7			

1   pro 100 000 Frauen, die die Pille 1 Jahr einnehmen
2   pro 100 000 Schwangerschaftsabbrüche im 1. Trimester
3   pro 100 000 Lebendgeburten
+   mehr als 15–20 Zigaretten pro Tag
*   Royal College of General Practitioners Oral Contraceptive Study (1981)
** Tietze & Lewit (27)

Tabelle 2. Ernsthafte Komplikationen (Morbidität) im Zusammenhang mit der Einnahme von hormonalen oralen Kontrazeptiva

Erkrankung	Häufigkeit	
	absolut*	relativ erhöht**
Herzinfarkte	2–60	2–4×
Thrombosen im Bereich der Cerebralgefäße	40	4×
Subarachnoidalblutungen	2–3	3×
Tiefe Beinvenenthrombosen	110	6×
Lebertumoren	3–4	bis 30×

*   pro 100 000 Frauen pro Jahr
** bezogen auf das Normalkollektiv ohne Pille

Zu den selten auftretenden, ernsten Komplikationen unter der Einnahme von hormonalen Kontrazeptiva zählen kardiovaskuläre Komplikationen wie zerebrovaskuläre Insulte, Herzinfarkte, Thromboembolien und Thrombosen sowie auch Lebertumoren mit Ruptur (Tabellen 2 und 3). Diese Nebenwirkungen sind von der individuellen Disposition, den Lebensgewohnheiten und dem Gesundheitszustand der Patientin entscheidend abhängig. Ferner spielen die Dosis der Östrogene und Progestagene sowie möglicherweise auch die Dauer der Einnahme eine Rolle.

Den Zusammenhang zwischen der Zusammensetzung hormonaler Kontrazeptiva und dem Auftreten arterieller Verschlußerkrankungen zeigt die Abb. 1. Bei gleichem Östrogengehalt der Pille steigt die Inzidenz arterieller Erkrankungen mit dem Gestagengehalt der Pille. Eine vergleichende Bewertung von Pillen mit unterschiedlichen Östro-

Tabelle 3. Letalität pro 100 000 Frauenjahre durch unterschiedliche Erkrankungen des Kreislaufsystems (Royal College of General Practitioners, Oral Contraceptive Study (22)) und durch Lebertumoren (Sammelstatistik Sturtevant (25)) (Nach: Runnebaum & Rabe, 23)

Ursache	Standardisierte Mortalitätsrate* (Anzahl Todesfälle)				Risikofaktoren
	Kontrollgruppe	Pillennehmerinnen	Relatives Risiko (95% Vertrauensbereich)	Zusätzliches Risiko (95% Vertrauensbereich)	
Alle Erkrankungen des Kreislaufsystems	7,2 (10)	29,9 (55)	4,2 (2,3– 7,7)	22,7 (13,2–32,2)	Frühere Thromboembolien, Gefäßkrankheiten (entzündlich-degenerativ), Zerebrale Gefäßprozesse
Alle nichtrheumatischen Herzerkrankungen und Hochdruck	2,1 (3)	11,8 (21)	5,6 (2,0–16,6)	9,7 (3,8–15,6)	Blutgruppe A
Maligne Hypertonie	0,0 (0)	1,7 (3)	–	1,7 (–1,5– 4,9)	
Herzinfarkt	2,0 (3)	8,0 (14)	3,9 (1,2–12,9)	6,0 (0,7–11,3)	Zigarettenrauchen, Bluthochdruck, Hypercholesterinämie
Zerebrovaskuläre Erkrankungen	5,0 (7)	14,7 (27)	2,9 (1,3– 6,4)	9,7 (2,6–16,8)	
Subarachnoidalblutungen	2,3 (3)	9,0 (17)	4,0 (1,3–12,9)	6,7 (1,0–12,4)	Zigarettenrauchen
Zerebrale Thrombose, Blutungen und Embolien	2,7 (4)	5,7 (10)	2,1 (0,6– 7,9)	3,0 (–2,3– 8,3)	
Alle vaskulären Erkrankungen	0,0 (0)	3,4 (7)	–	3,4 (–0,5– 7,3)	Alter, Hochdruck
Pulmonale Embolie und Thrombophlebitis	0,0 (0)	2,5 (5)	–	2,5 (–1,0– 6,0)	Zigarettenrauchen
Lebertumoren mit Neigung zur Ruptur		0,1–1,0	3,4	–	–

gen- und Gestagenmengen (qualitativ und quantitativ) ist nicht ohne weiteres möglich wie die Abb. 1 zeigt. Die Kombinationen von 30 µg EE/o.25 mg Levonorgestrel, bzw. 75 µg Mestranol/2,5 mg Lynestrenol und 100 µg Mestranol/1 mg Ethinodioldiacetat führen alle zu einer gleichen Häufigkeit arterieller Erkrankungen, obwohl sich diese Präparate in ihrer Zusammensetzung und in ihrem Einfluß auf die HDL-Konzentration deutlich unterscheiden.

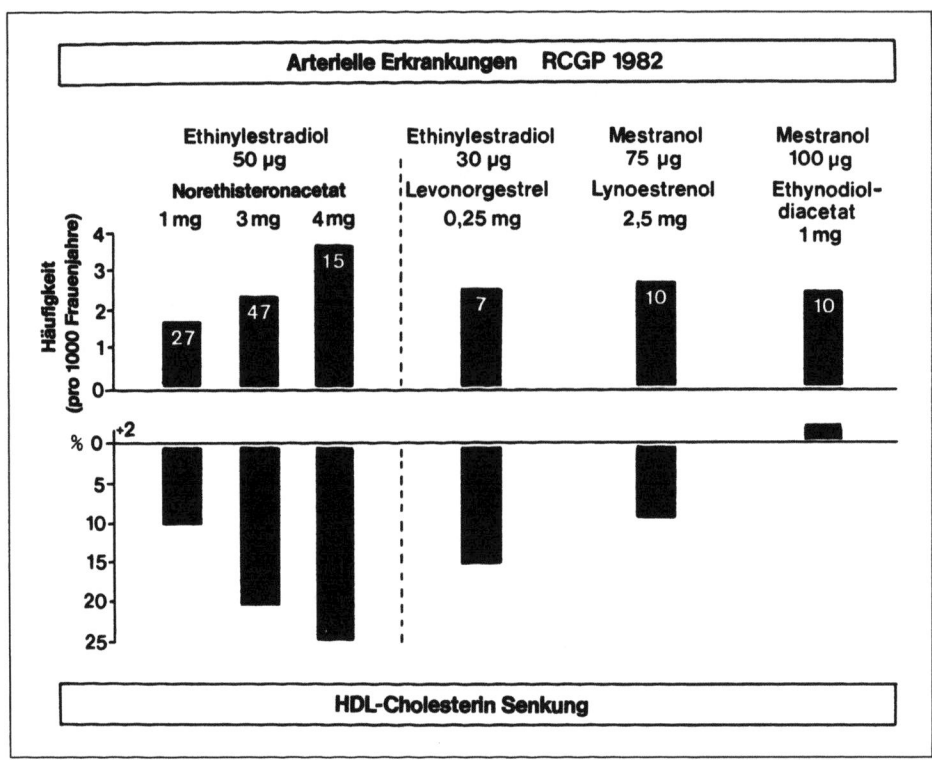

Abb. 1. Arterielle Gefäßerkrankungen unter Einnahme von Ovulationshemmern (10).

Tabelle 4. Erkrankungen im Zusammenhang mit der Einnahme oraler hormonaler Kontrazeptiva (nach: Royal College of General Practitioners (19) und (22))

Art der Erkrankung	Häufigkeit		Risikofaktoren
	absolut*	relativ erhöht**	
Oberflächliche Beinvenen-thrombose	300	1,5×	Konstitutionelle Faktoren (familiär)
Tiefe Beinvenenthrombose	110	6×	Alter, Hochdruck, Zigarettenrauchen
Bluthochdruck	240	2,5–10×	Adipositas
Gallenblasenerkrankungen (Cholestase, Konkremente)	140	1,5×	Hypercholesterinämie
Harnwegsinfekte	1100	1,4×	
Migräne und andere Kopfschmerzen	3100	2–3×	Konstitutionelle Faktoren
Soorkolpitis	3000	2×	
Depressionen	3300	2–6×	Konstitutionelle Faktoren

   * bezogen auf 100 000 Frauen, die orale hormonale Kontrazeptiva nehmen, pro Jahr
 ** bezogen auf das Normalkollektiv ohne Pille

Morbidität

Einen Überblick über die Zunahme der Morbidität verschiedener Erkrankungen unter Einnahme von Ovulationshemmern vermittelt Tabelle 4.

Allgemeine Faktoren

Das kardiovaskuläre Risiko wird entscheidend durch Umweltfaktoren und weniger genetisch bestimmt. Zu den Umweltfaktoren zählen hauptsächlich die Ernährungsgewohnheiten, der Lebensstandard und die geographische Region, in der die Patientin lebt. Das Risiko ist in West- und Nordeuropa sowie in den USA am höchsten. Ein geringeres Risiko findet sich in Japan, Spanien, Italien, Indien, für die Bantuneger in Afrika sowie für die jemenitische Bevölkerung. Das deutlich höhere Risiko bei ausgewanderten Japanerinnen in den USA zeigt, daß kardiovaskuläre Komplikationen in Abhängigkeit von den Lebensumständen vermehrt auftreten.

Steroidhormone

Ganz allgemein haben die verschiedenen Östrogene und Progestagene unterschiedliche Wirkungen auf den Stoffwechsel und auf bestimmte Organe. Ebenfalls scheinen sie das Herz- und Kreislaufsystem auf mehrfache Weise zu beeinflussen (Tabelle 5). Zunächst erfolgt eine direkte Beeinflussung der Gefäßwände; ferner wird die Tonizität der Gefäße sowie die Blutgerinnung (Plättchenaggregation, Gerinnungsfaktoren) verändert. Pathophysiologisch gesehen können sich die unerwünschten Nebenwirkungen der hormonalen Kontrazeptiva (Ethinylöstradiol- und Progestagengemische) sowohl am arte-

Tabelle 5. Kardiovaskuläres Risiko und entsprechende Komplikationen im Zusammenhang mit der Einnahme von Ovulationshemmern. Übersicht von Kohortenstudien und Fallvergleichsstudien mit weißen Patientinnen in den USA und in England (nach: Population Reports, 16)

Erkrankung	Rel. Risiko	Einnahme-Dauer	Östrogene	Progestagene	Pille früher	Andere Risikofaktoren
Venöse Thromboembolien	2–4×	Nein	Ja	Nein?	Nein	Blutgruppe AB0
Herzinfarkt	2–6×	Ja?	Ja	Ja?	?	Alter, Rauchen, Hochdruck, Hohes Cholesterin, Diabetes mellitus
Gehirnthrombose	9×	?	?	?	?	Hochdruck
Gehirnblutung	1,5–4×	Ja?	Nein?	Ja	Ja?	Rauchen, Hochdruck, Rasse
Hochdruck	1–3×	Ja?	?	Ja	Nein	Alter, Rasse

riellen als auch am venösen Schenkel des Herz- und Kreislaufsystems manifestieren. Dabei haben die synthetischen Prostagene vorwiegend einen Einfluß auf den arteriellen Schenkel, das bedeutet eine Zunahme der Häufigkeit von arteriellen Blutungen (Herzinfarkte, Subarachnoidalblutung), während den Östrogenen in Kombination mit den Prostagenen in erster Linie eine Beeinflussung des venösen Schenkels (Hyperkoagulabilität, Thrombophlebitis, Beinvenenthrombose) zugeschrieben wird. Durch die großen Kohortenstudien in England und in den USA konnte für die weiße Bevölkerung gezeigt werden, daß ein Zusammenhang zwischen der Zusammensetzung der Östrogen-Gestagen-Gemische, die zur Ovulationshemmung eingesetzt werden, und dem kardiovaskulären Risiko besteht. Hiernach sind die Östrogene hauptsächlich für die Entwicklung von venösen Thromboembolien und die Progestagene für die Ausbildung von Herzinfarkt, Gehirnblutungen und Hochdruck verantwortlich (s. Tabelle 5).

In den letzten Jahren hat man dem Gestagenanteil der Pille besondere Aufmerksamkeit geschenkt. Die Beurteilung der Gestagene hinsichtlich ihrer Gesamtwirkung auf den Körper ist außerordentlich schwierig, da sie neben der eigentlichen gestagenen Wirkung wie der sekretorischen Transformation des Endometriums und der Erhaltung der Gravidität noch eine Reihe von sehr unterschiedlichen Wirkungen insbesondere auch auf den Stoffwechsel haben. Da die meisten Partialwirkungen der Progestagene bei gleichzeitiger Gabe von Östrogenen ermittelt wurden, gibt es wenige zuverlässige Daten über die reine gestagene Wirkung auf bestimmte Organe bzw. Stoffwechselreaktionen. Aufgrund der zur Verfügung stehenden Daten über die verschiedenen Wirkungen der synthetischen Gestagene gibt es heute noch keine Möglichkeit, die Wirkungsstärke der verschiedenen Gestagene zu vergleichen. Für einen solchen quantitativen Vergleich als Ausgangspunkt für eine qualitative Bewertung müßten auch die speziellen Wirkungen auf den Kohlen- und Lipidstoffwechsel sowie Veränderungen im Blutgerinnungssystem und auf den Tonus der Blutgefäße miteingehen. Diese Beurteilung wäre deshalb besonders wichtig, weil sich die negativen Auswirkungen der Progestagene besonders am arteriellen Schenkel des Blutgefäßsystems manifestieren. Nach dem derzeitigen Stand der Forschung gilt für die Progestagene in gleicher Weise wie für die Östrogene, daß in der jeweiligen Stoffgruppe der Gestagene eine möglichst niedrige Dosierung gewählt wird. Es bleibt zu hoffen, daß durch Langzeituntersuchungen bestimmter Kombinationen von Östrogenen und Progestagenen die erwünschten Effekte der Pille erhalten werden können und gleichzeitig keine nennenswerten negativen Wirkungen auf die genannten Stoffwechselparameter erfolgen.

Lipidstoffwechsel und Pille

Die Beeinflussung des Fettstoffwechsels scheint von der Struktur und der Menge der Steroide (Östrogen und Progestagen) abzuhängen. Ganz allgemein bewirken Östrogene ein Ansteigen der HDL-Cholesterolspiegel, während die Progestagene in Abhängigkeit von ihrer Struktur sowohl zu einer Erhöhung als auch zu einem Abfall der Serum-HDL-Spiegel führen können. Fettstoffwechseluntersuchungen sollten bei Patientinnen vor Einnahme der Pille nur dann durchgeführt werden, wenn diese adipös sind, zu Hochdruck neigen, einen Diabetes mellitus haben oder in der Familienanamnese eine Diabetesbelastung erkennen lassen. Bei diesen Patientinnen ist eine Bestimmung des Gesamtcholesterin- sowie eventuell des HDL-Cholesterinspiegels sinnvoll.

22

Blutgerinnung

Unter der Einnahme der Pille kommt es zu Gerinnungsveränderungen im Sinne einer Hyperkoagulabilität. Wie verschiedene Studien zeigen konnten, sind die Wirkungen der Pille auf das Hämostasesystem ebenfalls abhängig von der Dosis des Östrogens und von der Art und Menge der Progestagene (Tabelle 6). Die Veränderungen im Blutgerinnungssystem treten in den ersten zwei Monaten der Pilleneinnahme auf und gehen danach häufig in den Normbereich zurück. Welche Bedeutung diese individuell unterschiedliche, meistens nur geringfügige Zunahme der Gerinnbarkeit des Blutes für die Entstehung von Thromboembolien hat, ist noch nicht geklärt. Bis heute gibt es allerdings noch keinen praktikablen Labortest, mit dessen Hilfe man entsperechende Risikosituationen für die Patientin mit ausreichender Sicherheit erkennen kann. Erschwerend kommt hinzu, daß selbst erfahrene Ärzte bei bestehender Beinvenenthrombose (tiefe Beinvenenthrombose) in hohem Prozentsatz eine Fehldiagnose stellen; dies konnte durch Paralleluntersuchungen mit Hilfe der Doppler- Phlebographie (1), der Radiofibrinogenaufnahme (8) und der Phlebographie (12) gezeigt werden.

Gefäßveränderungen

Veränderungen im Gefäßsystem können sich sowohl als histopathologische Veränderungen sowie in einer veränderten Wandspannung der Gefäße als auch am arteriellen

Tabelle 6. Beeinflussung der Hämostase sowie Fibrinolyse durch hormonale Kontrazeptiva

	Kombinations-pille	Östrogene	Progestagene
Thrombozytenzahl	(+)	0?	+
Thrombozytenadhäsion	(+)	(+)	0
Thrombozytenaggregation	+	+	0
Gerinnungszeit	+	0	+
Antithrombinverbrauch	0	+	
Thrombobelastogramm/	+	+	–
Thromboplastin-Bildungstest			
Prothrombinzeit	0	0	0
Partielle Thromboplastinzeit	–	–	0
I	+	+	0
Faktor III	+	?	
II, VII, IX, X	+	0	0
V	0	0	
VIII	+	(+)	
XI	0		
XII	+		
Antithrombin III	–		+
Fibrinmonomer	häufig +		
Fibrinolytische Aktivität	?	–	+
Fibrinspaltprodukte	–	?	–
Antiplasmin	variabel	– oder 0	–
Plasminogen	–	variabel	

0 = keine Beeinflussung; (+) = leichte Erhöhung; + = Erhöhung, – = Erniedrigung

oder venösen Schenkel manifestieren. Die Langzeitwirkung der Pille auf den strukturellen Aufbau der Gefäßwände ist nur wenig untersucht. Die Beeinflussung des Gefäßtonus wird hauptsächlich den Progestagenen zugeschrieben, während die Östrogene eine gewisse Gefäß-stabilisierende Wirkung ausüben (11).

Klinische Studien

Herzinfarkt

Auf die Bedeutung der Pille im Zusammenhang mit der Entwicklung von Herzinfarkten wurde bereits von Vessey et al. hingewiesen (26). Auch in der Studie des Royal College of General Practitioners (22) wurde eine geringe Zunahme der Herzinfarkthäufigkeit beobachtet, welche vom Rauchen abhing.
In der prospektiven Walnut-Creek-Studie in Kalifornien (1968–1972) konnte unter der Einnahme der Pille keine signifikante Zunahme von Herzinfarkten, zerebrovaskulären Thrombosen und Lungenembolien bzw. -infarkten festgestellt werden (17). Es wurde ein erhöhtes Risiko für idiopathische Venenthrombosen und wahrscheinlich für Subarachnoidalblutungen gefunden. Ferner war das Risiko von Kreislauferkrankungen unter Einnahme der Pille bei Raucherinnen erhöht.
In diesem Zusammenhang soll versucht werden, die Ätiologie sowie das Risiko der koronaren Herzerkrankungen, insbesondere des Herzinfarktes, zu analysieren. Die meisten Herzinfarkte bei Pilleneinnahme beruhen nicht auf einer Arteriosklerose, sondern werden durch Koronarthrombosen hervorgerufen. Bei der Beurteilung der Risikofaktoren ist die Familienanamnese mit Hypertonie, Diabetes mellitus und Herzinfarkt weniger bedeutend; entscheidend sind Risikofaktoren, welche die Patientin selbst betreffen. Hierzu zählen Zigarettenrauchen, Alter, Hypertonie, Adipositas, Hypercholesterinämie, Hyperlipoproteinämie und Diabetes mellitus.
Nach Jain (7) ist in der Gruppe der 30–39jährigen Frauen mit Pille das Risiko eines tödlichen Myokardinfarkts pro 100 000 Frauen pro Jahr bei Nichtraucherinnen 1,8 (1,2) und bei Raucherinnen 10,2 (2,6), und nimmt in der Altersgruppe der 40–44jährigen deutlich zu: Nichtraucherinnen 10,7 (7,4) und bei Raucherinnen 62,0 (15,9) (in Klammern ohne Pille).
Das Risiko eines tödlichen Myokardinfarkts ist wesentlich vom Rauchen sowie vom Alter der Patientin abhängig. Bei jungen gesunden Patientinnen ohne Risikofaktoren ist die Gefahr eines tödlichen Myokardinfarkts durch Einnahme der niedrig dosierten hormonalen Kontrazeptiva als gering anzusehen. Mit zunehmendem Alter sowie in Abhängigkeit der Rauchgewohnheiten lassen sich relative oder absolute Kontraindikationen zur Einnahme der Pille ableiten. Als absolute Kontraindikation sollte ab dem 35. Lebensjahr starkes Zigarettenrauchen (mehr als 20 Zigaretten pro Tag) angesehen werden. Dieses Risikokollektiv sollte kontrazeptiv beraten und nach Möglichkeit eine alternative kontrazeptive Methode (z. B. Intrauterinpessar oder bei abgeschlossener Familienplanung Tubensterilisation) vorgeschlagen werden. In der Nichtrauchergruppe nimmt allerdings das Risiko eines tödlichen Myokardinfarkts bei höherem Alter unter der Einnahme der Pille kaum zu.
Aus prospektiven Untersuchungen gibt es Hinweise, daß die Morbiditäts- und Mortalitätsrate für thromboembolische Erkrankungen bei Frauen, die länger als fünf Jahre die

24

Pille eingenommen haben, auch nach dem Absetzen der Pille erhöht bleiben (Royal College of General Practitioners, Oral Contraceptive Study, 21). Nach Absetzen der Ovulationshemmer besteht in Abhängigkeit der Einnehmedauer bis 10 Jahre nach Absetzen ein erhöhtes Risiko für kardiovaskuläre Erkrankungen. Bei einer Einnahmedauer von weniger als fünf Jahren ist das Risiko mit 1,0, bei fünf bis neun Jahren mit 1,6 und über zehn Jahren mit 2,5 angegeben (24).

Zerebrovaskuläre Komplikationen

1. Subarachnoidalblutungen

Anamnestisch geben Patienten mit einer Subarachnoidalblutung meist ein schlagartig auftretendes rasendes Kopfweh an, das häufig nach Belastung (z. B. Stuhlgang, Lastenheben, Koitus) einsetzte. Gleichzeitig oder anschließend mußten die meisten Patienten erbrechen. Klinisch sind ein Drittel der Patienten bewußtlos, bei einem Drittel ist das Bewußtsein eingetrübt, ferner bestehen ein Meningismus und ein positiver Babinski-Reflex (50%). Paraklinisch findet sich ein blutiger Liquor; die Blutung läßt sich durch Ultraschall, Röntgen sowie durch Arteriographie nachweisen (13).
Nach Inman [4] hat sich an der jährlichen Todesrate durch Subarachnoidalblutungen seit 20 Jahren nichts Wesentliches geändert (in England 3/100 000 Frauenjahre). Bei der kontrollierten Studie des Royal College of General Practitioners fand Inman [5] keine statistisch signifikante Risikoerhöhung bei Pilleneinnehmerinnen. In anderen größeren Studien wird die Risikoerhöhung unter Pilleneinnahme verschieden angegeben (pro 100 000 Frauenjahre): 1,8 (2, 5), 4,7 (20), 6,5 (14). Das rechnerische Risiko beträgt 9,3/100 000 Frauenjahre. Eine derartige Gefährdung der Pilleneinnehmerinnen sollte jedoch in den nationalen Mortalitätsstatistiken erkennbar sein. Da ein entsprechender Anstieg nicht zu verzeichnen war, wurde eine weitere Untersuchung der weiblichen Bevölkerung von England und Wales eingeleitet. Insgesamt wurden im Jahre 1976 134 Todesfälle durch subarachnoidale Blutungen bei Frauen zwischen 15 und 44 Jahren ermittelt. Der Anteil von Patientinnen, die an Subarachnoidalblutungen starben und zuvor orale Kontrazeptiva eingenommen hatten, war nur geringfügig höher als in der Kontrollgruppe (statistisch nicht signifikant). Allerdings hatten Frauen mit Hypertonie bei Einnahme der Pille häufiger Subarachnoidalblutungen mit Todesfolge (34 gegenüber 6 Todesfällen in der Kontrollgruppe). Nierenerkrankungen und Gestosen fanden sich in der Anamnese häufiger bei den Verstorbenen mit Hypertonie als bei den Frauen in der Kontrollgruppe.
Unabhängig von der Pilleneinnahme wird übereinstimmend der Bluthochdruck als größter Risikofaktor einer Subarachnoidalblutung angesehen. Bei Hypertonie erhöht sich das Risiko von 6,5 auf 21,6 Todesfälle pro 100 000 Frauenjahre; in Kombination mit der Pille steigt es sogar auf 25,7/100 000 Frauenjahre an (3, 4, 14). Auch das Rauchen scheint in Kombination mit der Pille das Risiko stark zu erhöhen (21,9 Todesfälle pro 100 000 Frauenjahre). In Anbetracht der kleinen Fallzahlen (z. B. 11 Fälle von SAB in einer Gruppe von fast 18 000 Frauen in der Kaiser-Permenent Contraceptive Drug Study, siehe (14)) sind Risikoangaben vorsichtig zu werten.
Für gesunde Frauen mit normalem Blutdruck scheint durch die Einnahme oraler Kontrazeptiva keine erhöhte Gefahr für die Entwicklung einer subarachnoidalen Blutung zu bestehen.

2. Gehirnvenenthrombose

Ein erhöhtes Risiko von zerebrovaskulären Erkrankungen wurde bei allen vier großen retrospektiven Studien gefunden. Das Risiko ist insgesamt bis zu 6fach höher. Eine kollaborative Studie aus den Vereinigten Staaten zeigte einen bis zu 9fachen Risikoanstieg der Gehirnvenenthrombosen und ein doppeltes Risiko für hämorrhagische Blutungen (9).

3. Augengefäßerkrankungen

Nach Rochels et al. (18) scheint die Häufigkeit von Sehstörungen bei Pillennehmerinnen doppelt so hoch zu sein wie im Vergleichskollektiv, obwohl insgesamt ein statistischer Zusammenhang noch nicht nachgewiesen wurde. Am häufigsten sind Gefäßthrombosen der Netzhaut, während retrobulbäre Neuritis, seröse Retinitis, ein Katarakt und Änderungen im Netzhautdruck seltener vorkommen.
Inwieweit eine ophthalmologische Untersuchung der Patientin vor der Verordnung von Ovulationshemmern notwendig ist, muß in Einzelfall davon abhängig gemacht werden, ob die Patientin bereits an einer Sehstörung leidet oder nicht. Insgesamt gesehen sind jedoch die Komplikationen am Auge durch die Pille seltene Ereignisse; genaue Angaben über die Häufigkeit liegen in der Literatur nicht vor.

Oberflächliche und tiefe Beinvenenthrombosen

Die Studie des Royal College of General Practitioners (19, 22) konnte zeigen, daß oberflächliche und tiefe Beinvenenthrombosen unter der Einnahme von Ovulationshemmern deutlich zunehmen. Oberflächliche Beinvenenthrombosen sind 1,5fach häufiger (303 statt 206 auf 100 000), währenddem tiefe Beinvenenthrombosen 5–6fach häufiger vorkommen (110 statt 20 pro 100 000 Frauenjahre).
Aufgrund einer Untersuchung des Royal College of General Practitioners (19) besteht ein deutlicher Zusammenhang zwischen dem Östrogengehalt der Pille und der Häufigkeit von Venenthrombosen. Bezieht man die relative Häufigkeit von Venenthrombosen auf die µg östrogenhaltigen Pillen (= 100), so findet man in der Gruppe der Frauen mit Einnahme von 75–80 µg-östrogenhaltigen Pillen eine relative Häufigkeit von 159 und bei den 100–150 µg-haltigen Pillen eine relative Häufigkeit von 161; die Häufigkeit pro 1000 Frauenjahre steigt also von 3,87 auf 6,15 bzw. 6,22.

Hypertonie

Bei der Entstehung des Bluthochdrucks unter Einnahme der Pille sind folgende Parameter zu bedenken:
– Renin-Angiotensin-System,
– Wasserhaushalt,
– Rezeptoren für Blutdruck-wirksame Substanzen,
– Bildung und Freisetzung von Prostazyklinen, welche eine Gefäßkontraktion, eine Erhöhung der Nierendurchblutung und eine erhöhte Thrombozytenaggregation bewirken.

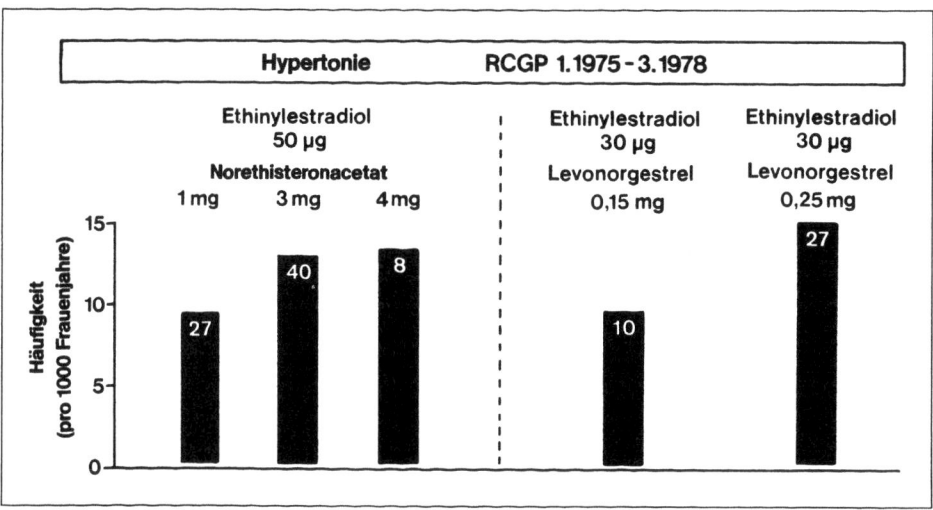

Abb. 2. Hypertonie in Abhängigkeit von der Zusammensetzung hormonaler Kontrazeption (1975–1978; Royal college of general practitioners; (10)).

Der Bluthochdruck scheint nach der jüngsten Studie des Royal College of General Practitioners in England (10) auch von der Progestagendosis abhängig zu sein. Mit steigender Gestagendosis pro Pille nimmt das Hochdruckrisiko zu (Abb. 2). Die erste Veröffentlichung des Royal College ließ jedoch keine weitere Differenzierung der verwendeten Progestagene erkennen, dies wurde erst in einer 1982 veröffentlichten Untersuchung nachgeholt. Hieraus ist ersichtlich, daß mit zunehmender Gestagendosierung bei gleichem Gehalt an Östrogen pro Pille die Häufigkeit einer Hypertonie ansteigt.

Aufgrund der Studie des Royal College of General Practitioners beträgt die Häufigkeit einer Hypertonie bei insgesamt 23 000 Patientinnen in der Pillengruppe 236 und in der Kontrollgruppe 105 pro 100 000 Frauenjahre, dies entspricht einer relativen Risikozunahme von 2,6.

Thromboembolien bei Pillennehmerinnen

Eine gefürchtete Komplikation bei Einnahme der hormonalen Kontrazeptiva ist die Thromboembolie aus tiefen Beinvenen und insbesondere die Entstehung einer Lungenembolie (Tabelle 7). Das Thromboserisiko ist im Einzelfall schwer abschätzbar. Allerdings dürften die vorher genannten Risikofaktoren für das Blutgefäßsystem und das Alter der Frau für eine derartige Komplikation entscheidend sein.

Risikoanalyse

Hinsichtlich der Bewertung von Nebenwirkungen bei hormonalen Kontrazeptiva ist zwischen den Sofortwirkungen, d. h. den Wirkungen, die unter der Einnahme der Pille

Tabelle 7. Geschätzte jährliche Todesrate an Lungenembolien oder zerebralen Thrombosen pro 100 000 gesunde nicht-schwangere Frauen und Pillennehmerinnen (nach: Inman & Vessey, 6)

Alter in Jahren	20–34	35–44
Pillennehmerinnen	1,5	3,9
Patientinnen ohne Pille	0,2	0,5

Tabelle 8. Absolute und relative Kontraindikationen für die Verordnung hormonaler Kontrazeptiva

	Absolute Kontraindikationen	Relative Kontraindikationen
Kardiovaskuläre Erkrankungen	Vorausgegangene Thromboembolien	Zustand nach oberflächlicher Beinvenenthrombose Thrombophlebitis Starke Varikosis
	Frauen über 35 Jahre, die mehr als 20 Zigaretten pro Tag rauchen	Frauen über 40 Jahre
	Gerinnungsstörungen	Herzerkrankungen (z. B. Mitralklappenfehler) Hypercholesterinämie Hypertonie Otosklerose starke Adipositas
Leberstoff-wechselstörung	Akute Lebererkrankungen (z. B. Hepatitis) Schwerer Leberschaden	Porphyrie (?)
	Akute Gallenblasenerkankungen	Familiäres Auftreten von Gallensteinen
	Enzymopathien der Leber – Dubin-Johnson-Syndrom – Rotor-Syndrom Schwangerschaftsikterus in der Anamnese	
Wachstumsstimu-lierung von hormon-abhängigen Geweben	Östrogenabhängige Tumoren: – Mammakarzinom	Östrogenabhängige Tumoren: – Hypophysentumoren – Malignes Melanom
Verschiedenes	Frühgravidität	Schwere Oligomenorrhoe bei jungen Patientinnen Tetanie Epilepsie Schwere Migräne
	Gestörte Glukosetoleranz Akute Pankreaserkrankungen	Insulinpflichtiger Diabetes mellitus, Gestationsdiabetes, Schwere Oligomenorrhoe

eintreten, und solchen Wirkungen, die nach Absetzen der Pille auftreten, zu unterscheiden. Solche Nebenwirkungen können unerwünscht oder auch erwünscht sein, wie z. B. günstige Effekte auf die Haut. Ferner ist die Frage von Bedeutung, ob die Unterdrükkung der Ovulation über einige Jahre auch hinsichtlich des späteren menstruellen Zyklus und der Fruchtbarkeit reversibel ist. Es konnte jedoch inzwischen nachgewiesen werden, daß auch nach langjähriger Einnahme der Pille bei Absetzen die Zyklusfunktion rasch in Gang kommt und die Fertilität in normalem Umfange wieder erreicht wird (19).

Im Hinblick auf die Beurteilung des kardiovaskulären Risikos bei Einnahme der Pille sind eine genaue Anamneseerhebung und entsprechende Untersuchungen notwendig. Hierbei ist insbesondere auf Herz- und Gefäßerkrankungen (Herzrhythmusstörungen, Herzklappenfehler, Zustand nach Thrombophlebitis, variköser Symptomenkomplex) zu achten. Dabei ist auch die familiäre Disposition bezüglich der zerebrovaskulären Erkrankungen zu berücksichtigen. Frauen über 35 Jahre sollten bei Einnahme der Pille das Rauchen aufgeben oder eine andere Methode der Kontrazeption wählen. Für jüngere Frauen, die stark rauchen, gilt die Pille als relative Kontraindikation (Tabelle 8).

Die hormonale Kontrazeption gehört für die Frauen im Alter von 16–30 Jahren ohne Risikofaktoren (Adipositas, Diabetes mellitus, Hypercholesterinämie, Hypertonie) zu den risikoarmen, bequemen und sichersten Formen der Kontrazeption. Frauen zwischen 30 und 40 Jahren sollten die Pille nur nehmen, wenn sie nicht rauchen und kein Risikofaktor (z. B. Diabetes mellitus, Hypertonie, Hypercholesterinämie) vorliegt. Alternativ kommen in dieser Altersgruppe andere Methoden (IUP, Barrieremethoden, eventuell auch die Tubensterilisation) in Betracht. Über 40 Jahre alte Frauen sollten ohne zusätzliche Indikation keine Ovulationshemmer nehmen; bei ovariellen Ausfallserscheinungen im Klimakterium ist zu überlegen, ob man nicht eine zyklische Gestagentherapie oder Kombinationen von Gestagenen mit natürlichen Östrogenen günstiger einsetzt, vorausgesetzt, daß Konzeptionen ausgeschlossen sind. Bei Frauen, die zu größeren Operationen in die Klinik kommen, sollte sechs Wochen vor dem geplanten Eingriff die Pille abgesetzt werden.

Kontrovers sind die Vorstellungen darüber, ob die höher dosierten Pillen mit betontem Gestagenanteil bei Langzeiteinnahme die Entstehung eines Mammakarzinoms oder eines Zervixkarzinoms fördern können (15, 30). Vorliegende jüngste Mitteilungen in dieser Richtung lassen noch keine statistische Auswertung zu. Es wird deshalb empfohlen, grundsätzlich niedrig dosierte Ovulationshemmer einzusetzen, es sei denn, daß eine Indikation für eine bestimmte Hormonkombination vorliegt. Ferner gilt als gesichert, daß sowohl mit steigendem Östrogen- wie Gestagengehalt der Pille die Zahl der kardiovaskulären Erkrankungen zunimmt. Deshalb sind hormonale Kontrazeptiva zu verschreiben, die einen niedrigen Östrogen- (etwa 30–35 µg EE) und Gestagengehalt haben. Durch die Erfassung von Risikofaktoren vor Einnahme der Pille und Beachtung der relativen und absoluten Kontraindikationen kann die Häufigkeit der kardiovaskulären Nebenwirkungen ebenfalls verringert werden (s. Tabelle 8). Weiterhin muß die Patientin über Frühsymptome (Heftige Beinschmerzen, Ikterus, epileptische Reaktionen, akute Sehstörungen, heftige ungewohnte Kopfschmerzen und längere Immobilisierung) und bestimmte Erkrankungen (tiefe Beinvenenthrombose, Embolie, Myokardinfarkt, Gallenkoliken, Pankreatis) informiert sein, bei denen die Pille sofort abzusetzen ist oder Rücksprache mit ihrem Arzt erfolgen muß.

Zusammenfassung

Für das Auftreten kardiovaskulärer Komplikationen unter Einnahme der Pille sind im wesentlichen Lebensalter, erhöhter Blutdruck, Veränderungen im Bereich des Gefäßsystems und Störungen der Blutgerinnung verantwortlich. Dabei haben die synthetischen Prostagene vorwiegend einen Einfluß auf den arteriellen Schenkel, d. h. Zunahme der Häufigkeit von arteriellen Komplikationen (z. B. Herzinfarkt, Subarachnoidalblutung), während den Östrogenen in erster Linie eine Beeinflussung des venösen Schenkels (Hyperkoagulabilität, Beinvenenthrombose) zugeschrieben wird. Solche Komplikationen sind häufiger, wenn bereits bestehende Risikofaktoren wie Übergewicht, Hypercholesterinämie, Diabetes mellitus oder Rauchen erschwerend dazukommen. Nach der Studie des Royal College of General Practitioners in England (22) nimmt das Thromboembolierisiko sowie das Herzinfarktrisiko bei Frauen, die älter als 35 Jahre sind und mehr als 20 Zigaretten pro Tag rauchen, von 1 : 6700 pro Jahr bis auf 1 : 200 zu. Es ist somit als Kontraindikation gegen die Pille zu werten, wenn Frauen über 35 Jahre alt sind und weiterhin stark rauchen. Für Nichtraucherinnen beträgt das kardiovaskuläre Risiko in der Altersgruppe unter 35 Jahren pro Jahr 1 : 77 000, wohingegen es für Raucherinnen auf 1 : 10 000 ansteigt.

Die hormonale orale Kontrazeption gehört für Frauen im Alter von 16–30 Jahren ohne Risikofaktoren (z. B. Adipositas, Diabetes mellitus, Lipidstoffwechselstörungen, Hypertonie) zu den risikoarmen, bequemen und sichersten Formen der Kontrazeption. Frauen zwischen 30 und 40 Jahren sollten die Pille nur dann nehmen, wenn sie nicht rauchen und kein Risikofaktor bekannt ist. Alternativ kommen für diese Altersgruppen andere Methoden (Intrauterinpessar, Barrieremethoden und eventuell auch die Tubensterilisation) in Betracht. Über 40 Jahre alte Frauen sollten ohne zusätzliche Indikation keine Ovulationshemmer einnehmen.

Das kardiovaskuläre Risiko bei Einnahme der Pille läßt sich anhand der Anamneseerhebung, sowie durch entsprechende klinische und laborchemische Untersuchungen beurteilen. Hierbei ist insbesondere auf Herz- und Kreislauferkrankungen (Herzrhythmusstörungen, Herzklappenfehler, Zustand nach Thromboplebitis, variköser Symptomenkomplex) zu achten.

Literatur

1. Bolliger A (1983) Ultraschall-Doppler-Methode. In: Koller, Duckert, Thrombose und Embolie. Schattauer, Stuttgart, S 143–147
2. Collaborative Group for the Study of Stroke in young Women (1973) Oral contraception and increased risk of cerebral ischaemia. N Engl J Med 288:871–878
3. Collaborative Group for the Study of Stroke in young Women (1975) Oral contraceptives and stroke in young women: associated risk factors. Journal of the American Medical Association 231:718–722
4. Petitti DB and Wingerd J (1978) Use of oral contraceptives, cigarette smoking, and risk of subarachnoid hemorrhage. Lancet 2:234–235
5. Inman WHW (1979) Oral contraceptives and fatal subarachnoic haemorrhage. Brit Med J 2:1468–1470
6. Inman WH, Vessey, MP (1968) Investigation of deaths from pulmonary, coronary, and cerebral thrombosis and embolism in women of child-bearing age. Brit Med 2:193–199
7. Jain AK (1977) Cigarette smoking, use of oral contraceptives and myocardial infarction. Am J Obstet Gynecol 126:301–307

8. Jung W, Fridrich R, Duckert, F, Gruber UF (1975) Der Radiofibrinogentest zur Diagnose frischer Venenthrombosen. Schweiz med Wschr 105:391–398
9. Kay C (1977) Oral contraceptives and health – some recent observations. In: Haspels AA, Kay CR (eds) International Symposium on Hormonal Contraception. Excerpta Medica, Amsterdam, S 3–10
10. Kay CR (1982) Progesterons and arterial disease – Evidence from the Royal College of General Practitioners' study. Am J Obstet Gynecol 142:762–765
11. Ludwig H (1970) Ovulationshemmer, Hämostase und Gefäßkomplikationen. Gynäkologe 2:195–215
12. May R, Nissl R (1973) Die Phlebographie der unteren Extremität. 2. Aufl, Thieme, Stuttgart
13. Mumenthaler M (1970) Neurologie. 3. Aufl., Thieme, Stuttgart
14. Petitti DB, Wingred J, Ramcharan S (1978) Oral contraceptives, smoking, and other factors in relation to the risk of venous thromboembolic disease. Am J Epidemiol 108:480–485
15. Pike MC, Henderson BE, Krailo MD, Duke (1983) Breast cancer in young women and use of oral contraceptives: Possible modifying effect of formulation and age at use. Lancet II:926
16. Population Reports (1982) Oral contraceptives. OC's in the Series A, no. 6, A-189. Population Information Program. John Hopkins University, Baltimore
17. Ramcharan S, Peritz E, Pellegrin FA, Williams WT (1977) Incidence of hypertension in the Walnut Creek Contraceptive Study Cohort. In: Garattini S, Berendes HW (eds) Pharmacology of steroid contraceptive drugs. Raven, New York, pp 277–288
18. Rochels R, Nover A (1980) Nebenwirkungen oraler Kontrazeptiva am Auge. Geburth u Frauenheilk 40:713–715
19. Royal College of General Practitioners (1974) Oral contraception study. Oral contraceptives and health. An interim report. Pitmann, New York
20. Royal College of General Practitioners (1977) Mortality among oral-contraceptive users. Royal College of General Practioners' oral contraception study. Lancet 2:727–731
21. Royal College of General Practitioners' Oral Contraceptive Study (1978) Oral contraceptives, venous thrombosis, and varicose veins. Journal of the Royal College of General Practitioners 28:393–399
22. Royal College of General Practitioners (1981) Oral Contraceptive Study: Further analyses of mortality in oral contraceptive users. Lancet 1:541–546
23. Runnebaum B, Rabe T (1982) Risiko-Nutzen-Analyse der hormonalen Kontrazeption. Deutsches Ärzteblatt 79:1–11
24. Slone D, Shapiro S, Kaufman DW, Rosenberg L, Miettinen OS, Stolley PD (1981) Risk of myocardial infarction in relation to current and discontinued use of oral contraceptives. N Engl J Med 305:420–424
25. Sturtevant FM (1979) Oral contraceptives and liver tumors. In: Moghissi KS (ed) Controversies in contraception. Williams & Wilkins, Baltimore, p 93
26. Tietze C, Lewit S (1977) Mortality and Fertility Control. Int J Gynaecol Obstet 15:100
27. Tietze C, Lewit S (1979) Mortality and Fertility Control. Int J Gynaecol Obstet 16:456–459
28. Vessey MP, Doll R, Petro Johnson B, Wiggins P (1976) A long-term follow-up study of women using different methods of contraception: an interim report. J Biosoc Sci 8:375–427
29. Vessey MP, McPherson K, Johnson B (1977) Mortality among women participating in the Oxford/Family Planning Association contraceptive study. Lancet II:731–733
30. Vessey MP, Lawiess M, McPherson K, Yeates D (1983) Neoplasia of the cervix uteri and contraception: A possible adverse effect of the pill. Lancet II:930

Vorbemerkungen zur Multicenter-Studie über die somatische Risikokonstellation und psychosoziale Zusammenhänge der Herzinfarktentstehung bei koronarkranken Frauen

H. Weidemann

In Zusammenarbeit der Theresienklinik Bad Krozingen, Abteilung rehabilitative und präventive Sozialmedizin, und dem Institut für Sportsoziologie und Freizeitpädagogik der Deutschen Sporthochschule Köln wurde auf der Basis früherer gemeinsamer Untersuchungen eine Pilotstudie über somatische Risikofaktorenkonstellation und psychosoziale Zusammenhänge in der Entstehung des Herzinfarkts bei koronarkranken Frauen konzipiert. Über wesentliche Ergebnisse dieser Studie wird im folgenden in drei Teilpublikationen berichtet.

36 über die Bundesrepublik verteilte Rehabilitationskliniken für Herz- und Kreislaufkranke wurden gebeten, an der Untersuchung teilzunehmen. 24 Kliniken, die sich über das gesamte Gebiet der Bundesrepublik verteilen (Abb. 1), nahmen an der Untersuchung teil. Die Leiter dieser Kliniken sind nahezu vollzählig Mitglieder der Deutschen Arbeitsgemeinschaft für kardiologische Prävention und Rehabilitation.

Der Untersuchungsrahmen ist in Tabelle 1 wiedergegeben. Wegen unterschiedlicher Vollständigkeit der Datenangaben konnten für die Studienteile I und II 239 Patientinnen und für den Studienteil III 237 Patientinnen erfaßt und deren Werte ausgewertet werden.

Die leitenden Ärzte der beteiligten Rehabilitationskliniken und deren die Befragung betreuenden Mitarbeiter, denen allen unser Untersuchungsteam zu großem Dank für die geleistete Arbeit verpflichtet ist, sind im folgenden Register aufgeführt.

1) Benesch, L.; Ströhr, B. – Fachklinik Rhein/Ruhr Essen
2) Blümchen, G.; Weiler, M. – Klinik Roderbirken Leichlingen

Tabelle 1. Untersuchungsrahmen der Multicenter-Studie

• Untersuchungszeitraum:	15. 10. 1984 – 15. 5. 1985
• Dauer der Teilnahme der 24 Kliniken:	$\bar{x}$ 6,5 Monate (2,5–7,5 Monate)
• Zeitlicher Abstand:	Infarktdatum – AHB-Beginn
	$\bar{x}$ 2 Monate 3 Wochen $\pm$ 6 Monate 1 Woche
• Beantwortung des Fragebogens:	ca. 2 Wochen nach AHB-Beginn
Ausgeteilte Fragebogen	430 (100%)
Gesamt-Rücklauf	271 (63%)
Rücklauf Fragebogen	
„Frauen mit erstem Myokardinfarkt"	237 (55%)

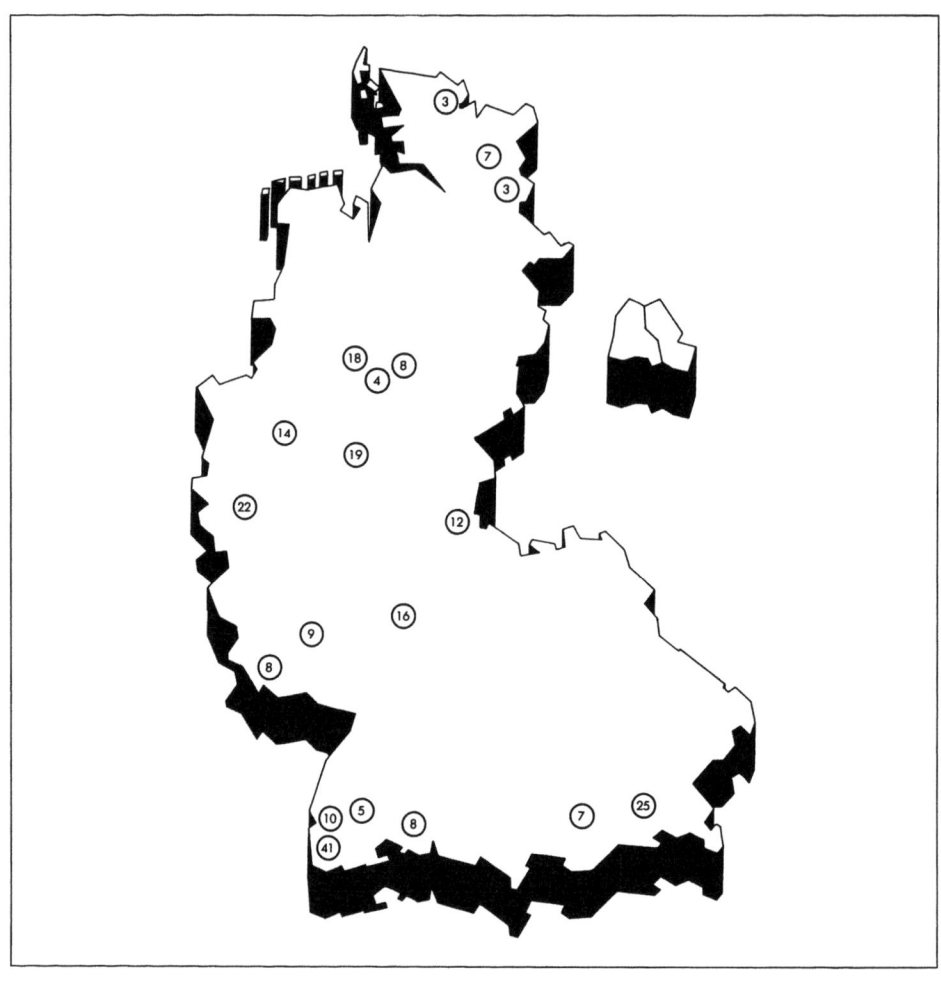

Abb. 1. Orte der Rehabilitations- und Kurkliniken (n = 24) und Anzahl der Frauen mit 1. Myokardinfarkt (n = 237), die an der Untersuchung teilnahmen

3) Brusis, O.; Kesenheimer, Th. – Albert-Schweitzer-Klinik Königsfeld
4) Buchwalsky, R.; Theils, A. – Schüchtermannklinik Bad Rothenfelde
5) Halhuber, C.; Grombach, H. – Herz-Kreislaufklinik Bad Berleburg
6) Mathes, P.; Hofmann, H.; v. Huene, H. – Klinik Höhenried Bernried
7) Jindrichovsky, L.; Gase, M. – Kurklinik Damp
8) Jörgens, H.; Kunz – Eifelhöhenklinik Nettersheim-Marmagen
9) König, K.; Herzog, M. – Herz-Kreislaufklinik Waldkirch
10) Langbehn, A.; Fröschlin, R. – Rehabilitationszentrum Bad Segeberg
11) Linke, H.; Wigand, A. – Rheingau-Taunus-Klinik Bad Schwalbach
12) Lönne, W.; Rothmaier, D. – Herz-Kreislaufklinik Mettnau
13) Loskot, F.; Kraska, K. – Herz-Kreislauf-Zentrum Rotenburg/Fulda

14) Meruna, H.; Terwesten, St. – Herz-Kreislaufklinik Bad Oeynhausen
15) Müller, H.; Hofmann – Bliestalklinik Blieskastel
16) Schmidt, F.L.; Troppe, M. – Lietholz-Klinik Bad Salzuflen
17) Stein, G.; Ohm, D. – Curschmann-Klinik Timmendorfer Strand
18) Volger, E.; Hefele, U. – Kurklinik der LVA Schwaben Bad Wörishofen
19) Wieser, H.; Blang, B.; Esser, H. – Klinik Kues Bernkastel-Kues
20) Doll, E.; Welch, M. – Kurklinik Sinnighofen Bad Krozingen
21) Fröhlich, E.; Winterhalder, G. – Rheintalklinik Bad Krozingen
22) Danner, D.; Glauner – Kurklinik Lazariterhof Bad Krozingen
23) Roskamm, H.; Langosch, W. – Benedikt-Kreutz-Rehabilitationszentrum Bad Krozingen
24) Weidemann, H.; Meyer, K. – Theresienklinik Bad Krozingen

Geschlechtsspezifische Unterschiede in der subjektiven Wahrnehmung des Herzinfarkts (Multicenter-Studie Teil I)

J. Mrazek, V. Rittner, K. Meyer, H. Weidemann

Die subjektive Wahrnehmung des Herzinfarkts

Die Frage nach den Spezifika des Herzinfarkts bei Frauen muß prinzipiell somatische, soziale und psychische Aspekte berücksichtigen. Dabei ist zu vermuten – die vorliegenden Ergebnisse stützen diese Annahme, belegen sie aber nicht eindeutig –, daß diese drei Ebenen nicht unabhängig voneinander sind und in komplexer Weise interagieren. Die in den folgenden drei Beiträgen dargestellte Untersuchung trägt dieser Annahme Rechnung, indem sie versucht, wichtige Komponenten aller drei Ebenen zu erfassen und in Beziehung zueinander zu setzen. Der vorliegende Beitrag thematisiert dabei vor allem die subjektive Wahrnehmung der Infarktursachen, die für notwendig erachteten Veränderungen in Verhalten und Einstellungen sowie die Angst vor den Folgen des Herzinfarkts.

Ausgangspunkt ist die Überlegung, daß unser Verhalten stark von Umweltfaktoren beeinflußt wird, daß diese aber nur in seltenen Fällen unmittelbar wirken, häufiger dagegen mittelbar, d. h. subjektiv wahrgenommen und interpretiert (5, 6). Für die Analyse des Verhaltens – auch im Hinblick auf mögliche Veränderungen – wäre es demnach wichtiger, die Wahrnehmung und Interpretation der Umweltfaktoren zu kennen als die objektiv meßbare Umwelt. Dieser Ansatz wurde mit Erfolg in der Streßforschung verwendet (4). Zur subjektiven Wahrnehmung des Herzinfarkts liegen bisher nur wenige Studien vor (1, 5), durchweg mit männlichen Infarktpatienten, doch zeigen sie deutlich die Fruchtbarkeit dieses Ansatzes.

Praktisch bedeutsam ist die Kenntnis der subjektiven Wahrnehmung des Herzinfarkts vor allem für die Rehabilitation der Patientinnen und Patienten. Durch den Infarkt ist das subjektive Modell des Individuums von sich selbst und seinem Körper stark erschüttert. Jeder muß sich mit der Frage auseinandersetzen, ob das bisherige Modell richtig oder falsch war und wie es nun weitergehen soll. Daß irgend etwas falsch gewesen sein muß, ist durch das Infarktereignis selbst offenbar geworden, sofern man es nicht ausschließlich auf das Schicksal oder den Zufall zurückführen möchte. Entweder hat man die Belastungen, denen der Organismus ausgesetzt war, nicht bzw. falsch wahrgenommen (d. h. man hat die Umwelt oder die Reaktionen des eigenen Körpers falsch wahrgenommen), oder die Wahrnehmung war zwar richtig, man hat aber darauf nicht angemessen reagiert (d. h. die richtigen Verhaltensalternativen standen – subjektiv oder objektiv – nicht zur Verfügung).

Eine erfolgreiche Rehabilitation muß also über die rein somatische Ebene hinaus versuchen, die subjektive Wahrnehmung und Interpretation des Individuums von sich selbst und seiner Umwelt „richtiger", d. h. realitätsnäher zu gestalten und Veränderungen des Verhaltens, soweit nötig, zu ermöglichen, sei es durch Umbewertung verfügbarer oder durch Erlernen neuer Verhaltensalternativen.

Daß in der Wahrnehmung und Interpretation von sich selbst, dem eigenen Körper und der Umwelt systematische Geschlechtsunterschiede vorliegen, zeigen zahlreiche Untersuchungen zum Selbst- und Körperkonzept (2, 8, 9). Diese sind durch die Unterschiede in den klassischen Geschlechtsrollen bedingt, die zu erheblichen Unterschieden in der Erziehung und Sozialisation von Mädchen und Jungen führen und damit letzten Endes auch erhebliche Unterschiede in der Lebenssituation von Frauen und Männern bedingen. So gehört ja die Mehrfachbelastung der Frauen durch ihre Rollen als Hausfrau und Mutter sowie in wachsendem Maße Berufstätigkeit zu den meistdiskutierten Ursachen für die Zunahme der Infarkthäufigkeit bei Frauen. Die folgende Untersuchung geht davon aus, daß geschlechtsspezifische Unterschiede auch im Hinblick auf die subjektive Wahrnehmung des Herzinfarkts und seiner Ursachen sowie der damit verbundenen Vorstellungen über notwendige Verhaltensänderungen existieren und daß diese Unterschiede auf unterschiedliche Lebensverhältnisse und soziale Rollen zurückgeführt werden können.

Meßinstrument

Die Untersuchung wurde als Pilotstudie konzipiert, da sich zum einen nur wenige gezielte Hypothesen formulieren ließen und es zum anderen aus zeitlichen wie finanziellen Gründen unmöglich war, vollständig repräsentative Stichproben zu befragen.

Zur Erfassung der subjektiven Wahrnehmung des Herzinfarkts, seiner Ursachen und der damit verbundenen Zukunftsperspektiven liegen einige Fragebögen vor, die wohl umfassendsten stammen von unserer Arbeitsgruppe selbst (5, 6). Die darin enthaltenen Skalen waren bisher nur bei Männern eingesetzt und auf ihre Qualität hin überprüft worden. Für die geplante Untersuchung ergab sich damit das Problem, daß ein Teil der Items männerspezifisch war, daß frauenspezifische Items fehlten und daß die Qualität der vorliegenden Skalen nur für Männer bekannt war. Weiter mußte das letztlich unlösbare Dilemma berücksichtigt werden, daß eine optimale Analyse von Geschlechtsdifferenzen einerseits unterschiedliche Items (gemäß den unterschiedlichen Lebensumständen) verlangt, andererseits aber differenzierte statistische Analysen identische Items voraussetzen. Glücklicherweise war dieses Dilemma bereits bei der Konzeption der älteren Fragebogenversionen berücksichtigt worden, da es sich ja ähnlich auch stellt, wenn z. B. jüngere und ältere Männer oder Männer aus Mittel- und Unterschicht miteinander verglichen werden sollen. So waren die meisten Skalen recht differenziert, dabei aber die einzelnen Items nicht zu konkret formuliert. Die Vorteile eines solchen Vorgehens überwiegen die Nachteile bei weitem, nicht nur aus methodischen Gründen, sondern auch, weil subjektive Modelle in der Regel nur begrenzt differenziert sind und begrenzt differenzierte Items subjektive Modelle somit „realistischer" erfassen können als den objektiven Lebensumständen angemessen extrem fein differenzierte Items und Skalen.

Der Großteil der vorhandenen Items konnte somit auch für Frauen verwendet werden, nur ein relativ kleiner Teil mußte umformuliert bzw. neu formuliert werden. Aus inhaltlichen Gründen mußten einige Items allerdings so formuliert werden, daß sie geschlechtsspezifische Aspekte erfaßten. Die Anzahl dieser Items wurde zwar bewußt gering gehalten (für beide Geschlechter gleich viele), doch waren damit zwei Fragebogen-Versionen notwendig. Insgesamt umfaßte der Fragebogen in beiden Versionen 11 Skalen: 5 Skalen zur subjektiven Wahrnehmung des Herzinfarkts, 3 zu den subjektiven Belastungen sowie je 1 Skala zu Bewegungstherapie, Anschlußheilbehandlung und soziodemographischen Daten (einschließlich konkreter Lebensverhältnisse und Risikoverhalten). Gleichzeitig wurde ein Fragebogen zur Erfassung klinisch-somatischer Daten entworfen. Dieser sollte von den betreuenden Ärzten unter Verwendung der Krankenakten ausgefüllt werden.

Stichprobe

Da der wesentliche Erkenntnisgewinn dieser Untersuchung in der Befragung von Frauen mit Herzinfarkt lag, wurde auf die Auswahl der Frauenstichprobe erhöhter Wert gelegt. 36 Rehabilitationskliniken (für die BRD repräsentativ) wurden angeschrieben, 24 davon beteiligten sich – wenn auch unterschiedlich intensiv – an der Untersuchung. In die hier zu besprechende Auswertung gingen die Daten von 239 Patientinnen mit erstem Herzinfarkt ein, für die Bearbeitung der somatischen Risikofaktoren konnten nur 237 Patientinnen ausgewertet werden.

Aus zeitlichen wie organisatorischen Gründen wurde die Vergleichsstichprobe der Männer nur in einer der beteiligten Kliniken erhoben, der Eifel-Höhenklinik in Marmagen. 127 Männer mit erstem Herzinfarkt bildeten die Vergleichsgruppe. Deren Fragebogenversion war um einige Skalen sowie den klinischen Zusatzfragebogen gekürzt (vgl. 3).

Die Frauenstichprobe kann also, soweit es im Rahmen einer freiwilligen Teilnahme möglich ist, als repräsentativ gelten, wenn sie auch den strengen Kriterien von Repräsentativität nicht genügt. Die Männerstichprobe ist auf keinen Fall repräsentativ, doch zeigen Vergleichsdaten aus anderen Untersuchungen mit männlichen Herzinfarktpatienten (z. B. 5) so weitgehend ähnliche Ergebnisse, daß die vorliegende Stichprobe als nichtverzerrt bezeichnet werden kann.

Einige wichtige Einschränkungen anderer Aspekte von Repräsentativität sind bei der Interpretation der Ergebnisse zu bedenken. Befragt wurden nur Patienten in Reha-Kliniken, d. h. nach überstandenem Infarkt. Nach dem Infarkt aber ist die subjektive Wahrnehmung verschiedener selbst- und umweltbezogener Aspekte vermutlich anders als vorher, und sie kann durch den Klinikaufenthalt weiter beeinflußt werden. Inwieweit die Daten über die Situation in der Reha-Klinik hinaus Gültigkeit haben, bleibt somit offen. Wesentlich für einen Geschlechtsvergleich ist weiter, daß, bezogen auf die Gesamtheit der Herzinfarktfälle in Akutkliniken, Frauen prozentual seltener in Reha-Kliniken zu finden sind als Männer. Ohne hier näher auf die Ursachen eingehen zu können, wird damit die Vergleichbarkeit der beiden Stichproben weiter eingeschränkt, da die Frauenstichprobe zwar systematischer gezogen wurde, aber offenbar stärker vorselegiert ist.

Das Durchschnittsalter der Frauen liegt bei 55,4 Jahren, das der Männer bei 56,1 (Differenz nicht signifikant) mit der erheblichen Variationsbreite von 32–76 Jahren. Die Schulbildung der Männer ist durchschnittlich besser als die der Frauen; 50% der Männer verfügen über Mittlere Reife oder einen höheren Schulabschluß gegenüber nur 29,1% der Frauen (p < 0,001). Demgemäß bekleiden die Männer im Durchschnitt auch höhere berufliche Positionen als die berufstätigen Frauen (70,0% der Männer sind zum Zeitpunkt des ersten Herzinfarkts berufstätig gegenüber 40,5% der Frauen. 26,2% der Männer und 28,7% der Frauen sind Rentner/-in bzw. Pensionär/-in, 24,9% der Frauen sind ausschließlich Hausfrauen).

Die beiden Stichproben sind also vom Alter her gut vergleichbar. Die Bildungs- und Positionsunterschiede sind erwartungsgemäß, da Frauen dieser Altersgruppe entsprechend den klassischen Geschlechtsrollen in der Regel eine kürzere Ausbildung erhielten und eher nicht berufstätig wurden, dafür aber für Haushalt und Kinder verantwortlich waren.

Ursachen des Herzinfarkts

Die Skala zur Erfassung der subjektiv wahrgenommenen Ursachen für den eigenen Herzinfarkt umfaßte 42 Items, wovon 4 für Frauen und Männer unterschiedlich formuliert waren. Eine Faktorenanalyse (hier wie im folgenden nach der Hauptachsenmethode mit anschließender Varimax-Rotation) der identischen Items über die Gesamtstichprobe ergab eine eindeutige Fünf-Faktoren-Lösung, die 53,0% der Gesamtvarianz aufklärt (Tabelle 1).

Die fünf Faktoren repräsentieren die Komplexe: I. Allgemeine Lebensführung unter Streß (unspezifische Belastung), II. Physikalische Belastungen am Arbeitsplatz, III. Soziale Belastungen am Arbeitsplatz, IV. Familiäre Belastungen und V. Schicksalsschläge. Diese Faktorenstruktur deckt sich weitgehend mit der von Mrazek u. a. (5) mittels einer längeren Ursachenliste bei Männern gefundenen Faktorenstruktur.

Ein Vergleich der Itemmittelwerte (s. Tabelle 1) zeigt, daß die allgemeine Lebensführung unter Streß durchschnittlich am stärksten für den eigenen Infarkt verantwortlich gemacht wird, gefolgt von den sozialen Belastungen am Arbeitsplatz und Schicksalsschlägen. Fast völlig vernachlässigt werden als Infarkturs ache physikalische Belastungen am Arbeitsplatz und familiäre Belastungen. Geschlechtsspezifische Unterschiede in der Rangfolge der subjektiven Infarkturs achen bestehen derart, daß bei den Frauen die allgemeine Lebensführung unter Streß klar dominiert, gefolgt von Schicksalsschlägen und sozialen Belastungen am Arbeitsplatz, während bei den Männern die sozialen Belastungen am Arbeitsplatz dominieren, gefolgt von der allgemeinen Lebensführung unter Streß und, wiederum mit Abstand, Schicksalsschlägen (vgl. auch Tabelle 4).

Diese Trends lassen sich auf der Basis von Skalenmittelwerten (= Summe der Itemmittelwerte einer Skala; dividiert durch die Itemzahl) noch deutlicher erkennen (Tabelle 4). Quantitativ relativ gleichgewichtig sind danach die Geschlechtsunterschiede bei der allgemeinen Lebensführung unter Streß, bei den sozialen Belastungen am Arbeitsplatz und bei den Schicksalsschlägen, während bei den physikalischen Belastungen am Arbeitsplatz und bei den familiären Belastungen keine signifikanten Differenzen zu finden sind. Zunächst überrascht, daß Frauen Schicksalsschläge in stärkerem Ausmaß für ihren Infarkt verantwortlich machen als Männer, familiäre Belastungen dagegen ebensowenig wie diese. Denn man sollte ja davon ausgehen, daß Schicksalsschläge – statistisch gesehen – beide gleich häufig treffen, und daß familiäre Belastungen für Frauen zentraler sind, da sie in stärkerem Ausmaß als die Männer für die Familie verantwortlich sind bzw. sich selbst dafür verantwortlich machen. Offenbar klaffen hier objektive Situation und subjektive Wahrnehmung auseinander.

Eine plausible Erklärung dieser Ergebnisse ist möglich, wenn wir berücksichtigen, daß nur relativ wenige Itemmittelwerte über 3,0 (auf einer Skala von 1,0–5,0) liegen, d. h. daß die meisten Belastungen nur als mäßig bis gar nicht relevant für den eigenen Infarkt wahrgenommen werden. Offenbar sind sich die Patienten über die Ursachen für den eigenen Herzinfarkt ziemlich im Unklaren, und die insgesamt subjektiv bedeutsamste Ursache „Allgemeine Lebensführung unter Streß" spiegelt vermutlich nur den Umstand wider, daß sich in dieser unklaren Situation das sehr populäre Streßkonzept, das ebenfalls unklar bzw. diffus ist, als Erklärung anbietet. Da für Männer nun aber die Berufsrolle zentral ist und sozial allgemein akzeptiert wird, daß Arbeit belastet, können sie Belastungen vor allem auf die Arbeit beziehen, wobei soziale Belastungen, d. h. Probleme mit Vorgesetzten und Kollegen, offenbar zentraler sind als schlechte Ausstattung, Lärm usw. Frauen, die insgesamt weniger berufstätig sind und für deren Geschlechtsrolle die Berufstätigkeit auch weniger wichtig ist – zumindest in dieser Altersgruppe –, können Belastungen dagegen nicht so konkret attribuieren und müssen daher stärker als Männer auf diffuse Erklärungen zurückgreifen, d. h. auf allgemeinen Streß und auf Schicksalsschläge. Zwar können Frauen familiäre Belastungen als wichtige konkrete Ursache nennen, da in Analogie zur Zentralität der Berufsrolle für Männer die Hausfrauen- und Mutterrolle für sie am bedeutsamsten ist, doch würden sie damit möglicherweise ihr Selbstwertgefühl zu stark bedrohen, da sie im Sinne der klassischen Frauenrolle für eine „heile" Familie verantwortlich sind und Probleme in diesem Bereich als Eingeständnis des eigenen Versagens gesehen werden könnten. Daß die Mehrfachbelastung durch Familie/Haushalt und Beruf für die Frauen subjektiv keine zentrale Infarkturasche ist, läßt sich damit auch erklären. Doch nimmt Item 33 (s. Tabelle 1), das mit einem Mittelwert von 2,81 nur als mäßig zutreffend bezeichnet wird, bei den Frauen immerhin den neuntwichtigsten Rangplatz ein, ein Indiz dafür, daß in diesem Bereich stärkere Probleme existieren als offen zugegeben wird.
Die somatischen Risikofaktoren Rauchen, Alkohol, Übergewicht usw. lassen sich faktorenanalytisch nicht klar zu einem Faktor zusammenfassen (vgl. Tabelle 1). Insgesamt werden auch sie als weniger bedeutsame Ursachen gesehen. Signifikante Geschlechtsunterschiede belegen aber, daß Männer Rauchen, Alkohol und Kaffeetrinken eher als Infarkturasche wahrnehmen als Frauen, ein Umstand, der vermutlich realen Verhaltensdifferenzen entspricht, da Männer auch stärker rauchen und Alkohol trinken (vgl. Meyer u. a. in diesem Band).

Wichtigkeit von Veränderungen

In Übereinstimmung mit den subjektiv wahrgenommenen Ursachen für den eigenen Infarkt müssen die Patienten Vorstellungen darüber haben bzw. entwickeln, welche Einstellungen und Verhaltensweisen sie nach dem Infarkt ändern müssen, d. h. wie sie ihr zukünftiges Leben gestalten sollen. Die für beide Geschlechter identische Skala zur Erfassung der Wichtigkeit von Veränderungen umfaßte 42 Items. Eine Faktorenanalyse über die Gesamtstichprobe ergab eine eindeutige Fünf-Faktoren-Lösung, die 50,0% der Gesamtvarianz aufklärt (Tabelle 2).
Die fünf Faktoren repräsentieren die Komplexe: I. Soziale Kontakte verbessern, II. Reduzieren von Arbeitsstreß, III. Sich mehr bewegen, IV. Korrektheit reduzieren und V.

Tabelle 1. Skala „Ursachen des Herzinfarkts".
Frage: „Wie stark treffen die folgenden Ursachen auf Sie persönlich zu?"

	a_{ij}	Mittelwerte Frauen	Männer	t
I Allgemeine Lebensführung unter Streß				
1 Ich hatte in meinem Leben zuviel Streß	0,58	3,63	3,77	−1,05
2 Ich habe zuviel körperlich gearbeitet	0,60	3,23	2,53	4,60[3]
5 Ich habe zuviel gearbeitet	0,65	3,42	3,53	−0,78
13 Ich habe zuwenig Zeit für mich selbst gehabt	0,66	2,87	2,67	1,30
26 Ich habe zuwenig Ferien gemacht	0,59	2,97	2,56	2,44[1]
27 Ich habe in meinem Leben zuviel Verantwortung übernommen	0,51	3,14	2,89	1,69
29 Weil ich für den Haushalt verantworlich war, kam ich nie zur Ruhe	0,64	2,59	1,23	12,07[3]
31 Ich kann mich nicht richtig erholen	0,58	2,47	1,85	4,79[3]
35 Ich habe zuwenig Rücksicht auf meinen Körper genommen	0,60	3,48	3,19	2,09[1]
II Physikalische Belastungen am Arbeitsplatz				
4 Mein Arbeitsplatz war schlecht ausgestattet	0,91	1,58	1,60	−0,12
7 An meinem Arbeitsplatz ging es unordentlich zu	0,73	1,37	1,46	−0,91
16 Mein Arbeitsplatz war häßlich	0,83	1,30	1,43	−1,30
22 Mein Arbeitsplatz war laut	0,58	2,10	1,95	0,98
36 Mein Arbeitsplatz war unangenehm	0,79	1,42	1,54	−1,09
III Soziale Belastungen am Arbeitsplatz				
11 An meinem Arbeitsplatz gab es viele Probleme	0,66	2,26	3,00	−4,30[3]
14 An meinem Arbeitsplatz ging es hektisch zu	0,55	3,02	3,38	−2,01[1]
24 Ich habe mich viel bei der Arbeit geärgert	0,60	2,29	2,99	−4,58[3]
38 Ich mußte an meinem Arbeitsplatz mehrere Dinge auf einmal machen	0,50	2,72	3,06	−1,94
40 Ich habe viele berufliche Sorgen gehabt	0,60	1,79	2,58	−5,11[3]
IV Familiäre Belastungen				
3 Ich hatte viel Ärger zuhause	0,66	2,25	1,84	2,97[2]
12 Es gab im häuslichen Bereich Mißverständnisse mit meinem(r) Mann (Frau)	0,86	1,85	1,58	2,05[1]
18 Es gab zuhause Streit um die Wochenendgestaltung	0,62	1,29	1,30	−0,03
30 Mein(e) Mann (Frau) war oft schlecht gelaunt	0,83	1,80	1,46	2,85[2]
39 Bei mir zuhause habe ich mich nicht wohlgefühlt	0,67	1,28	1,20	0,97
V Schicksalsschläge				
9 Ich hatte in den letzten Jahren viel Unglück	0,82	2,39	1,91	3,15[2]
20 Ich hatte in den letzten Jahren viele familiäre Sorgen	0,52	2,75	2,03	4,54[3]
41 Ich hatte in den letzten Jahren viele Schicksalsschläge	0,86	2,72	2,00	4,67[3]
Ohne eindeutige Faktorenzuordnung[4]				
8 Ich habe zuviel Kaffee getrunken		1,92	2,29	−2,62[2]
15 Bei der Arbeit ging es mir nicht schnell genug		2,77	2,92	−0,90

Tabelle 1. (Fortsetzung)

	a_{ij}	Mittelwerte Frauen	Männer	t
17 Die Kinder gingen mir manchmal auf die Nerven		1,85	1,51	2,98 [2]
19 Mein Körper ist nicht so belastbar		2,55	1,97	4,26 [3]
21 Ich habe zuviel geraucht ·		2,20	2,73	−3,13 [2]
23 Im häuslichen Bereich ging es immer hektisch zu		2,25	1,57	5,82 [3]
25 Ich hatte Übergewicht		2,69	2,61	0,49
28 Am Arbeitsplatz wurde keine Rücksicht auf mich genommen		2,37	2,32	0,26
32 Ich habe zuviel Alkohol getrunken		1,15	1,73	−5,82 [3]
34 An meinem Arbeitsplatz war es gefährlich		1,29	1,42	−1,28
37 Ich habe mich zuwenig bewegt		2,26	2,17	0,59

Geschlechtsspezifisch

	a_{ij}	Frauen	Männer	t
6 w.: Als Hausfrau und Mutter habe ich mich überarbeitet		2,56		
m.: Ich habe mich zuhause überarbeitet			1,70	
10 w.: Als Hausfrau kam ich nie zur Ruhe		2,61		
m.: Zuhause kam ich nie zur Ruhe			1,76	
33 w.: Durch Haushalt und Beruf war ich ständig überlastet		2,81		
m.: Durch Familie und Beruf war ich ständig überlastet			2,37	
42 w.: Meine Leistungen in Haushalt und Beruf wurden nicht anerkannt		1,85		
m.: Meine Leistungen zuhause und im Beruf wurden nicht anerkannt			1,60	

Antwortskala 5stufig von 1 = nicht zutreffend bis 5 = stark zutreffend; a_{ij} = Faktorenladung
[1] $p \leqq 0,05$
[2] $p \leqq 0,01$
[3] $p \leqq 0,001$
[4] d.h. alle Ladungen $\leqq |0,40|$ oder Differenz zwischen höchster und zweithöchster Ladung $\leqq |0,20|$

Ruhiger werden. Diese decken sich bis auf kleinere Abweichungen mit der von Mrazek u. a. (5) bei Männern gefundenen Faktorenstruktur.

Im Vergleich zu den subjektiven Infarktursachen fällt deutlich auf, daß die Itemmittelwerte hier sehr hoch liegen, im Durchschnitt über 3,0 und nicht selten sogar über 4,0. Das bedeutet, daß im Gegensatz zu den eher diffusen Vorstellungen über die Ursachen sehr klare Vorstellungen darüber bestehen, was sich ändern muß, oder, nicht unbedingt im Gegensatz zu dieser Erklärung, daß der Wille zur Veränderung der bisherigen Lebensführung sehr groß ist.

Anders gesagt, man weiß nicht genau, woher der Infarkt kommt, will die Situation aber unbedingt in den Griff bekommen, d. h. sie durch aktives Handeln kontrollieren (Parallelen zum Typ-A-Modell und der Kontrollambitions-These). Damit wird auch plausibel, warum „sich mehr bewegen" das wichtigste Änderungskonzept ist, obwohl Bewe-

Tabelle 2. Skala „Verhaltens- und Einstellungsänderungen nach dem Herzinfarkt".
Frage: „Wie wichtig ist es Ihrer Meinung nach, die folgenden Dinge zu ändern?"

		Mittelwerte		
	a_{ij}	Frauen	Männer	t
I Soziale Kontakte verbessern				
11 Weniger Alkohol trinken	0,58	3,54	3,74	−1,22
16 Sich mehr um den Mann (die Frau) kümmern	0,48	3,38	3,76	−2,44[1]
18 Nicht so niedergeschlagen sein	0,50	3,87	3,73	1,04
19 Sich mehr um die Kinder kümmern	0,68	2,88	3,15	−1,58
21 Weniger rauchen	0,55	3,99	4,16	−0,89
22 Weniger traurig sein	0,56	3,90	3,72	1,34
24 Ein besseres Verhältnis zu meinem(r) Mann (Frau) haben	0,78	3,38	3,67	−1,55
25 Weniger unzufrieden sein	0,61	3,62	3,63	−0,04
27 Ein besseres Verhältnis zu den Vorgesetzten haben	0,64	3,00	2,93	0,39
28 ein besseres Verhältnis zu den Kindern haben	0,78	3,56	3,44	0,65
31 Ein besseres Verhältnis zu den Arbeits- kollegen haben	0,72	3,34	3,10	1,38
32 Mehr Ruhe zuhause haben	0,48	4,02	3,77	2,02[1]
38 Ein besseres Verhältnis zu Nachbarn und Bekannten haben	0,58	3,24	3,18	0,41
42 Die Kinder besser erziehen	0,69	2,60	2,57	0,13
II Reduzieren von Arbeitsstreß				
1 Am Arbeitsplatz weniger hart arbeiten	0,81	3,93	3,87	0,38
4 Weniger Überstunden machen	0,74	3,87	3,83	0,25
6 Am Feierabend richtig ausspannen	0,58	4,28	4,13	1,27
7 Am Arbeitsplatz nicht ganz soviel leisten	0,68	3,63	3,23	2,66[2]
15 Am Arbeitsplatz ruhiger arbeiten	0,59	4,11	3,92	1,37
23 Bei der Arbeit mehr Pausen einlegen	0,50	4,03	3,80	1,77
III Sich mehr bewegen				
33 Sich körperlich fit halten	0,64	4,40	4,34	0,78
36 Sich mehr bewegen	0,58	4,25	4,13	1,25
39 Spazierengehen	0,73	4,50	4,40	1,04
40 Sport treiben	0,58	3,83	3,81	0,24
IV Korrektheit reduzieren				
9 Nicht mehr so sehr auf ordentliche Arbeit achten	0,70	3,09	2,10	6,44[2]
26 Nicht so korrekt sein	0,70	3,41	2,95	3,19
30 Nicht so ordentlich sein	0,66	3,23	2,69	3,83[2]
34 Nicht so aktiv sein	0,43	3,41	3,34	0,50
V Ruhiger werden				
3 Ausgeglichener sein	0,50	4,29	4,13	1,60
13 Geduldiger sein	0,62	3,97	3,96	0,08

Tabelle 2. (Fortsetzung)

	Mittelwerte			
	a_{ij}	Frauen	Männer	t
Ohne eindeutige Faktorenzuordnung[4]				
2 Weniger essen		3,81	3,54	2,01[1]
5 Mehr den eigenen Bedürfnissen nachgehen		4,00	3,86	1,24
8 Weniger nervös sein		4,34	4,22	1,07
10 Sich mehr Zeit für Hobbies nehmen		3,71	3,69	0,21
12 Sich zielstrebiger verhalten		3,00	3,04	−0,29
14 Mehr auf das Wichtige im Leben achten		4,26	4,00	2,53[1]
17 Weniger Kaffee trinken		3,24	3,16	0,50
20 Weniger Unordnung im Haushalt dulden		2,62	2,09	3,56[3]
29 Sich mehr über die kleinen Dinge im Leben freuen		4,33	3,99	3,17[2]
35 Öfter mal etwas mit Freunden oder Bekannten unternehmen		3,62	3,32	2,33[1]
37 Nicht so leistungsorientiert zu sein		3,51	3,49	0,14
41 Mehr mit anderen über meine Probleme reden		3,21	2,49	5,11[2]
43 Mit der Berufstätigkeit aufhören		2,71	2,52	0,99
44 Mich nicht mehr für alles veranwortlich fühlen		3,96	3,57	2,72[2]

Antwortskala 5stufig von 1 = nicht wichtig bis 5 = sehr wichtig; a_{ij} = Faktorenladung
[1] $p \leqq 0,05$
[2] $p \leqq 0,01$
[3] $p \leqq 0,001$
[4] d.h. alle Ladungen $\leqq |0,40|$ oder Differenz zwischen höchster und zweithöchster Ladung $\leqq |0,20|$

gungsmangel nur peripher als Infarkursache gesehen wird. Sich bewegen im Sinne von Training ist die konkreteste Form, sich aktiv mit dem eigenen Körper und der Umwelt auseinanderzusetzen und beide „in den Griff zu bekommen". Und dieser Weg zur Gesundung ist subjektiv besonders plausibel, weil der Herzinfarkt vor allem als Verlust körperlicher Leistungs- und Funktionsfähigkeit erlebt wird und Gesundheit daher in ihrer Wiederherstellung besteht. Viele Patienten haben das subjektive Modell internalisiert: Je leistungsfähiger mein Körper wieder ist, desto gesünder ist er.

Das zweitwichtigste Änderungskonzept „ruhiger werden" kann derart interpretiert werden, daß der diffuse Streß abgebaut werden soll, die subjektiv wichtigste Infarkursache. Daß diese Veränderung nicht analog zur Ursachenhierarchie an erster Stelle steht, liegt wohl an der mangelnden Konkretheit und an der Tatsache, daß „ruhiger werden" für die meisten nur schlecht als aktive Handlung denkbar ist.

In der Gewichtung der notwendigen Veränderungen stimmen beide Geschlechter überraschend stark überein (s. Tabellen 2, 4). Für beide am unwichtigsten, aber absolut immer noch relativ wichtig, ist das Reduzieren von Korrektheit. Dies ist für Frauen offenbar wichtiger als für Männer, der einzige signifikante Geschlechtsunterschied auf Summenebene. Diese Differenz war eher umgekehrt erwartet worden, da Korrektheit ja besser zur klassischen männlichen Berufsrolle paßt, Männer sich also als korrekter sehen müßten. Aber offenbar ist Korrektheit für Männer keine zentrale Infarktursache, oder es fällt ihnen im Gegensatz zu den Frauen viel schwerer, hier etwas zu ändern, so daß sie es gar nicht versuchen wollen.

Die somatischen Risikofaktoren werden auch bei den Veränderungskonzepten nicht als homogener Bereich wahrgenommen. Weniger Alkohol trinken und weniger rauchen wird dem Faktor „Soziale Kontakte verbessern" zugeordnet, ein Hinweis darauf, daß diese Verhaltensweisen stark mit sozialem Wohlbefinden verknüpft werden. Unter den faktorenanalytisch nicht eindeutig zuordenbaren Items sind „Mehr auf das Wichtigste im Leben achten" und „Sich mehr über die kleinen Dinge im Leben freuen" besonders bedeutsam, d. h. der Wunsch nach mehr Lebensqualität und Lebenssinn.

Angst vor den Folgen des Herzinfarkts

Neben den Vorstellungen über die Ursachen für den eigenen Infarkt und den daraus resultierenden notwendigen Veränderungen für die zukünftige Lebensführung kommt der Angst vor den Folgen des Herzinfarkts im subjektiven Modell der Patienten während der Rehabilitationsphase eine ganz zentrale Rolle zu. Die für beide Geschlechter identische Angstskala umfaßte 22 Items. Eine Faktorenanalyse über die Gesamtstichprobe ergab nach dem Scree-Test eine Vier-Faktoren-Lösung, die 57,8% der Gesamtvarianz aufklärt. Da mit dem gleichen Fragebogen in einer 19-Itemversion bei Männern (6) aber nur 1 Globalfaktor nachweisbar war und auch im vorliegenden Fall der 1. Faktor 37,5% Varianz aufklärt und dabei fast alle Items Ladungen über 0,50 aufweisen, wurde hier eine doppelte Auswertungsstrategie eingeschlagen. Zum einen wurden vier differenzierte Angstkomplexe ausgewertet, zum anderen wurde auch eine globale Angst vor den Folgen des Herzinfarkts definiert (als Summe über alle Items).

Die differenzierten Angstkomplexe nach der Vier-Faktoren-Lösung repräsentieren die Inhalte (Tabelle 3): I. Angst um körperliche Leistungsfähigkeit und Gesundheit, II. Angst um Anerkennung bei Familie und Bekannten, III. arbeitsplatzbezogene Angst und IV. Angst um psychische Leistungsfähigkeit (Gedächtnis, Konzentration).

Insgesamt liegen die Itemmittelwerte erstaunlich niedrig, wenn man den Infarkt als massiven Einbruch in das bisherige Leben mit völlig unklaren Zukunftsperspektiven sieht. Doch stimmen die relativ niedrigen Angstwerte mit den Daten aus anderen Untersuchungen überein (6). Wir müssen also davon ausgehen, daß in der Zeit des Aufenthalts in der Reha-Klinik die Ängste bereits stark verdrängt werden, um sinnvolle Zukunftsperspektiven aufbauen zu können. Für diese Annahme spricht, daß die Angstwerte der Frauen fast durchweg – wenn auch nur teilweise signifikant – höher liegen als die der Männer, was nicht bedeutet, daß der Infarkt für Frauen bedrohlicher ist, sondern daß Frauen ihre Ängste offener zugeben können, während Männer gemäß ihrer Geschlechtsrolle Ängste vor anderen und vielleicht auch vor sich selbst eher verbergen. Die Ängste differieren deutlich bereichsspezifisch, wobei die Rangfolge für beide Geschlechter gleich ist (s. Tabellen 3 und 4). Die größte Angst besteht um die körperliche Leistungsfähigkeit und Gesundheit, gefolgt von der Angst um die psychische Leistungsfähigkeit. Diese Daten ergänzen stimmig die Änderungsvorstellungen, wo der Infarkt ja auch vor allem als Verlust körperlicher Leistungsfähigkeit und Gesundung als ihr Wiedergewinnen wahrgenommen wird. Nur gering ist die Angst vor dem Verlust des Arbeitsplatzes bzw. der Tatsache, wieder so arbeiten zu müssen wie vorher. Prak-

Tabelle 3. Skala „Angst vor den Folgen des Herzinfarkts".
Ich habe Angst, . . .

	Mittelwerte			
	a_{ij}	Frauen	Männer	t
I Körperliche Leistungsfähigkeit und Gesundheit				
1 . . . mich körperlich anzustrengen	0,65	3,59	3,07	3,91[3]
3 . . . das Leben nicht mehr genießen zu können	0,65	2,63	2,56	0,53
4 . . . viele Treppen zu steigen	0,62	3,33	2,88	3,71[3]
7 . . . nicht mehr soviel Kraft zu haben	0,64	3,27	2,91	2,59[2]
9 . . . daß ich wieder einen Infarkt bekommen könnte	0,62	3,97	3,46	4,05[3]
12 . . . nie wieder gesund zu werden	0,68	3,15	2,62	3,52[3]
15 . . . nicht mehr so fit zu sein wie früher	0,70	3,32	3,27	0,44
17 . . . nicht mehr soviel unternehmen zu können wie früher	0,72	3,20	3,08	0,88
II Anerkennung bei Familie und Bekannten				
19 . . . von meinem(r) Mann (Frau) weniger anerkannt zu werden	0,86	1,30	1,22	0,93
20 . . . von meinen Kindern weniger anerkannt zu werden	0,67	1,27	1,15	1,68
22 . . . von meinen Bekannten nicht mehr wie vorher anerkannt zu werden	0,49	1,34	1,39	0,64
III Arbeitsplatz				
10 . . . wieder so arbeiten zu müssen wie vorher	0,63	2,36	2,21	0,92
13 . . . meinen Arbeitsplatz zu verlieren	0,68	1,88	1,60	1,63
18 . . . am Arbeitsplatz weniger anerkannt zu werden	0,57	1,69	1,59	0,74
IV Gedächtnis und Konzentration				
2 . . . daß mein Gedächtnis nicht mehr so gut ist	0,74	2,76	2,37	2,66[2]
14 . . . nicht mehr so konzentriert zu sein	0,80	2,69	2,35	2,33[1]
Ohne eindeutige Faktorenzuordnung[4]				
5 . . . daß ich anfälliger gegen Krankheiten bin		2,45	2,13	2,32[1]
6 . . . wieder nach Hause zu kommen		1,94	1,47	3,53[3]
8 . . . weniger attraktiv zu sein		2,07	1,91	1,13
11 . . . nicht mehr so ausdauernd zu sein		3,24	3,06	1,31
16 . . . sexuelle Schwierigkeiten zu haben		1,81	2,21	−2,98[2]
21 . . . meine Aufgaben zuhause nicht mehr erfüllen zu können		2,36	1,77	4,66[3]

Antwortskala 5stufig von 1 = nicht zutreffend bis 5 = stark zutreffend; a_{ij} = Faktorenladung
[1] $p \leqq 0,05$
[2] $p \leqq 0,01$
[3] $p \leqq 0,001$
[4] d.h. alle Ladungen $\leqq |0,40|$ oder Differenz zwischen höchster und zweithöchster Ladung $\leqq |0,20|$

tisch angstfrei ist die Vorstellung, wieder nach Hause zur Familie und dem Bekanntenkreis zu kommen. Signifikant höhere Ängste der Frauen zeigen sich nur bei den beiden stärker angstbesetzten Komplexen „körperliche und psychische Leistungsfähigkeit". Diese Tatsache präzisiert die oben formulierte Vermutung, daß Männer ihre Ängste stärker verdrängen, denn im Sinn der klassischen Geschlechtsrolle sind körperliche und psychische Leistungsfähigkeit für ihre Identität viel wichtiger als es bei den Frauen der Fall ist. Demgemäß müßte die Angst der Männer vor Leistungsverlusten größer sein, wenn sie ebenso offen antworten würden wie die Frauen. Unklar bleibt allerdings, ob die Ängste nur nach außen hin weniger gezeigt werden oder ob sie so stark unterdrückt sind, daß sie nicht mehr ins Bewußtsein der Betroffenen vordringen.

Die stärkste Geschlechtsdifferenz bei den faktorenanalytisch nicht eindeutig zuzuordnenden Items „Ich habe Angst, meine Aufgaben zu Hause nicht mehr erfüllen zu können" und „Ich habe Angst, wieder nach Hause zu kommen" sind hier die einzigen Belege dafür, daß die Rückkehr nach Hause für die Frauen problembelasteter ist als für die Männer. Der Vollständigkeit halber sei auch angemerkt, daß die Männer bei einem Punkt mehr Angst zugeben als die Frauen: Sie haben stärker Angst vor sexuellen Schwierigkeiten.

Diskussion

Vor einer inhaltlichen Wertung dieser Ergebnisse ist die methodische Frage der Skalenqualität aufzugreifen, die anfangs thematisiert wurde. Wie aus Tabelle 4 hervorgeht, liegen die internen Konsistenzwerte der Skalen, bestimmt durch Cronbachs Alpha, im Durchschnitt um 0,85, in Anbetracht der überwiegend kurzen Skalen ein gutes Ergebnis. Offenbar sind die Skalen nicht nur für Männer, sondern auch für Frauen zuverlässige Meßinstrumente.

Zentrales inhaltliches Ergebnis ist die Tatsache, daß die Unterschiede zwischen Frauen und Männern in der subjektiven Wahrnehmung des Herzinfarkts weit geringer sind als erwartet wurde. Zwei zentrale Konzepte scheinen Ursachen- wie Änderungsvorstellungen und Ängste zu beherrschen. Zum einen sind konkrete Ursachen für den eigenen Infarkt kaum faßbar, weshalb diffuser Streß dafür verantwortlich gemacht und „ruhiger werden" im Sinne von Streßreduktion als wichtige Verhaltensänderung gesehen wird. Zum anderen versuchen die Patienten, Änderungen in der zukünftigen Lebensführung so konkret wie möglich zu fassen und aktiv an der eigenen Gesundheit zu arbeiten. Da der Infarkt vor allem als Verlust der körperlichen – und zum Teil auch psychischen – Leistungsfähigkeit erlebt wird, bietet sich Bewegung als idealer Weg zur Gesundheit gleichsam doppelt an: Man beseitigt die Krankheit, weil der Körper durch Training wieder leistungsfähig wird, und erreicht dieses Ziel durch eigene Aktivität auf sehr konkreter Ebene.

Geschlechtsspezifische Wahrnehmungsunterschiede manifestieren sich am deutlichsten im Ursachenbereich: für Männer spielt Arbeitsstreß eine wichtigere Rolle bei der Erklärung des eigenen Infarkts als diffuser Streß, während für Frauen diffuser Streß und Schicksalsschläge dominieren. Diese Differenz ist weniger durch die objektiven Lebensumstände zu erklären als vielmehr durch die unterschiedlichen Geschlechtsrollen: Für Männer ist die Berufsrolle zentral und gleichzeitig Berufsstreß sozial akzeptabel, für Frauen dagegen ist die Hausfrau-/Mutterrolle zentral, Streß im häuslichen Bereich

Tabelle 4. Skalenwerte und Geschlechtsvergleich auf Skalenebene

	Items	$\bar{x}$	s	α	$\bar{x}_F$	$\bar{x}_M$	t
Ursachen							
1. Allgemeine Lebensführung unter Streß	9	2,95	0,92	0,85	3,10	2,69	4,08[3]
2. Physikalische Belastungen am Arbeitsplatz	5	1,55	0,83	0,89	1,52	1,60	−0,75
3. Soziale Belastungen am Arbeitsplatz	5	2.66	1.16	0,86	2,43	3,01	−4,24[3]
4. Familiäre Belastungen	5	1,58	0,82	0,89	1,64	1,48	1,65
5. Schicksalsschläge	3	2,39	1,31	0,83	2,62	1,98	4,72[3]
Veränderungen							
1. Soziale Kontakte verbessern	14	3.40	1,04	0,93	3,35	3,43	−0,53
2. Arbeitsstreß reduzieren	6	3,93	0,89	0,87	3,99	3,85	1,20
3. Sich mehr bewegen	4	4,23	0,66	0,80	4,25	4,17	1,11
4. Korrektheit reduzieren	4	3,10	0,99	0,76	3,32	2,76	4,88[3]
5. Ruhiger werden	2	4,10	0,84	–	4,13	4,04	0,92
Angst um							
1. Körperliche Leistungsfähigkeit und Gesundheit	8	3,17	0,95	0,90	3,29	2,96	3,16[2]
2. Anerkennung bei Familie und Bekannten	3	1,27	0,58	0,79	1,28	1,26	0,25
3. Berufstätigkeit	3	1,95	1,08	0,72	2,04	1,84	1,53
4. Gedächtnis und Konzentration	2	2,89	1,14	–	3,04	2,58	3,79[3]
5. Globalangst	22	2,38	0,77	0,92	2,47	2,30	1,56

Skalenwerte = Summe der Itemwerte der eindeutig in einem Faktor ladenden Items dividiert durch die Itemzahl; α = Cronbachs Alpha (Interne Konsistenz).

[2] $p \leqq 0,01$

[3] $p \leqq 0,001$

aber wenig akzeptabel, da das Selbstwertgefühl offenbar sehr eng daran geknüpft ist, weshalb sie diffusen Streß zur Erklärung des eigenen Infarkts vorziehen. Daneben läßt sich nur noch nachweisen, daß die Frauen Ängste vor Leistungsverlusten als Folge des Infarkts offener zugeben als die Männer.

Diese Ergebnisse führen unmittelbar zur Frage der praktischen Konsequenzen für die Rehabilitation. Offenbar ist die Bewegungstherapie nicht nur für Männer, sondern auch für Frauen der subjektiv plausibelste Weg zur Gesundheit, ein Umstand, der systematisch bei der Rehabilitation zu nutzen ist, wobei aber ein instrumentelles Körper- und Gesundheitsverständnis Gefahren in sich birgt (vgl. 6, 7). Eine effektive Rehabilitation muß aber breiter ansetzen und kognitive Veränderungen als langfristig wichtigeres Ziel berücksichtigen. Vorher drängt sich jedoch die Frage auf, ob die geringen Geschlechtsunterschiede nicht teilweise darauf zurückgeführt werden müssen, daß Frauen dieses Alters eine heterogenere Gruppe bilden als vergleichbare Männer und ein differenzierterer Vergleich z. B. von berufstätigen Frauen und „Nur-Hausfrauen" auch zu differenzierteren Ergebnissen führt. Auf diese Frage geht der Beitrag von Rittner et al. (in diesem Band) näher ein.

Literatur

1. Fahrenberg J, Myrtek M, Trichtinger I (1985) Die Krankheitsursache aus der Sicht des Koronarpatienten. In: Langosch W (Hrsg) Psychische Bewältigung der chronischen Herzerkrankung. Springer, Berlin, S 32–40
2. Filipp S-H (1979) Selbstkonzept-Forschung. Klett, Stuttgart
3. Hilger R (1985) Zur subjektiven Wahrnehmung des Herzinfarkts und seiner Ursachen. Diplomarbeit an der Deutschen Sporthochschule, Köln
4. Lazarus RS, Launier R (1981) Streßbezogene Transaktionen zwischen Person und Umwelt. In: Nitsch JR (Hrsg) Streß. Huber, Bern, S 213–260
5. Mrazek J, Rittner V, Seer P, Weidemann H (1983) Zur subjektiven Wahrnehmung des Herzinfarkts und seiner Ursachen. Öff Gesundheitsw 45:71–77
6. Mrazek J (1985) Die subjektive Wahrnehmung des Herzinfarkts und die Angst des Infarktkranken. In: Lagosch W (Hrsg) Psychische Bewältigung der chronischen Herzerkrankung. Springer, Berlin, S 159–169
7. Rittner V (1985) Sport und Streßbewältigung – Implikationen für die kardiologische Rehabilitationspraxis. In: Langosch W (Hrsg) Psychische Bewältigung der chronischen Herzerkrankung. Springer, Berlin, S 355–363
8. Wylie RC (1974) The Self-Concept, Vol 1. University of Nebraska Press Lincoln
9. Wylie RC (1979) The Self-Concept, Vol 2. University of Nebraska Press Lincoln

Der Einfluß der Berufstätigkeit auf die Wahrnehmung des Herzinfarkts bei Frauen (Multicenter-Studie Teil II)

V. Rittner, J. Mrazek, K. Meyer, H. Weidemann

Berufstätigkeit von Frauen und Probleme der Geschlechtsrolle

Auch in entwickelten Industriegesellschaften mit ihren egalitären und emanzipatorischen Tendenzen unterliegen berufstätige Frauen einem spezifischen Dilemma. Einerseits müssen sie sich in den Systemen zweckrationaler Arbeit behaupten und „ihren Mann" stehen, andererseits bleiben sie im familiären Kontext weiterhin in die traditionellen häuslichen Verpflichtungen eingespannt. In der Rede von der Doppelbelastung berufstätiger Frauen ist die Problematik mittlerweile fast zum Stereotyp geworden. Daß dem in vielen Fällen auch eine empirische Realität entspricht, zeigt eine Reihe von Einzelstudien (1, 2, 5). Das Dilemma bekommt darüber hinaus eine spezifische Kontur, wenn man die qualitativ unterschiedlichen Ansprüche und Arbeitsrhythmen von Arbeitsplatz und familiärem Milieu ins Auge faßt. Sind in der Erwerbsarbeit eher instrumentelle Fertigkeiten geboten, so werden im häuslichen Bereich neben den typischen Hausarbeiten psychisch ausgleichende Eigenschaften gefordert. Auch bei Berufstätigkeit bleiben die Frauen zumeist zuständig für das emotionale Klima der Familie.

Es ist denkbar, daß die Doppelbelastung berufstätiger Frauen einen nicht unerheblichen Part in der Ätiologie ihres Herzinfarkts spielt. Andererseits demonstrieren einige Forschungsergebnisse, daß Frauen durch Berufsarbeit ein höheres Selbstwertgefühl und mehr Zufriedenheit gewinnen können (3). Der Widerspruch löst sich auf, wenn man die intervenierende Bedeutung unterschiedlicher Geschlechtsrollendefinitionen (die sich gerade im letzten Jahrzehnt erheblich gewandelt haben), der Schichtzugehörigkeit und variierender subjektiver Deutungen von Berufsarbeit berücksichtigt. Gerade zu diesem Komplex fehlen aber, was die Infarktforschung betrifft, einschlägige Arbeiten.

Ziel der folgenden Arbeit ist es, den Stellenwert der Berufstätigkeit in den subjektiven Deutungskonzepten des Herzinfarkts bei Frauen auszuloten. Dabei geht es auch um die Frage, inwieweit sich Reflexe einer Doppelbelastung in den Wahrnehmungen und Interpretationen der betroffenen Frauen nachweisen lassen. Daß damit nur ein kleiner Teil der angesprochenen Fragen behandelt werden kann, hängt mit der Komplexität der Thematik, der Anlage der Untersuchung sowie der Zusammensetzung der Stichprobe und der damit verbundenen Einschränkung einer Verallgemeinerung zusammen (vgl. die einleitenden Ausführungen von J. Mrazek in diesem Band).

Stichprobe

Von den 239 befragten Patientinnen mit Herzinfarkt waren 96 berufstätig (Gr. 1), sie hatten ein Durchschnittsalter von 50,6 Jahren; und 59 waren „Nur-Hausfrauen" (Gr. 2) mit einem Durchschnittsalter von 53,8 Jahren. 68 Frauen befanden sich im Renten- bzw. Pensionsalter (Gr. 3) (Durchschnitt 64,4 Jahre), 16 waren nicht klassifizierbar. Signifikante Unterschiede zwischen den Gruppen bestanden primär im Alter (zwischen allen Gruppen), darüber hinaus in einzelnen Details. Bei den Rentnerinnen waren die Kinder begreiflicherweise aus dem Haus und die Antikonzeptiva abgesetzt. Bei den Hausfrauen war die größte Zimmerzahl verfügbar. Hinsichtlich der Ausbildung und zahlreicher anderer Variablen (Kinderzahl, Rauchverhalten, Essen, Trinken, Gewicht, Sportaktivitäten) ließen sich keine systematischen Unterschiede nachweisen. Ein Vergleich zwischen den Gruppen schien also durchaus möglich zu sein. Bei allen Patientinnen, zumindest bei den ersten beiden Gruppen, dürften hinsichtlich der Geschlechtsrollen-Definitionen ähnliche Generationserfahrungen vorliegen.

Ursachen des Herzinfarkts

Bei den subjektiv wahrgenommenen Ursachen des Infarkts konnten nach einer Faktorenanalyse fünf globale Dimensionen unterschieden werden. In einigen Punkten ließen sich darüber hinaus Gruppenunterschiede nachweisen. Danach beziehen berufstätige Frauen ihre Erwerbstätigkeit in das subjektive Ursachenmodell der koronaren Erkrankung mit ein (Tabelle 1).

Generell wird den in den Skalen repräsentierten Ursachen relativ wenig Bedeutung zugewiesen. Am bedeutsamsten sind, wie die Mittelwerte zeigen, die Bedingungen einer „allgemeinen Lebensführung unter Streß" (Faktor I) und Aspekte von „Schicksalsschlägen" (Faktor V). Zieht man die Streßwahrnehmung der berufstätigen Frauen (Gr. 1) heran, so wird auch – und nur dann – der Faktor III „Soziale Belastungen am Arbeitsplatz" mäßig bedeutsam.

Am deutlichsten sind die Gruppenunterschiede zwischen berufstätigen Frauen und „Nur-Hausfrauen" im Bereich der Wahrnehmung von Arbeitsplatzbedingungen ausgeprägt. Die Fragenformulierungen hatten dabei weitgehend offen gehalten, was unter „Arbeitsplatz" zu verstehen sei, ob der Arbeitsplatz der Hausfrau oder ein Arbeitsplatz der Erwerbsarbeit. Berufstätige Frauen sehen sich nach den Ergebnissen der Befragung stärker Geräuschbelastungen und einer gewissen Unordnung am Arbeitsplatz ausgesetzt (Items 7 und 22 in Faktor II). Allerdings wird diesen Momenten keine substantielle Bedeutung zugewiesen. Prägnanter sind hingegen Unterschiede im Faktor III. Berufstätige Frauen registrieren danach mehr Probleme, beklagen stärker Hektik und Ärger am Arbeitsplatz und den Umstand, daß heterogene Dinge zu machen seien. Auch berufliche Sorgen spielen eine gewisse Rolle. Die These, daß im subjektiven Deutungsmodell der Frauen die Berufsarbeit eine relative Bedeutung hat, findet ihre Stütze weiterhin in dem die Doppelbelastung direkt thematisierenden Item „Durch Haushalt und Beruf war ich ständig überlastet" (Item 33 der Items ohne Faktorenzuordnung).

Die Berufsarbeit von Frauen sorgt für gewisse Effekte in der Ursachenwahrnehmung des Herzinfarkts. Überraschend ist dabei, daß sie sich fast ausschließlich bei den dafür spezifischen Items herauskristallisieren. Ausnahmen sind eher sporadisch, auch schwach ausgeprägt oder haben ebenfalls Bezug zur Arbeit (Items 1 und 4 bei Faktor I; Items 21, 28, 6 ohne eindeutige Faktorenzuordnung). Gemäß der These von der Doppelbelastung hätte man Ausstrahlungen von der belastenden Berufstätigkeit auf andere

Lebensbereiche und Einstellungskomplexe vermuten können. Dafür finden sich so gut wie keine Anhaltspunkte. So bleibt der Bereich „Allgemeine Lebensführung unter Streß" nahezu völlig unbeeinflußt (Faktor I), ebenso wie der Komplex „Familiäre Belastungen" (Faktor IV), bei dem, konform zur These von der Doppelbelastung, am ehesten Effekte zu erwarten gewesen wären. Unbeeinflußt bleiben auch die Items des Faktors V „Schicksalsschläge" und die meisten nicht zuzuordnenden Fragen.

Wichtigkeit von Veränderungen

Die Patientinnen wurden nach der Wichtigkeit lebensstilbezogenen Veränderungen nach dem Infarkt befragt. Dabei ließen sich fünf grundlegende Dimensionen ermitteln, darüber hinaus wiederum Gruppenunterschiede von berufstätigen Frauen, „Nur-Hausfrauen" und Frauen im Rentnerinnen- bzw. Pensionärinnen-Status (Tabelle 2).
Die psychologisch einsichtige und dringende Notwendigkeit, daß man angesichts des erlebten Infarkts etwas tun sollte, führt, wie die Daten zeigen, zu erheblich höheren Zustimmungsquoten als bei der Ursachenwahrnehmung. Dies gilt durchweg für alle Dimensionen. Es existiert demnach eine Art generalisierter Änderungsbereitschaft. Besonders ausgeprägt ist sie bei den Faktoren I (Soziale Kontakte verbessern), II (Reduzieren von Arbeitsstreß), III (Sich mehr bewegen) und V (Ruhiger werden). Auch bei den Einzelitems finden sich teilweise recht hohe Mittelwerte.
Die Gruppenunterschiede zwischen berufstätigen Frauen und „Nur-Hausfrauen" beschränken sich wiederum auf einen relativ schmalen Ausschnitt des Erlebnisspektrums. Wie bei den wahrgenommenen Ursachen des Infarkts diskriminieren primär die arbeitsplatzbezogenen Momente. Dementsprechend finden sich die größten Unterschiede im Faktor II. Sie sind auch auf Skalenebene signifikant.
Sonstige Unterschiede sind – auch hier ergibt sich die Parallele zum Ursachenkomplex – eher marginal und haben zumeist wieder Bezug zu den Arbeitsplatzverhältnissen (Items 27, 28, 31, Faktor I, Item 34, Faktor IV; Items 8, 14, 37 ohne eindeutige Faktorenzuordnung). Einschränkend muß allerdings gesagt werden, daß eine pauschale Änderungsbereitwilligkeit kaum noch Raum für Unterschiede ließ. Dennoch hätten sich in Teilbereichen – eine angemessene Verarbeitung des sozialwissenschaftlichen Streßkonzeptes einmal unterstellt – Effekte auch gegen die Pauschalisierungstendenzen durchsetzen können. Vieles spricht in diesem Fall für die Überlagerung der ohnehin recht diffusen Vorstellungen durch die generalisierte Änderungsbereitschaft.

Angst vor den Folgen des Herzinfarkts

Bei den Fragen zu den durch den Infarkt ausgelösten Ängsten ließen sich vier Faktoren rekonstruieren. Auch in diesem Falle fanden sich Effekte der Berufstätigkeit von Frauen (Tabelle 3).
Relativ stark sind die Ängste im Bereich der körperlichen Leistungsfähigkeit und Gesundheit (Faktor I) und, schwächer schon, in Fragen des Gedächtnisses und der Konzentration (Faktor IV). In allen anderen Dimensionen sind sie eher schwach ausgeprägt und spielen in den Deutungskonzepten offenbar eine geringe Rolle.

Tabelle 1. Skala „Ursachen des Herzinfarktes".
Frage: „Wie stark treffen die folgenden Ursachen auf Sie persönlich zu?"

	a_{ij}	Gr. 1	Gr. 2	Gr. 3	F	Differenz
I Allgemeine Lebensführung unter Streß						
1 Ich hatte in meinem Leben zuviel Streß	0,58	3,93	3,12	3,61	7,73[2]	2–1, 3
2 Ich habe zuviel körperlich gearbeitet	0,60	3,20	3,12	3,28	0,20	–
5 Ich habe zuviel gearbeitet	0,65	3,76	2,90	3,29	7,30[2]	1–2, 3
13 Ich habe zuwenig Zeit für mich selbst gehabt	0,66	3,08	2,69	2,66	1,98	–
26 Ich habe zuwenig Ferien gemacht	0,59	3,07	2,98	2,65	1,52	–
27 Ich habe in meinem Leben zuviel Verantwortung übernommen	0,51	3,25	3,14	2,88	1,43	–
29 Weil ich für den Haushalt verantwortlich war, kam ich nie zur Ruhe	0,64	2,63	2,48	2,63	0,21	–
31 Ich kann mich nicht richtig erholen	0,58	2,65	2,41	2,20	2,04	–
35 Ich habe zuwenig Rücksicht auf meinen Körper genommen	0,60	3,57	3,35	3,30	1,08	–
II Physikalische Belastungen am Arbeitsplatz						
4 Mein Arbeitsplatz war schlecht ausgestattet	0,91	1,72	1,20	1,59	2,35	–
7 An meinem Arbeitsplatz ging es unordentlich zu	0,73	1,51	1,07	1,31	3,10[1]	1–2
16 Mein Arbeitsplatz war häßlich	0,83	1,38	1,04	1,27	2,13	–
22 Mein Arbeitsplatz war laut	0,58	2,49	1,20	1,98	9,37[2]	1–2–3
36 Mein Arbeitsplatz war unangenehm	0,79	1,53	1,07	1,33	2,61	–
III Soziale Belastungen am Arbeitsplatz						
11 An meinem Arbeitsplatz gab es viele Probleme	0,66	2,61	1,34	2,08	9,28[2]	1–2–3
14 An meinem Arbeitsplatz ging es hektisch zu	0,55	3,37	1,89	2,82	10,48[2]	1–2–3
24 Ich habe mich viel bei der Arbeit geärgert	0,60	2,73	1,45	2,06	15,49[2]	1–2–3
38 Ich mußte an meinem Arbeitsplatz mehrere Dinge auf einmal machen	0,50	2,99	2,03	2,59	4,67[1]	1–2
40 Ich habe viele berufliche Sorgen gehabt	0,60	2,02	1,33	1,59	4,34[1]	1–2
IV Familiäre Belastungen						
3 Ich hatte viel Ärger zuhause	0,66	2,33	2,26	2,11	0,48	–
12 Es gab im häuslichen Bereich Mißverständnisse mit meinem(r) Mann (Frau)	0,86	1,80	1,95	1,66	0,76	–
18 Es gab zuhause Streit um die Wochenendgestaltung	0,62	1,27	1,25	1,33	0,16	–
30 Mein(e) Mann (Frau) war oft schlecht gelaunt	0,83	1,71	1,88	1,73	0,36	–
39 Bei mir zuhause habe ich mich nicht wohlgefühlt	0,67	1,27	1,46	1,17	2,15	–
V Schicksalsschläge						
9 Ich hatte in den letzten Jahren viel Unglück	0,82	2,43	2,15	2,44	0,71	–
20 Ich hatte in den letzten Jahren viele familiäre Sorgen	0,52	2,63	2,75	2,87	0,44	–

54

Tabelle 1. Fortsetzung

	a_{ij}	Gr. 1	Gr. 2	Gr. 3	F	Differenz
41 Ich hatte in den letzten Jahren viele Schicksalsschläge	0,86	2,65	2,67	2,69	0,01	–
Ohne eindeutige Faktorenzuordnung[3]						
8 Ich habe zuviel Kaffee getrunken		1,99	1,84	1,76	0,77	–
15 Bei der Arbeit ging es mir nicht schnell genug		2,68	2,83	2,77	0,16	–
17 Die Kinder gingen mir manchmal auf die Nerven		1,84	1,84	1,78	0,06	–
19 Mein Körper ist nicht so belastbar		2,48	2,51	2,64	0,26	–
21 Ich habe zuviel geraucht		2,45	2,04	1,87	3,13[1]	1–3
23 Im häuslichen Bereich ging es immer hektisch zu		2,12	2,49	2,13	1,72	–
25 Ich hatte Übergewicht		2,49	2,98	2,72	2,01	–
28 Am Arbeitsplatz wurde keine Rücksicht auf mich genommen		2,65	1,97	1,96	4,37[1]	1–2, 3
32 Ich habe zuviel Alkohol getrunken		1,11	1,16	1,16	0,24	–
34 An meinem Arbeitsplatz war es gefährlich		1,31	1,06	1,21	1,37	–
37 Ich habe mich zuwenig bewegt		2,40	2,18	2,11	0,98	–
Geschlechtsspezifisch						
6 w: Als Hausfrau und Mutter habe ich mich überarbeitet m: Ich habe mich zuhause überarbeitet		1,51	1,07	1,31	3,10[1]	1–2
10 w: Als Hausfrau kam ich nie zur Ruhe m: Zuhause kam ich nie zur Ruhe		2,68	2,71	2,44	0,68	–
33 w: Durch Haushalt und Beruf war ich ständig überlastet m: Durch Familie und Beruf war ich ständig überlastet		3,34	1,88	2,54	18,32[2]	1–2–3
42 w: Meine Leistungen in Haushalt und Beruf wurden nicht anerkannt m: Meine Leistungen zuhause und im Beruf wurden nicht anerkannt		1,85	1,90	1,72	0,29	–

Gr. 1 = Berufstätige, Gr. 2 = Hausfrauen, Gr. 3 = Frauen im Rentner- bzw. Pensionsstatus; Antwortskala 5stufig von 1 = nicht zutreffend bis 5 = stark zutreffend; a_{ij} = Faktorenladung
[1] $p \leq 0,05$
[2] $p \leq 0,01$
[3] d.h. alle Ladungen $\leq |0,40|$ oder Differenz zwischen höchster und zweithöchster Ladung $\leq |0,20|$

Was sich bei den bereits diskutierten Komplexen – bei den Ursachenvermutungen wie der wahrgenommenen Wichtigkeit von Änderungen – ergab, tritt wiederum deutlich zutage. Nennenswerte Unterschiede zwischen den Patientinnengruppen finden sich nahezu exklusiv in Bezug auf die Arbeitsplatzsituation, also im Faktor III. Dort sind sie systematisch und auch auf Skalenebene hochsignifikant. Aber auch bei den berufstätigen Frauen sind die Ängste in dieser Sphäre eher mäßig bis gering, wenn es um das Gewicht dieser Einschränkungen im Deutungskonzept geht. Außerhalb des Faktors II

Tabelle 2. Skala „Verhaltens- und Einstellungsänderungen nach dem Herzinfarkt".
Frage: „Wie wichtig ist es ihrer Meinung nach, die folgenden Dinge zu ändern?"

	a_{ij}	Gr. 1	Gr. 2	Gr. 3	F	Differenz
I Soziale Kontakte verbessern						
11 Weniger Alkohol trinken	0,58	3,45	3,50	3,58	0,10	–
16 Sich mehr um den Mann (die Frau) kümmern	0,48	3,41	3,15	3,39	0,55	–
18 Nicht so niedergeschlagen sein	0,50	4,04	3,67	3,72	2,18	–
19 Sich mehr um die Kinder kümmern	0,68	3,08	2,56	2,63	2,13	–
21 Weniger rauchen	0,55	4,16	3,90	3,65	1,62	–
22 Weniger traurig sein	0,56	4,09	3,74	3,68	2,37	–
24 Ein besseres Verhältnis zu meinem(r) Mann (Frau) haben	0,78	3,50	3,04	3,40	1,11	–
25 Weniger unzufrieden sein	0,61	3,73	3,48	3,52	0,70	–
27 Ein besseres Verhältnis zu den Vorgesetzten haben	0,64	3,21	2,48	2,46	3,80[1]	1–2, 3
28 Ein besseres Verhältnis zu den Kindern haben	0,78	3,76	3,02	3,54	3,23[1]	1–2
31 Ein besseres Verhältnis zu den Arbeitskollegen haben	0,72	3,63	2,95	2,54	6,94[2]	1–2, 3
32 Mehr Ruhe zuhause haben	0,48	4,09	4,02	3,89	0,58	–
38 Ein besseres Verhältnis zu Nachbarn und Bekannten haben	0,58	3,13	3,04	3,55	2,51	–
42 Die Kinder besser erziehen	0,69	2,55	2,26	2,74	0,94	–
II Reduzieren von Arbeitsstreß						
1 Am Arbeitsplatz weniger hart arbeiten	0,81	4,30	3,88	2,92	18,09[2]	3–1, 2
4 Weniger Überstunden machen	0,74	4,05	3,89	3,21	4,39[1]	1–3
6 Am Feierabend richtig ausspannen	0,58	4,46	4,10	4,02	4,31[1]	1–2, 3
7 Am Arbeitsplatz nicht ganz soviel leisten	0,68	3,71	3,54	3,22	2,01	–
15 Am Arbeitsplatz ruhiger arbeiten	0,59	4,34	3,83	3,56	8,11[2]	1–2, 3
23 Bei der Arbeit mehr Pausen einlegen	0,50	3,97	4,02	4,00	0,04	–
III Sich mehr bewegen						
33 Sich körperlich fit halten	0,64	4,46	4,30	4,38	1,00	–
36 Sich mehr bewegen	0,58	4,37	4,03	4,25	2,42	–
39 Spazierengehen	0,73	4,45	4,41	4,60	1,41	–
40 Sport treiben	0,58	3,93	3,79	3,70	1,01	–
IV Korrektheit reduzieren						
9 Nicht mehr so sehr auf ordentliche Arbeit achten	0,70	2,84	3,37	3,13	2,36	–
26 Nicht so korrekt sein	0,70	3,40	3,40	3,36	0,02	–
30 Nicht so ordentlich sein	0,66	3,24	3,28	3,23	0,03	–
34 Nicht so aktiv sein	0,43	3,32	3,14	3,68	3,19[1]	2–3
V Ruhiger werden						
3 Ausgeglichener sein	0,50	4,29	4,17	4,34	0,57	–
13 Geduldiger sein	0,62	4,05	3,86	3,91	0,70	–

Tabelle 2. Fortsetzung

	a_{ij}	Gr. 1	Gr. 2	Gr. 3	F	Differenz
Ohne eindeutige Faktorenzuordnung[3]						
2 Weniger essen		3,66	3,81	3,86	0,49	–
5 Mehr den eigenen Bedürfnissen nachgeben		4,12	3,82	3,91	1,77	–
8 Weniger nervös sein		4,51	4,21	4,18	3,11[1]	1–3
10 Sich mehr Zeit für Hobbies nehmen		3,64	3,74	3,71	0,15	–
12 Sich zielstrebiger verhalten		3,06	2,81	2,94	0,51	–
14 Mehr auf das Wichtige im Leben achten		4,43	4,05	4,15	3,81[1]	1–2, 3
17 Weniger Kaffee trinken		3,27	2,91	3,45	2,01	–
20 Weniger Unordnung im Haushalt dulden		2,64	2,79	2,37	1,42	–
29 Sich mehr über die kleinen Dinge im Leben freuen		4,43	4,21	4,25	1,25	–
35 Öfter mal etwas mit den Freunden oder Bekannten unternehmen		3,52	3,41	3,91	2,97	–
37 Nicht so leistungsorientiert zu sein		3,73	3,19	3,37	3,21[1]	1–2
41 Mehr mit den anderen über meine Probleme reden		3,26	3,05	3,16	0,45	–
43 Mit der Berufstätigkeit aufhören		2,69	2,10	2,84	1,52	–
44 Mich nicht mehr für alles verantwortlich fühlen		4,00	3,87	3,89	0,29	–

Gr. 1 = Berufstätige, Gr. 2 = Hausfrauen, Gr. 3 = Frauen im Rentner- bzw. Pensionsstatus; Antwortskala 5stufig von 1 = nicht zutreffend bis 5 = stark zutreffend; a_{ij} = Faktorenladung
[1] $p \leqq 0,05$
[2] $p \leqq 0,01$
[3] d.h. alle Ladungen $\leqq |0,40|$ oder Differenz zwischen höchster und zweithöchster Ladung $\leqq |0,20|$

hat lediglich noch das Item 4 des Faktors I – die Angst vor dem Treppensteigen – diskriminierende Wirkung. Die Frage nach den Ursachen mag dabei dahingestellt sein.

Diskussion

In den Deutungskonzepten des Herzinfarkts durch berufstätige Frauen finden sich im Vergleich zu den Wahrnehmungen von „Nur-Hausfrauen" einige systematische Unterschiede. Dies gilt für die subjektiven Ursachenvermutungen hinsichtlich der für den Infarkt verantwortlichen Faktoren, für die wahrgenommene Wichtigkeit von Änderungen des Lebensstils wie auch für die Ängste nach dem Infarkt. Allerdings sind die Unterschiede ziemlich ausschließlich auf die Wahrnehmung von Faktoren der Arbeitsplatzsituation beschränkt. Daß die Arbeitsplatzbedingungen in das subjektive Streßkonzept Eingang finden, ist plausibel. Überraschend ist hingegen die strikte Beschränkung der Wahrnehmungen und damit der meßbaren Effekte. Immerhin hätte – so auch das Theorem der Doppelbelastung – eine von der Berufsarbeit ausgehende durchgreifende und allgemeine Belastung des weiblichen Lebenszusammenhangs und eine adäquate Repräsentation in den Deutungskonzepten nahegelegen. Für eine solcherart umfassende Belastung finden sich in den subjektiven Deutungskonzepten keine systematischen

Tabelle 3. Skala „Angst vor den Folgen des Herzinfarkts".
Ich habe Angst, ...

	a_{ij}	Gr. 1	Gr. 2	Gr. 3	F	Differenz
I Körperliche Leistungsfähigkeit und Gesundheit						
1 ... mich körperlich anzustrengen	0,65	3,54	3,51	3,65	0,27	–
3 ... das Leben nicht mehr genießen zu können	0,65	2,67	2,42	2,75	1,10	–
4 ... viele Treppen zu steigen	0,62	3,33	2,79	3,71	8,22[3]	2–1, 3
7 ... nicht mehr soviel Kraft zu haben	0,64	3,33	2,97	3,38	2,15	–
9 ... daß ich wieder einen Infarkt bekommen könnte	0,62	3,93	3,92	3,99	0,08	–
12 ... nie wieder gesund zu werden	0,68	3,18	3,12	3,10	0,08	–
15 ... nicht mehr so fit zu sein wie früher	0,70	3,30	3,17	3,43	0,92	–
17 ... nicht mehr soviel unternehmen zu können wie früher	0,72	3,07	3,12	3,40	1,35	–
II Anerkennung bei Familie und Bekannten						
19 ... von meinem(r) Mann (Frau) weniger anerkannt zu werden	0,86	1,27	1,33	1,19	0,43	–
20 ... von meinen Kindern weniger anerkannt zu werden	0,67	1,27	1,24	1,21	0,12	–
22 ... von meinen Bekannten nicht mehr wie vorher anerkannt zu werden	0,49	1,39	1,36	1,26	0,60	–
III Arbeitsplatz						
10 ... wieder so arbeiten zu müssen wie vorher	0,63	2,94	2,09	1,63	19,02[3]	1–2, 3
13 ... meinen Arbeitsplatz zu verlieren	0,68	2,02	1,41	1,00	7,50[3]	1–2, 3
18 ... am Arbeitsplatz weniger anerkannt zu werden	0,57	1,86	1,45	1,07	5,48[2]	1–3
IV Gedächtnis und Konzentration						
2 ... daß mein Gedächtnis nicht mehr so gut ist	0,74	2,71	2,66	2,84	0,28	–
14 ... nicht mehr so konzentriert zu sein	0,80	2,67	2,53	2,68	0,25	–
Ohne eindeutige Faktorenzuordnung[4]						
5 ... daß ich anfälliger gegen Krankheiten bin		2,53	2,25	2,43	0,84	–
6 ... wieder nach Hause zu kommen		1,74	1,86	2,10	1,50	–
8 ... weniger attraktiv zu sein		2,13	1,97	1,95	0,47	–
11 ... nicht mehr so ausdauernd zu sein		3,42	3,17	2,96	2,91	–
16 ... sexuelle Schwierigkeiten zu haben		1,93	1,71	1,59	1,48	–
21 ... meine Aufgaben zuhause nicht mehr erfüllen zu können		2,14	2,44	2,52	1,94	–

Gr. 1 = Berufstätige, Gr. 2 = Hausfrauen, Gr. 3 = Frauen im Rentner- bzw. Pensionsstatus; Antwortskala 5stufig von 1 = nicht zutreffend bis 5 = stark zutreffend; a_{ij} = Faktorenladung
[1] $p \leqq 0,05$
[2] $p \leqq 0,01$
[3] $p \leqq 0,001$
[4] d.h. alle Ladungen $\leqq |0,40|$ oder Differenz zwischen höchster und zweithöchster Ladung $\leqq |0,20|$

Anhaltspunkte. Damit wird aber zweifellos auch der analytische Kern des Streßkonzeptes verfehlt.

Gewiß sind mit der Beschränkung der Problemsicht auf den engen Arbeitsplatz durch die berufstätigen Frauen die Annahmen zur Doppelbelastung nicht widerlegt. Weder die Anlage der Untersuchung noch die Datenlage sind dafür ergiebig genug. Interessanter sind hingegen Fragen zur Logik der subjektiven Wahrnehmungsstrukturen. Damit sind zugleich Fragen nach der Verankerung des populären Streßkonzeptes bei den Patientinnen und zu ihrem Umgang mit diesem Konzept berührt (4). Hier sind die Daten aussagekräftiger. Vieles spricht für eine sehr oberflächliche und unvollständige Rezeption des Streßmodells. Für eine tiefer gehende Problemsicht bleibt es, unintegriert wie es ist, weitgehend folgenlos. Entsprechend ordnet sich auch das Profil der gruppenspezifischen Unterschiede ein.

Ist das Merkmal Erwerbsarbeit einmal gegeben – so bei den berufstätigen Frauen im Unterschied zu den Hausfrauen –, so werden, gemäß den sozialen Klischees, die damit verbundenen Plazierungschancen des Streßkonzeptes genutzt. Arbeit erscheint, wenn man schon gefragt wird, folgerichtig als Belastung. Eine analoge Zurechnung ergibt sich bei den Männern, bei Frauen dagegen bleibt sie den Berufstätigen vorbehalten. Indirekt läßt sich daraus ersehen, daß zumindest bei den befragten Patientinnen und der von ihnen repräsentierten Generation Hausfrauenarbeit nicht als genuine Arbeit angesehen wird. Entgegen der These von der Doppelbelastung bleiben die Wahrnehmungen in den sonstigen Lebenssphären (Streitigkeiten, Zeitnotprobleme, Probleme mit den Kindern, Unzufriedenheit mit der Arbeitsaufteilung etc. wären denkbar gewesen) unscharf und unergiebig. Damit bleiben auch die mutmaßlichen Stressoren unidentifiziert.

Wenn die skizzierten Annahmen richtig sind, so ergeben sich für die Rehabilitationsmaßnahmen wichtige Informationen. Das Vorhaben, problematische Formen des Lebensstils zu ändern, muß die Beschränktheit ´und Oberflächlichkeit des populären Streßkonzeptes und spezifische Deutungen von Arbeit bei Frauen, also die spezifische Logik subjektiver Deutungsstrukturen, berücksichtigen. Alles in allem ist davon auszugehen, daß die Patientinnen gegenüber dem Infarkt hilflos sind und daß die durch das populäre Streßkonzept nahegelegten und aufgegriffenen Deutungen eher Ausdruck dieses Sachverhalts als eine Hilfe sind. Stellt man eine Beziehung zu den Befunden bei den Männern her (vgl. Mrazek in diesem Band), so ergibt sich, daß die Unsicherheit für beide Geschlechter gilt, die Misere der kognitiven Auseinandersetzung mit den Infarktvorfall ist bei Frauen allenfalls noch ausgeprägter.

Literatur

1. Becker-Schmidt R (1980) Widersprüchliche Realität und Ambivalenz: Arbeitserfahrungen von Frauen in Fabrik und Familie. Kölner Zeitschrift für Soziologie und Sozialpsychologie 4:705–723
2. Becker-Schmidt R, u. a. (1982) Nicht wir haben die Minuten, die Minuten haben uns. Zeitprobleme und Zeiterfahrungen von Arbeitermüttern in Fabriken und Familie. Neue Gesellschaft Bonn
3. Heinemann K, Röhrig P, Stadié R (1983) Arbeitslose Frauen. Zwischen Erwerbstätigkeit und Hausfrauenrolle. Beltz, Weinheim Basel

4. Mrazek J (1985) Die subjektive Wahrnehmung des Herzinfarkts und die Angst des Infarktkranken. In: Langosch W (Hrsg) Psychische Bewältigung der chronischen Herzerkrankung. Springer, Heidelberg New York Tokio, S 159–169
5. Ostner I (1978) Beruf und Hausarbeit. Die Arbeit der Frau in unserer Gesellschaft. Campus Frankfurt a. M. New York

Die somatischen Risikofaktoren und ihre Beziehungen zu psychosozialen Faktoren bei koronarkranken Frauen – (Multicenter-Studie Teil III)

K. Meyer, H. Weidemann, H. J. Kokott, J. Mrazek, V. Rittner

Einleitung

Das Konzept der somatischen Risikofaktoren in der Entstehung koronarer Herzkrankheiten ist in den letzten Jahren um das Konzept der psychosozialen Risikofaktoren erweitert worden. Die allgemeine Erkenntnis, daß auch somatische Risikofaktoren eine Herkunft haben, die auf psychosoziale Risikosituationen bzw. psychische Risikodispositionen zurückzuführen ist, wurde in der Ätiologieforschung des Herzinfarkts bei Frauen bislang stark vernachlässigt. Zur Erweiterung der Erfahrungen umfaßt die Darstellung von Ergebnissen im Rahmen dieser Arbeit drei Punkte:

1. Die Verteilung und Ausprägung der somatischen Risikofaktoren bei Herzinfarktpatientinnen unterschiedlichen Alters.
2. Für den Risikofaktor Hyperlipoproteinämie und
3. den Risikofaktor Rauchen als den beiden wichtigsten, durch Gesundheitserziehung und Verhaltenstherapie beeinflußbaren Risikofaktoren, sollen Zusammenhänge von somatischen Risikofaktoren und psychosozialen Faktoren aufgezeigt werden.

Methodik

Aus den 24 an unserer Untersuchung beteiligten Kliniken gingen in diese Auswertung insgesamt 237 Patientinnen mit erstem Herzinfarkt ein. Alle somatischen Daten wurden den Krankenakten entnommen, die Daten zum Rauchen und zur hormonalen Kontrazeption von den Frauen selbst angegeben. Die psychosozialen Daten wurden durch ein Fragebogeninstrument erfaßt (Erläuterung in diesem Band).

Folgende wesentliche soziobiographische Charakteristika kennzeichnen die Patientinnen des Untersuchungskollektivs für diese Arbeit: 82% der Frauen wiesen einen transmuralen Herzinfarkt, 18% einen nichttransmuralen Infarkt auf. Das Alter der Frauen lag zwischen 31 und 76 Jahren (Altersverteilung s. Tabelle 1). 29% der Frauen befanden sich im fertilen Alter bzw. in der Prämenopause, 71% in der Menopause. 28% waren Vollhausfrauen, 46% berufstätig, davon ein Großteil (84%) doppelbelastet durch gleichzeitige Haushaltsführung. (Berufsstatus: un- und angelernte Arbeiterin: 26% (n = 29), Facharbeiterin: 11% (n = 12), einfache Angestellte: 17% (n = 19), mittlere Angestellte: 14% (n = 15), leitende Angestellte: 6% (n = 7), Selbständige: 15% (n = 16), Missing data: 11% (n = 10)); 26% der Patientinnen befanden sich im Rentnerinnenstatus.

96% der Frauen wiesen einen oder mehrere somatische Risikofaktoren auf: Die Risikofaktoren wurden wie folgt definiert:

– Rauchen: $\geqq 6{-}10$ Zigaretten/Tag;
– hormonale Kontrazeption: „ja" und Anzahl der Jahre der Pilleneinnahme;

- Hypercholesterinämie: ≥ 260 mg%;
- Hypertriglyceridämie: ≥ 150 mg%;
- arterielle Hypertonie: systolisch ≥ 160 mmHg, diastolisch ≥ 90 mmHg;
- Übergewicht: Broca-Index > 10%;
- die Familienanamnese beinhaltete Angina pectoris, Myokardinfarkt, Schlaganfall und arterielle Hypertonie;
- Diabetes mellitus: klinisch manifest;
- Hyperuricämie: $\geq 6,5$ mg%.

Statistische Auswertverfahren: Korrelation, Varianzanalyse, Regressionsanalyse. Statistisches Signifikanzniveau: $p < 0,05 =$ schwach signifikant, $p < 0,01 =$ signifikant, $p < 0,001 =$ hochsignifikant.

1. Verteilung und Ausprägung der somatischen Risikofaktoren

Die Verteilung der Risikofaktoren in fünf verschiedenen Altersgruppen zeigt folgende Rangfolge und Prävalenz (Tabelle 1):
Bei Infarktpatientinnen unter 40 Jahren erwiesen sich Rauchen mit 100% und hormonale Kontrazeption mit 85% als die dominierenden Risikofaktoren, während die Stoffwechselparameter und die Hypertonie eine untergeordnete Rolle spielten.
Auch bei den 41–50jährigen Frauen standen das Rauchen und die hormonale Kontrazeption noch an 1. bzw. 3. Stelle der Häufigkeitsskala, jedoch war ihre prozentuale Ausprägung mit 65% bzw. 54% nicht mehr so stark wie bei den jungen Frauen unter 40

Tabelle 1. Rangfolge und Prävalenz der Risikofaktoren (%) in 5 untersuchten Altersgruppen ($n = 237$)

31–40 Jahre $n = 14 \sim 5,9\%$		41–50 Jahre $n = 55 \sim 23,2\%$		51–60 Jahre $n = 92 \sim 38,8\%$	
Rauchen	100%	Rauchen	65%	Hyperchol.	57%
Hormonale K.	85%	Hyperchol.	62%	Rauchen	54%
Fam.-Anamn.	46%	Hormonale K.	54%	Hypertonie	53%
Hyperchol.	31%	Hypertrigl.	44%	Übergewicht	52%
Übergewicht	21%	Fam.-Anamn.	42%	Fam.-Anamn.	38%
Hypertrigl.	21%	Übergewicht	35%	Hypertrigl.	29%
Hypertonie	15%	Hypertonie	35%	Hormonale K.	19%
Diabetes	8%	Diabetes	15%	Diabetes	12%
Hyperuricämie	0%	Hyperuricämie	10%	Hyperuricämie	6%

61–70 Jahre $n = 66 \sim 27,8\%$		≥ 71 Jahre $n = 10 \sim 4,2\%$	
Hyperchol.	65%	Hypertrigl.	80%
Hypertonie	59%	Hyperchol.	60%
Übergewicht	47%	Hypertonie	50%
Fam.-Anamn.	41%	Übergewicht	50%
Rauchen	38%	Hyperuricämie	40%
Hypertrigl.	26%	Diabetes	20%
Diabetes	21%	Rauchen	10%
Hyperuricämie	11%	Fam.-Anamn.	0%
Hormonale K.	5%	Hormonale K.	0%

Jahren. Dafür gesellte sich in dieser Altersgruppe die Hypercholesterinämie in fast gleicher Gewichtung hinzu wie das Rauchen.

Die 51–60jährigen Frauen bilden eine gewisse Übergangsgruppe. Hier kamen die vier ersten Risikofaktoren in nahezu gleicher Häufigkeit vor. Der Risikofaktor Rauchen war zwar noch relativ stark vertreten, jedoch drängten jetzt die Hypercholesterinämie und Hypertonie in der Rangfolge der Risikofaktorenskala nach vorne. Auch das Übergewicht, welches die Fettstoffwechselparameter und die Hypertonie negativ beeinflussen kann, zeigte eine stärkere Prävalenz. Dagegen trat der Faktor hormonale Kontrazeption in den Hintergrund.

Bei den 61–70jährigen Patientinnen lagen Hypercholesterinämie und Hypertonie an 1. und 2. Stelle, während die Häufigkeit des Rauchens abnahm.

Bei den über 71jährigen Frauen dominierten schließlich die pathologischen Fettstoffwechselwerte, die Hypertonie und das Übergewicht.

Die meisten Patientinnen sämtlicher Altersgruppen hatten drei gleichzeitig existierende Risikofaktoren.

Betrachtet man die Rangfolge der wichtigsten somatischen Risikofaktoren in den fünf Altersgruppen, so zeichnet sich unverkennbar eine Überschneidung der Prävalenz von Rauchen und hormonaler Kontrazeption mit Hyperlipoproteinämie und Hypertonie ab. Die Überschneidung spiegelt einen Generationseinfluß wider. Bei den Infarktpatientinnen unter 50 Jahren kristallisieren sich mit Rauchen und hormonaler Kontrazeption deutlich diejenigen Risikofaktoren heraus, die mit sozialem Einfluß und Lebensplanung verbunden sind. Ältere und alte Patientinnen hatten in jungen Jahren kaum bzw. noch nicht die Möglichkeit hormonaler Kontrazeption. Ferner rauchten sie in früheren Jahren und auch im späteren Alter seltener. Die Risikofaktoren der älteren Frauen dürften großenteils auf langfristiges, ungünstiges Ernährungsverhalten und belastende Lebensbedingungen sowie auf biologische Altersprozesse zurückzuführen sein. Diese Faktoren waren bei den jüngeren Frauen noch von nachgeordneter Wichtigkeit.

2. Risikofaktor Hyperlipoproteinämie

Die Analyse der Hyperlipoproteinämie konnte bekannte Zusammenhänge zwischen Hypercholesterinämie und Hypertriglyceridämie sowie zwischen Hypertriglyceridämie und Übergewicht bestätigen. Je häufiger die Infarktpatientinnen pathologische Cholesterinwerte aufwiesen, um so häufiger hatten sie auch erhöhte Triglyceridwerte ($\Phi = 0,35$, n = 237, p < 0,001). Übergewichtige Patientinnen hatten häufiger erhöhte Triglyceridwerte als normalgewichtige ($\Phi = 0,13$, n = 237, p < 0,05). Ferner rauchten Patientinnen mit Hypercholesterinämie im Mittel über einen längeren Zeitraum als rauchende Patientinnen ohne pathologische Cholesterinwerte (r = 0,26, n = 91, p < 0,01) (Abb. 1). Die mittlere Rauchdauer bei rauchenden Patientinnen mit Hypercholesterinämie (45%) betrug 26 ± 10 Jahre, der tägliche Zigarettenkonsum 17 ± 7 Filterzigaretten. Rauchende Patientinnen ohne pathologische Cholesterinwerte (33%) konsumierten durchschnittlich über 21 ± 10 Jahre mit 20 ± 12 Filterzigaretten/Tag geringfügig mehr als die erstgenannte Gruppe (nicht signifikant).

Beide Risikofaktoren des Fettstoffwechsels zeigten signifikante psychosoziale Korrelate. Die Häufigkeit des Risikofaktors Hypercholesterinämie nahm zu, je schlechter viele Frauen ihre Arbeitsplatzbedingungen empfanden (r = –0,15, n = 187, p < 0,05) und je

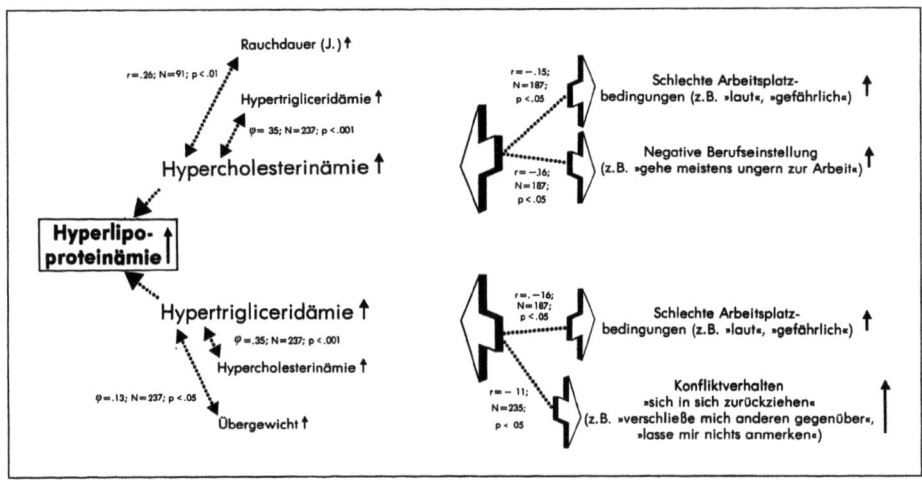

Abb. 1. Korrelationen von Hyperlipoproteinämie und somatischen Risikofaktoren sowie psychosozialen Faktoren.

negativer ihre Berufseinstellung war (r = –0,16, n = 187, p < 0,05). Die Häufigkeit des Risikofaktors Hypertriglyceridämie nahm ebenfalls damit zu, je unangenehmer viele Patientinnen ihre Arbeitsplatzbedingungen empfanden (r = –0,16, n = 187, p < 0,05) und je häufiger sie sich in psychosozial belastenden Konfliktsituationen in sich zurückzogen (r = –0,11, n = 235, p < 0,05) (s. Abb. 1).

Regressionsanalytisch konnte die Variabilität der Hypercholesterinämie zu 18% durch 2 Variablen aufgeklärt werden, und zwar mit 12% durch die Hypertriglyceridämie und mit 6% durch die Variable „Dauer des Rauchens in Jahren". Die Hypertriglyceridämie ließ sich zu 29% durch drei Prädiktorvariablen voraussagen, nämlich mit 15% durch „ausgeprägtes Rückzugverhalten", mit 8% durch den Risikofaktor Hypercholesterinämie und mit 6% durch ein erhöhtes Körpergewicht.

3. Risikofaktor Rauchen

Die Analyse des Risikofaktors Rauchen ergab, daß 44% (n = 104) der Frauen nie geraucht hatte, aber 50% (n = 119) der erfaßten Infarktpatientinnen Raucherinnen im Sinne der Risikofaktorendefinition waren (Missing data 6% ~n = 14). Ein Vergleich dieses Prozentsatzes mit dem durchschnittlichen Anteil von Raucherinnen (≧ 14 Jahre) an der weiblichen Gesamtbevölkerung der Bundesrepublik (Bundeszentrale für gesundheitliche Aufklärung 1982 b) zeigt, daß unter unseren Infarktpatientinnen der Anteil der Raucherinnen um 56% höher lag als in der Gesamtbevölkerung. Eine prognostisch besonders gefährdete Gruppe sind diejenigen 28% (n = 33) der Raucherinnen, die noch zur Zeit des Heilverfahrens (x̄ = 2 Monate 3 Wochen ± 6 Monate 1 Woche) nach dem Herzinfarkt rauchten. Dieser harte Kern der Zigarettenraucherinnen bedarf besonders intensiver Vehaltenstherapie.

64

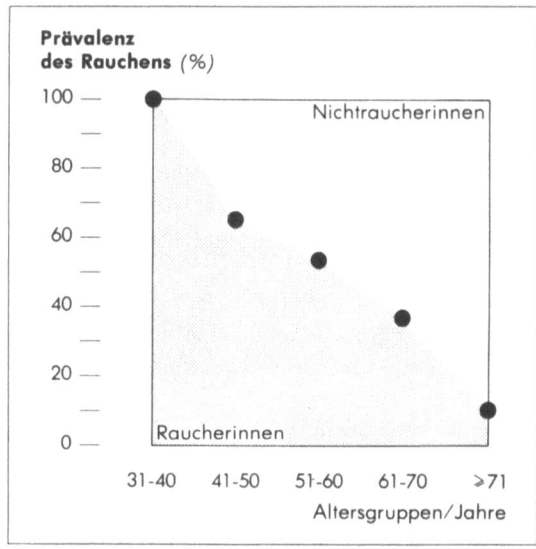

Abb. 2. Anteil der Raucherinnen (n = 119) und Nichtraucherinnen (n = 104) im Gesamtkollektiv sowie die Prävalenz des Risikofaktors Rauchen in 5 Altersgruppen (n = 237; p < 0,001).

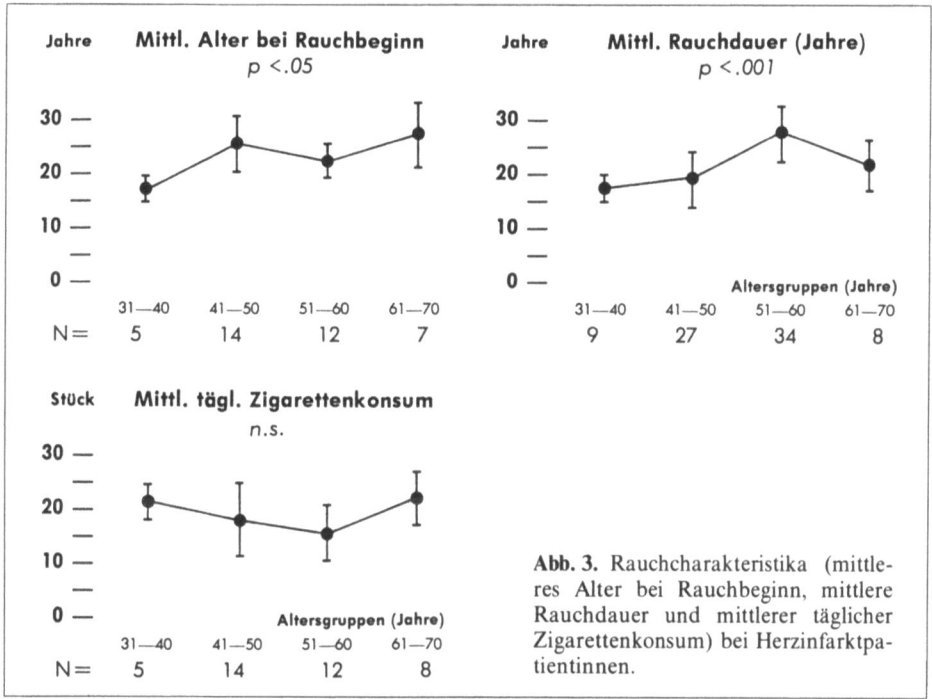

Abb. 3. Rauchcharakteristika (mittleres Alter bei Rauchbeginn, mittlere Rauchdauer und mittlerer täglicher Zigarettenkonsum) bei Herzinfarktpatientinnen.

Die Häufigkeit des Rauchens bei den untersuchten Infarktpatientinnen zeigte eine Altersabhängigkeit: Sehr junge Patientinnen waren zu 100% Raucherinnen, alte Patientinnen hatten nur selten geraucht (n = 227, p < 0,001) (Abb. 2, s. Tabelle 1).
Die Analyse der Rauchcharakteristika ergab folgendes Bild (Abb. 3): Je jünger die Infarktpatientinnen waren, um so früher hatten sie mit dem Rauchen begonnen. Wäh-

rend die älteren Patientinnen noch zwischen dem 20. und 30. Lebensjahr mit dem Rauchen begannen, lag der Rauchbeginn bei den jungen Frauen bereits zwischen dem 15.
und 18. Lebensjahr. Die mittlere Rauchdauer in Jahren lag für die älteren Infarktpatientinnen im Mittel zwischen 20 und 30 Jahren, und sie betrug auch für die jüngeren
Patientinnen nicht weniger als 15 Jahre.

Die Angaben über den mittleren täglichen Zigarettenkonsum in den fünf Altersgruppen lag bei etwa 1 Packung Filterzigaretten. Da bei den Rauchcharakteristika nach genauen Zahlen gefragt worden war, mußte hier eine höhere Zahl von Missing data in
Kauf genommen werden.

Als besonders gravierend für das Morbiditätsrisiko vor dem Infarkt erwies sich in der
Korrelation, daß unter den Infarktpatientinnen die Raucherinnen signifikant häufiger
hormonale Kontrazeption vorgenommen hatten als die Nichtraucherinnen ($\Phi = 0,23$,
$n = 152$, $p < 0,05$).

Ein besonderer Teilaspekt dieser Arbeit war die Untersuchung verschiedener soziologischer, psychosozialer und psychologischer Variablen im Zusammenhang mit dem Risikofaktor Rauchen bei den Herzinfarktpatientinnen.

Patientinnen, die in Großstädten lebten, rauchten mit 41% häufiger als Frauen aus mittelgroßen Städten (27%) und diese wiederum häufiger als jene aus kleinen Städten
(13%) sowie Dörfern und ländlichen Gemeinden (19%) ($\tau_B = 0,13$, $n = 221$, $p < 0,05$).

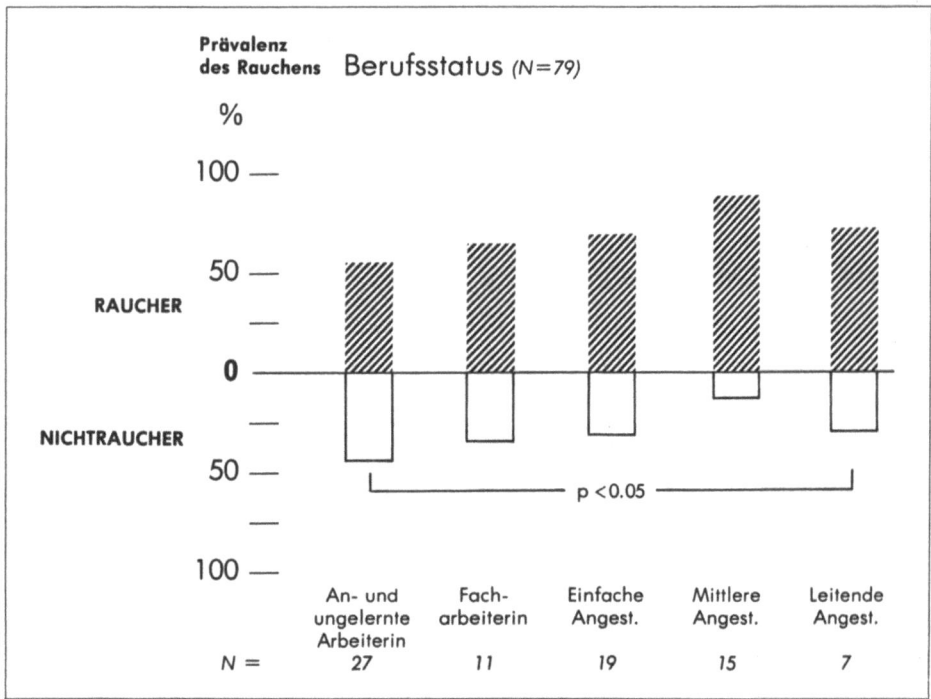

Abb. 4. Prävalenz des Risikofaktors Rauchen in Abhängigkeit vom Berufsstatus bei 79 Herzinfarktpatientinnen.

Schema 1. Psychosoziale Belastungssituation als Korrelate des Rauchverhaltens der untersuchten Frauen

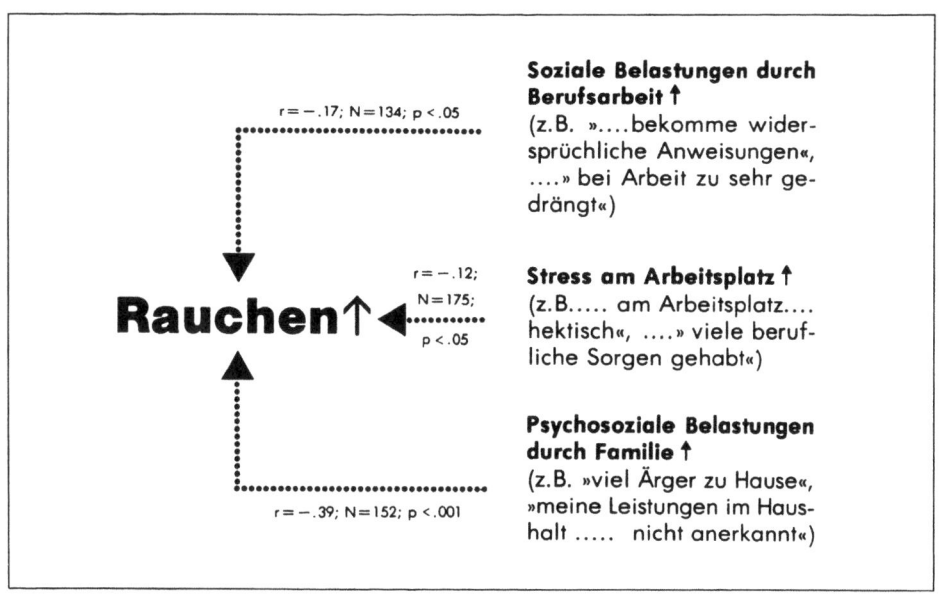

Ferner rauchten Frauen mit Abitur und/oder Hochschulbildung tendenziell signifikant häufiger (72%) als Frauen mit Realschul- und Volksschulabschluß (52%), (U = 1461,5, n = 221, p < 0,09). Auch die Qualifikation im Rahmen der Berufstätigkeit hatte einen signifikanten Einfluß auf das Rauchverhalten der erkrankten Frauen. Mit zunehmendem Berufsstatus von un- und angelernter Arbeiterin bis zu mittleren Angestellten nahm der Anteil der Raucherinnen zu ($\tau_B = 0,21$, n = 205, p = < 0,05) (Abb. 4). Lediglich bei den leitenden Angestellten nahm die Prävalenz des Rauchens wieder ab, was beispielsweise auf ein ausgeprägteres Bewußtsein für Gesundheit und/oder die Konsequenz von Gesundheit bzw. Krankheit für die berufliche Karriere zurückgeführt werden könnte.

Aus dem Kollektiv der berufstätigen Patientinnen waren Frauen um so häufiger Raucherinnen, je häufiger sie soziale Belastungen durch Berufsarbeit empfanden und je öfter sie hohen subjektiven Arbeitsstreß im Beruf angaben (Schema 1). Jedoch ist das Rauchverhalten der untersuchten Frauen nicht nur an Belastungen durch Berufsarbeit geknüpft; viele Patientinnen rauchten um so häufiger, je stärker sie sich psychosozialen Belastungen durch die Familie ausgesetzt fühlten.

Daß das Rauchen als eine Form der Reaktion auf sachliche und/oder emotionale Beanspruchung zu definieren ist, zeigten die Korrelationen der Rauchsituationen „wenn ich etwas leisten muß" und „wenn ich nervös bin" mit Streßbelastungen durch Haus- und Berufsarbeit ($\tau_B = 0,19$, n = 105, p < 0,05) (Schema 2). Auch die beiden angeführten Rauchsituationen standen in hochsignifikanter Wechselbeziehung miteinander. In der Gruppe der Raucherinnen fanden sich auch bestimmte Belastungsreaktionen – wie aggressives Verhalten und Nervosität mit vegetativen Symptomen, die die Patien-

Schema 2. Rauchsituationen der untersuchten Frauen

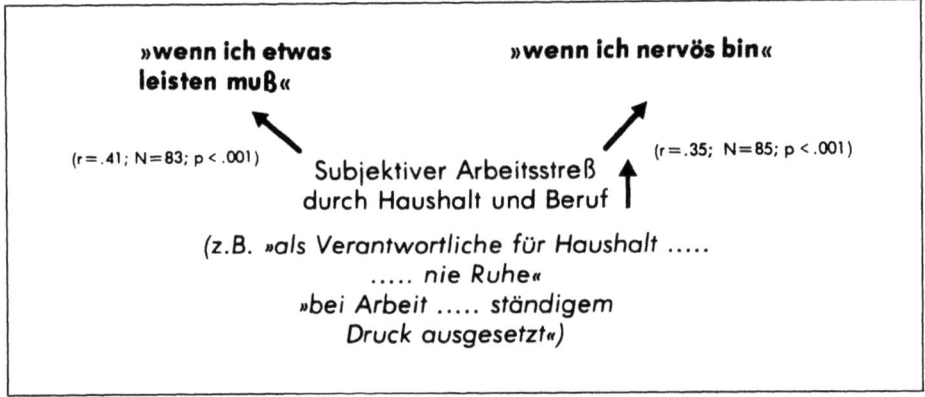

Schema 3. Belastungsreaktionen und Rauchverhalten der untersuchten Frauen

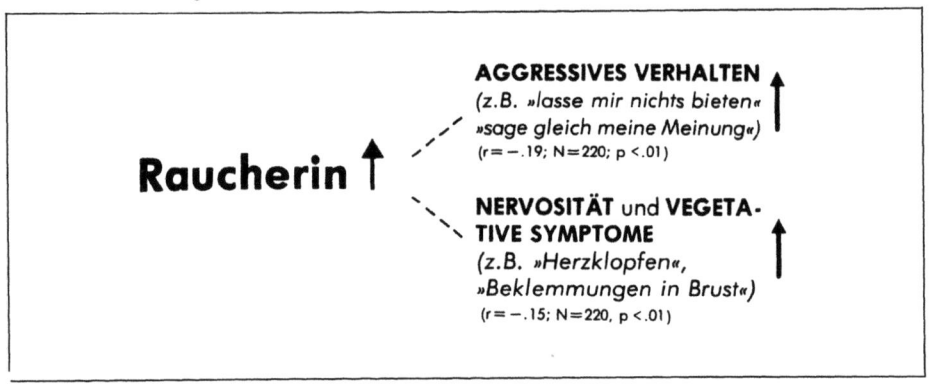

tinnen angaben – signifikant häufiger als unter den Nichtraucherinnen. Unter den untersuchten Anlässen zum Rauchen, die mit dem Faktor Belastungsanforderung in Verbindung standen, erwies sich in allen Altersgruppen die „Nervosität" als *der* dominante Auslöser des Rauchverhaltens (Schema 3).

Diskussion

Die dargestellten Untersuchungsergebnisse sollen im folgenden kurz diskutiert und zusammengefaßt werden:
Das in der kardiologischen Rehabilitation angewandte somatische Risikofaktorenkonzept ist ohne Zweifel auch weiterhin eine wichtige Basis für die therapeutische Intervention nach einem Herzinfarkt. Jedoch dringt eine rein somatisch orientierte Betrachtungsweise der Risikofaktoren nicht in tiefere ätiologische Zusammenhänge vor. Am

68

Beispiel der Hyperlipoproteinämie und des Rauchens wurde deutlich, daß diese Risikofaktoren eng an das gesellschaftliche Eingebundensein und die psychische Disposition einer Herzinfarktpatientin geknüpft sind. Der Risikofaktor Hyperlipoproteinämie und der Risikofaktor Rauchen entstehen häufig durch Verhaltensweisen, die dem Zwang der Norm des sozialen Umfeldes unterliegen (4, 9). Beide Risikofaktoren resultieren ferner häufig aus kompensierendem Essen, Trinken und Rauchen als eine Form der Reaktion auf hohe subjektive Belastungen. In diesem Sinne werden die dargestellten Befunde durch epidemiologische Untersuchungsergebnisse der Literatur bestärkt (1, 3, 4, 6, 9, 13, 16).

Auch unter Berücksichtigung psychophysiologischer Untersuchungsbefunde ist das Konzept der somatischen Risikofaktoren nicht vom Konzept der psychosozialen Risikofaktoren zu trennen. Obwohl die wissenschaftliche Evidenz noch fraglich ist, scheinen Interaktionen zwischen psycho- bzw. sozioemotionalen Belastungssituationen (z. B. durch negative Berufseinstellung oder hohe subjektive Belastungen durch Familie und Beruf) und psychische Risikodisposition (z. B. aggressives Verhalten) neurogene Komponenten der Entwicklung ischämischer Herzkrankheiten zu beeinflussen. Die Psychophysiologie gibt Anlaß zu der Annahme, daß Art und Intensität subjektiver Belastungen über zentralnervöse Erregungen (Sympathikusaktivierung) und neurohormonell induzierte Reaktionen (erhöhte Sekretion von Adrenalin, Noradrenalin, Cortisol, Angiotensin u. a.) für die Entstehung und Aufrechterhaltung somatischer Risikofaktoren durch metabolische bzw. hämodynamische Effekte wie Lipolyse, Erniedrigung der Glukosetoleranz und Erhöhung des Blutdrucks mitverantwortlich sind (7, 8, 10, 14, 15). Rauchen, von vielen Patientinnen als Mittel zur Streßkompensation eingesetzt, aggraviert über seine lipolytische Wirkung (vgl. z. B. Brischetto et al. 1982, (2)) oder seinen blutdrucksteigernden Effekt die streßinduzierten metabolischen und hämodynamischen Veränderungen.

Bei aller Zurückhaltung in der Übertragbarkeit auf Menschen lassen neuere tierexperimentelle Untersuchungsbefunde theoretisch annehmen, daß psycho- bzw. sozioemotionale Stressoren hormonelle Einflüsse auf Prozesse der Endothelschädigung verstärken und die Atherogenität bestimmter somatischer Risikofaktoren erhöhen (5, 11, 12).

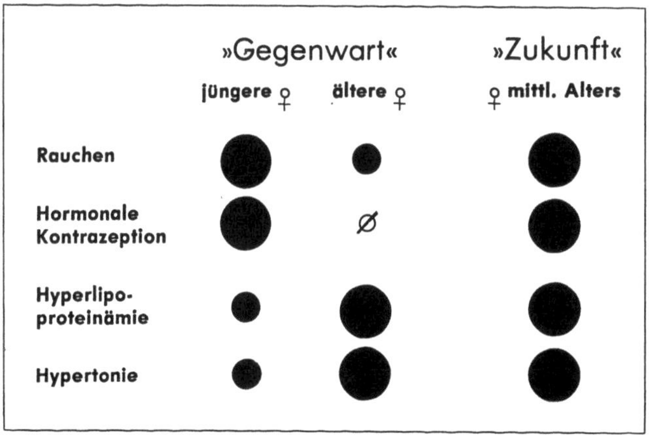

Abb. 5. Koronares Risiko durch somatische Risikofaktoren bei Frauen.

Vor dem Hintergrund dieser Untersuchungsbefunde der Literatur bringen die Ergebnisse der vorliegenden Herzinfarktpatientinnen-Studie uns in der Annahme folgender Erkenntnisse einen Schritt weiter: Die koronaren Risikofaktoren Hyperlipoproteinämie und Übergewicht, Rauchen und hormonale Kontrazeption sind nicht als isolierte Variablen zu betrachten, sondern sie sind eingebunden im sozialen und psychischen Lebenskontext der Frau zu erkennen, zu beurteilen und soweit wie möglich auch so zu behandeln. Daß diese Erkenntnisse nicht nur in der Rehabilitation Anwendung finden sollten, sondern auch wichtige Zukunftsaufgaben der kardiologischen Prävention zur Vermeidung des Herzinfarkts bei Frauen formulieren lassen, liegt auf der Hand. Aufgrund unserer Ergebnisse und des Literaturstudiums glauben wir die Hypothese aufstellen zu können, daß es bei heute noch herzgesunden jungen Frauen mit zunehmendem Lebensalter statistisch zu einer Kumulierung der pathogenen Wirkungen der Risikofaktoren Rauchen und hormonale Kontrazeption mit den pathogenen Wirkungen der Risikofaktoren Hyperlipoproteinämie und Hyertonie kommen wird (Abb. 5). Damit dürften die Morbiditätsraten an Herzinfarkt vor allem bei Frauen mittleren Alters zunehmend ansteigen.

Literatur

1. Biener K, Roschewski L (1982) Familienstand und Gesundheit berufstätiger Frauen in der Schweiz. Arbeitsmedizin, Sozialmedizin, Präventivmedizin 17:66–69
2. Brischetto CS, Connor WE, Connor SC, Matarazzo JD (1983) Plasma lipid and lipoprotein profiles of cigarette smoking from randomly selected families: enhancement of hyperlipidemia and depression of high-density lipoprotein. Am J Cardiol 52:675–680
3. Bundeszentrale für gesundheitliche Aufklärung (1982) Untersuchung zur empirischen Überprüfung von Arbeitshypothesen und Aktionsgrundlagen 1980/81 der BZgA, Köln
4. Bundeszentrale für gesundheitliche Aufklärung (1982b) Frauen und Rauchen. Fallstudie BRD. Zwischenbericht zur Stufe 1 des Kooperationsprojektes der BZgA mit der WHO
5. Hamm TE, Kaplan JR, Clarkson TA, Bullock BC (1983) Effects of gender and social behavior on the development of coronary artery atherosclerosis in cynomolgus macaques. Atherosclerosis 48:221–233
6. Haynes SG, Levine S, Scotch N, Feinleib M, Kannel WB (1978) The relationship of psychosocial factors to coronary heart disease in the Framingham-Study. I. Methods and risk factors. Am J Epidemiol 107:362–383
7. Heidbreder E, Heidland A (1981) Streß, Emotion und Hypertonie. Klin Wochenschr 59:715–726
8. Heindel JJ, Orci L, Jeanrenaud B (1975) Fat mobilization and its regulation by hormones and drugs in white adipose tissue. In: Masoro EJ (ed) International encyclopedia of pharmacology and therapeutics. Pharmacology of lipid transport and athrosclerotic processes. Pergamon Press, Oxford, Sect 24, pp 175–373
9. Higgins MW, Kjielsberg M, Metzner H (1967) Characteristics of smokers and nonsmokers in Tecumseh, Michigan. Am J Epidemiol 86:45–59
10. Julius S, Cottier C (1983) Behavior and hypertension. In: Dembroski Th, Schmidt Th, Blümchen G (eds) Biobehavioral basis of coronary heart disease. Karger, Basel, München, New York, pp 271–289
11. Kaplan JR, Manuck SB, Clarkson TB, Lusso FM, Taub AM (1982) Social status environment and atherosclerosis in cynomolgus monkeys. Atherosclerosis 3:359–368
12. Kaplan JR, Manuck SB, Clarkson TB, Lusso FM, Taub DM (1983) Social stress and atherosclerosis in normo-cholesterolemic monkeys. Science 220:733–735
13. Mushinski MH, Stellmann SD (1978) Impact of new smoking trends on women's occupational health. Preventive Medicine 7:349–365

14. Stout RW (1982) Hormones and atherosclerosis. MTP Press Limited, Lancaster, Boston, The Hague
15. Troxler RW, Sprague EA, Albanese RA, Fuchs R, Thompson AJ (1977) The association of elevated plasma cortisol and early atherosclerosis as demonstrated by coronary angiography. Atherosclerosis 26: 151–162
16. Trube-Becker E (1985) Zum Alkoholismus der Frau. Lebensversicherungsmed 1: 18–24

Die Korrelation soziologischer Faktoren mit der Entstehung der ischämischen Herzkrankheit bei Frauen – Untersuchungen aus der Deutschen Demokratischen Republik

K. H. Günther, P. Piorkowski, L. Gräfner[1], W. Handreg[2], H. Braun[2] und Renate Bohm

Einleitung

Die Entstehung der ischämischen Herzkrankheit (IHK) wird zunehmend mit dem Niveau der bekannten Risikofaktoren in Beziehung gebracht. Trotz grundlegender Erkenntnisse und vielfältiger Erfahrungen bleibt die Beeinflussung der Pathogenese der IHK noch immer eine Herausforderung an Medizin und Gesellschaft. Differenzierte Technologien der Prävention bedürfen der Entwicklung.

Die entscheidenden Grundlagen für die Prävention der IHK wurden durch internationale Vergleiche und prospektive Studien gelegt, das berühmteste Beispiel ist die Framingham-Studie. Dabei wurden soziologische Faktoren vielfach nur begrenzt analysiert. Regionale Besonderheiten innerhalb größerer Populationen (Länder), die für die Strategie der Intervention von Bedeutung sein könnten, wurden kaum ermittelt und beachtet.

Bei historischer Betrachtung der Entwicklung vollzieht sich ein ständiger Wandel der epidemiologischen Situation, und dies nicht nur unter dem Einfluß medizinischer Aktivitäten. Im besonderen trifft das, sowohl national als auch international, zweifellos für die Stellung der Frau zu, die ohnehin im Hinblick auf die IHK bisher unterbeachtet wurde. Gewonnene Erfahrungen werden nicht selten in unzulässiger Weise auch auf die Frauen übertragen.

Material und Methodik

Auf der Grundlage einer Empfehlung der Europäischen Gesellschaft für Kardiologie (2) wurde Ende der 70er Jahre die Cottbuser Präventivstudie (CGPPS = Cottbus General Practitioners Preventive Study) konzipiert, die vor allem zeigen sollte, wie es unter unseren gesellschaftlichen Bedingungen Hausärzten möglich wäre, die Risikofaktoren für IHK im Rahmen der täglichen Praxis ohne nennenswerten Mehraufwand zu erfassen und zu beeinflussen sowie den Effekt der Bemühungen rationell und langfristig zu beurteilen (7). Streng genommen handelt es sich nicht um eine epidemiologische Studie, da keine Bevölkerungsstichprobe zugrunde gelegt wurde, sondern Bürgern zwischen 30 und 50 Jahren, die aus irgendwelchen Gründen den Arzt aufsuchten, allgemein eine „prophylaktische Untersuchung gegen Herzinfarkt" angeboten wurde.

---

[1] Bezirkskrankenhaus Dessau-Alten
[2] Bezirkskrankenhaus Cottbus, Rechenzentrum und Zentrallabor

Ein kurzer Fragebogen, der neben anderen Faktoren die täglich gerauchten Zigaretten und den WHO-Standard für die Diagnostik der IHK beinhaltet, wurde mit standardisierten Blutdruckmessungen und Cholesterolbestimmung sowie mit der Messung von Größe und Körpergewicht kombiniert. Der Standard soziologischer Faktoren (1,7) gliedert sich in Qualifikation, Tätigkeit (Schichtarbeit), Familienstand und sozial-ökonomische Struktur. Hier sollen jedoch nur die Ergebnisse bezüglich der beruflichen Qualifikation referiert werden.

Nach der Erfassung von insgesamt 6465 Personen (eta 30% der altersentsprechenden Gesamtbevölkerung), 2930 Männern und 3535 Frauen, wurden diejenigen mit erhöhten Hauptrisikofaktoren (bereits ab Grenzbereiche!) präventiv beraten (5444 = 84%). Dies wurde durch gedruckte Materialien unterstützt und rationalisiert, die den Betroffenen jeweils persönlich mitgegeben werden konnten. Bei der ersten geplanten Kontrolle nach 3 Monaten war die Compliance noch sehr gut. Zur zweiten Kontrolle nach 18 Monaten erschienen jedoch nur noch 5377 Patienten, 2340 Männer und 3037 Frauen, was einem Dropout von 1,2% entspricht, erwartungsgemäß bei Männern höher als bei Frauen. Die soziologische Gliederung geht aus Tabelle 1 hervor.

Ergebnisse

Zunächst wurde in den beruflichen Bildungsgruppen jeweils der Anteil der Fälle bestimmt, die ein „besonders hohes Risiko" aufwiesen, d. h. mindestens 15 Zigaretten/ Tag rauchten und/oder Cholesterolwerte von mindestens 300 mg% und/oder Blutdruckwerte von mindestens 200/110 mmHg hatten (9). Hierbei ergab sich zunächst der erwartete gegenläufige Gradient zwischen Bildung und erhöhtem Risiko, wobei allerdings der Anteil dieser Fälle bei den beruflich am wenigsten Gebildeten bei Männern (46%) höher lag als bei Frauen (30%), während er bei den Hochschulkadern beiderlei Geschlechts gleich war (23%). In der weiteren Differenzierung hinsichtlich einzelner

Tabelle 1. Soziologische Gliederung der Teilnehmer an der Studie

	Männer	Frauen
Nicht-/Teilfacharbeiter	8,1	27,5
Facharbeiter/Meister/Techniker	70,5	57,8
Fachschulabsolventen	13,5	12,5
Hochschulabsolventen	7,9	2,2
	100,0	100,0
Arbeiter	54,4	35,3
Angestellte	19,5	39,4
Genossenschaftsbauern/Fischer/Gärtner	13,0	13,6
Gewerbetreibende/Handwerker	2,6	6,9
Intelligenz, einschl. Pädagogen	10,5	4,8
	100,0	100,0

Risikofaktoren bei gleichzeitiger Altersgruppierung ergab sich dann ein vielschichtiges Bild.

Bezogen auf den mittleren Zigarettenverbrauch (in der Gesamtpopulation, nicht allein der Raucher) finden sich in beiden Altersgruppen die erwarteten Unterschiede ($p < 0,05$) zwischen Nicht-/Teilfacharbeitern und Hochschulabsolventen nur bei den Männern (Tabelle 2). Demgegenüber ist bei den Frauen der Zigarettenverbrauch in beiden Altersgruppen bei den Hochschulabsolventen am größten und liegt dann allerdings höher bei den Jüngeren.

Generell rauchten in Cottbus-Land Frauen (noch) weniger häufig als Männer (12/42%) und weniger Zigaretten/Tag; schwerere Raucher (ab 15 Z/d) finden sich bei den Frauen nur zu 2–3%, bei Männern zu 25–28%. Signifikante Unterschiede (hier nicht dargestellt) ergaben sich in der Häufigkeit des Rauchens (ab 1 Z/d) zwischen Nicht-/Teilfacharbeitern und Hochschulabsolventen bei Männern in beiden Altersgruppen, bei den Frauen nur in der höheren Altersgruppe, wenngleich der Anteil der Raucher in beiden Gruppen der Hochschulabsolventinnen sich deutlich absetzte. Weibliche Facharbeiter/Meister/Techniker rauchen in beiden Altersgruppen am wenigsten, Fachschulabsolventinnen weniger als Hochschulabsolventinnen.

Die höchsten mittleren Cholesterolspiegel finden sich bei Männern in den Gruppen der älteren Nicht-/Teilfacharbeiter, Facharbeiter/Meister/Techniker und Fachschulkader (mit 238 mg%); nur die Hochschulkader liegen niedriger (Tabelle 3). Bei Frauen liegen die Cholesterolwerte generell niedriger und, wie bei den Männern, höher bei

Tabelle 2. Mittlerer Zigarettenverbrauch bei unterschiedlicher beruflicher Qualifikation

Berufliche Qualifikation	Männer (n = 2340)		Frauen (n = 3037)	
	unter 40 Jahre (n = 1015)	ab 40 Jahre (n = 1325)	unter 40 Jahre (n = 1378)	ab 40 Jahre (n = 1659)
Nicht-/Teil-FA*	$8,6 \pm 9,8$	$6,7 \pm 8,6$	$1,5 \pm 4,3$	$0,9 \pm 3,9$
FA, Meister	$7,2 \pm 8,9$	$5,9 \pm 8,3$	$1,0 \pm 3,2$	$0,8 \pm 3,2$
Fachschulabsolventen	$5,8 \pm 8,6$	$5,0 \pm 8,2$	$1,6 \pm 4,2$	$1,1 \pm 3,6$
Hochschulabsolventen	$2,5 \pm 5,7$	$3,9 \pm 6,8$	$2,5 \pm 5,3$	$2,1 \pm 5,2$

* FA = Facharbeiter

Tabelle 3. Mittlere Cholesterolwerte bei unterschiedlicher beruflicher Qualifikation

Berufliche Qualifikation	Männer (n = 2340)		Frauen (n = 3037)	
	unter 40 Jahre (n = 1015)	ab 40 Jahre (n = 1325)	unter 40 Jahre (n = 1378)	ab 40 Jahre (n = 1659)
Nicht-/Teil-FA*	$226,4 \pm 42,8$	$238,0 \pm 43,7$	$219,0 \pm 37,7$	$230,8 \pm 41,0$
FA, Meister	$229,6 \pm 48,0$	$238,0 \pm 44,2$	$215,3 \pm 36,2$	$227,4 \pm 37,1$
Fachschulabsolventen	$227,3 \pm 43,9$	$238,0 \pm 38,3$	$214,3 \pm 35,3$	$233,2 \pm 50,6$
Hochschulabsolventen	$222,4 \pm 41,8$	$233,6 \pm 43,1$	$215,0 \pm 41,5$	$225,3 \pm 37,6$

* FA = Facharbeiter

den Älteren. Die höchsten Werte finden sich hier bei den Fachschulabsolventinnen, die niedrigsten wiederum bei den Hochschulabsolventinnen.

Eine Hypercholesterolämie (ab 260 mg%) ergab sich generell bei Männern zu 25%, bei den Frauen zu 17%, jeweils häufiger bei den Älteren. Obwohl keine signifikanten Differenzen zwischen den beruflichen Bildungsgruppen zu errechnen waren (teilweise sicherlich aufgrund der kleinen Zahlen in manchen Gruppen), war doch abzulesen (nicht dargestellt), daß Hypercholesterolämien in der jüngeren weiblichen Gruppe am häufigsten bei Hochschulabsolventen (in 21%), in der höheren Altersgruppe jedoch im Bereich der Nicht-/Teilfacharbeiter (mit 23%) auftreten; (ähnliches gilt hier für Männer). Am wenigsten finden sich überhöhte Cholesterolwerte bei jüngeren Facharbeiterinnen und Fachschulabsolventinnen (jeweils nur in 11%).

Bezüglich der mittleren Blutdruckwerte (Tabelle 4) ist festzustellen, daß bei Männern mittleren Alters signifikante Unterschiede bestehen zwischen Nicht-/Teilfacharbeitern, die höhere Werte bieten, und Hochschulabsolventen. Was den systolischen Blutdruck angeht, trifft dies für beide Altersgruppen zu, beim diastolischen Blutdruck nur für die Älteren. Demgegenüber finden sich unter den Frauen bei den Nicht-/Teilfacharbeitern zwar die höchsten mittleren systolischen und diastolischen Druckwerte, die Unterschiede zu den Hochschulabsolventinnen sind jedoch nicht signifikant. Statistisch gesicherte Differenzen ergeben sich allerdings hier beim systolischen Blutdruck zwischen Nicht-/ Teilfacharbeiterinnen und Fachschulabsolventinnen in der jüngeren und gegenüber den Facharbeiterinnen in der älteren Altersgruppe. Beim diastolischen Druck trifft dies nur für die jüngere Gruppe zu. Andere Unterschiede zwischen den Bildungsgruppen konnten nicht als signifikant berechnet werden.

Eine Hypertonie (ab 160/95 mmHg) war bei älteren Nicht-/Teilfacharbeitern beiderlei Geschlechts am häufigsten (nicht dargestellt), bei männlichen zu 40% und bei weiblichen zu 35%! Gegenüber den Hochschulabsolventen, die generell weniger Hypertonie erkennen ließen, waren die Unterschiede jedoch nicht signifikant. Immerhin ergaben sich bei den Frauen Differenzen zwischen diesen Bildungsgruppen: in der höheren Altersgruppe 35% gegenüber 21%, bei den Jüngeren 22% gegenüber 19%. Am wenigsten fand sich eine Hypertonie unter den Frauen bei den jüngeren Fachschulkadern (16%) und bei den älteren Hochschulkadern (21%).

Generell ist die Hypertonie im Gebiet von Cottbus-Land also ziemlich häufig, dies korrespondiert mit der Häufigkeit des Übergewichts; ein erhöhter Quetelet-Index (ab 30 kg/m²) ergab sich bei den Männern zu 19% und bei den Frauen sogar zu 24%. Unter den Nicht-/Teilfacharbeitern beiderlei Geschlechts finden sich gegenüber den entsprechenden Hochschulabsolventen signifikant höhere Quetelet-Indices in den jüngeren Altersgruppen, während bei den Älteren ein vergleichbarer Trend nur bei den Frauen nachzuweisen ist (Tabelle 5).

Mangels vergleichbarer Studien in unserem Land, insbesondere an Frauen, soll abschließend nur noch auf die sog. Schwedter Studie hingewiesen werden, an der sich rund 14 000 Bürger (etwa 78% der altersentsprechenden Gesamtbevölkerung) dieser Neubaustadt nördlich von Frankfurt/Oder beteiligten, 7137 Männer (30–64 J.) und 6514 Frauen (30–59 J.), jeweils bis zur Alstergrenze (Rente). Eine Teilstudie befaßte sich speziell mit weiblichen Pädagogen, da man glaubte davon ausgehen zu müssen, daß diese Berufsgruppe gesundheitlich (besonders) gefährdet sein dürfte (6). Andererseits sollten gerade die Pädagogen erzieherisch am besten wirksam sein können, wenn es sich um „gesunde Persönlichkeiten" handelte.

Tabelle 4. Mittlerer Blutdruck bei unterschiedlicher beruflicher Qualifikation (mmHg)

Berufliche Qualifikation	Männer (n = 2340)		Frauen (n = 3037)	
	unter 40 Jahre (n = 1015)	ab 40 Jahre (n = 1325)	unter 40 Jahre (n = 1378)	ab 40 Jahre (n = 1659)
Systolischer Blutdruck				
Nicht-/Teil-FA*	138,9 ± 16,5	142,4 ± 19,5	135,4 ± 16,2	145,1 ± 21,1
FA, Meister	136,9 ± 15,3	142,6 ± 18,8	134,4 ± 16,5	142,9 ± 20,0
Fachschulabsolventen	133,9 ± 15,6	141,6 ± 26,4	130,8 ± 14,8	142,4 ± 17,7
Hochschulabsolventen	132,7 ± 12,6	137,5 ± 16,4	133,1 ± 18,1	136,8 ± 19,2
Diastolischer Blutdruck				
Nicht-/Teil-FA	86,2 ± 11,5	89,9 ± 12,2	86,4 ± 10,1	89,3 ± 11,2
FA, Meister	86,6 ± 10,7	89,2 ± 11,3	85,1 ± 10,2	88,5 ± 10,5
Fachschulabsolventen	85,9 ± 10,3	89,2 ± 12,1	83,9 ± 10,0	88,0 ± 10,1
Hochschulabsolventen	84,2 ± 10,5	86,4 ± 11,7	84,6 ± 12,2	86,4 ± 10,5

* FA = Facharbeiter

Tabelle 5. Mittlerer Körpergewichts-Index (Quetelet)[1] bei unterschiedlicher beruflicher Qualifikation

Berufliche Qualifikation	Männer (n = 2340)		Frauen (n = 3037)	
	unter 40 Jahre (n = 1015)	ab 40 Jahre (n = 1325)	unter 40 Jahre (n = 1378)	ab 40 Jahre (n = 1659)
Nicht-/Teil-FA[2]	27 ± 4	26 ± 4	27 ± 5	29 ± 9
FA, Meister	26 ± 4	27 ± 4	26 ± 4	28 ± 5
Fachschulabsolventen	26 ± 3	27 ± 3	24 ± 4	26 ± 5
Hochschulabsolventen	25 ± 3	27 ± 3	24 ± 3	26 ± 4

[1] Quetelet-Index = Gewicht (kg)/Größe (m²)
[2] FA = Facharbeiter

Tabelle 6. Relative Häufigkeiten koronarer Risikofaktoren bei weiblichen Pädagogen im Vergleich zu gleichaltrigen Frauen (Schwedter Studie); (auszugsweise aus [6])

Alters-Gruppen	Z-Rauchen		Hypertonie		Fettsucht		Anzahl der Frauen	
	WPäd	GFrau	WPäd	GFrau	WPäd	GFrau	WPäd	GFrau
30–34 Jahre	16,2%	19,2%	5,9%	8,4%	14,7%	20,3%*	327	2077
35–39 Jahre	12,2%	17,7%*	8,8%	14,3%*	23,8%	30,2%*	181	1897
40–44 Jahre	21,8%	23,3%	16,0%	19,8%	20,5%	41,7%*	87	1013
							595	4987

WPäd = weibliche Pädagogen; GFrau = Frauen (gesamt); Z-Rauchen = Zigarettenrauchen
* = signifikanter Unterschied (p < 0,05)

Wie sich dann zeigte, fanden sich bei den Lehrerinnen (und Horterzieherinnen) zwar in größerem Umfang neuroserelevante Beschwerdekomplexe, Risikofaktoren für IHK jedoch viel weniger als bei gleichaltrigen Frauen (Tabelle 6). Für einen überdurchschnittlichen somatischen Gesundheitszustand dieser Berufsgruppe sprachen auch Ergebnisse prophylaktischer Untersuchungen auf den Gebieten Stomatologie, Gynäkologie und Oto-Rhino-Laryngologie (nicht publiziert). Da fast 90% der Pädagogen in Schwedt Frauen sind, hat dies allgemeine gesellschaftliche Bedeutung für dieses Territorium.

Diskussion und Schlußfolgerungen

Zumindest seit Rudolf Virchow, der bekanntlich zu den berühmtesten Persönlichkeiten der Berliner Charité gehört, dürfte bekannt sein, daß Krankheiten gesellschaftliche Bedingungen haben, die medizinsoziologisch verfolgt werden sollten, um bessere Voraussetzungen für Verhütung und Bekämpfung zu schaffen. Zweifellos trifft dies in besonderem Maße für die IHK mit dem Herzinfarkt zu, die gesundheitspolitisch trotz eindrucksvoller Fortschritte im diagnostisch-therapeutischen Bereich allein auf klinischem Gebiet nicht zu beherrschen ist. Die Notwendigkeit, sozialen Faktoren nachzugehen, ergibt sich gerade hier, da sich die historischen Bedingungen für Entstehung und Häufigkeit der Krankheit nicht nur unter dem Einfluß der Medizin vielschichtig verändern. Selbst einheitlich erscheinende Populationen, z. B. in Europa, können in sich ganz unterschiedliche soziologische Verhältnisse aufweisen, die es im Interesse der effektiven Durchsetzung einer präventiven Strategie aufzuspüren gilt, um die präventive Compliance von Patienten und Ärzten zu verbessern (8).
Die berichteten Ergebnisse scheinen offenbar den Eindruck zu verstärken, der durch vereinzelte andere Untersuchungen, gerade auch bei Frauen (3–6, 9, 10), aufgekommen ist, wonach Risikofaktoren für IHK in differenzierter Weise soziologisch bedingt sind. Hervorzuheben ist dabei, daß grundsätzlich nach Alter und Geschlecht unterschieden werden muß, außerdem auch historisch nach dem Zeitpunkt der Analyse. Dementsprechend sind größere Zahlen von Probanden/Gefährdeten zu fordern.
National und international müßten einheitliche Definitionen in soziologischer Hinsicht gelten, wie dies heute schon weitgehend für die Hauptrisikofaktoren akzeptiert wird, trotz nicht zu übersehender methodischer Probleme bei ihrer Erfassung und Bestimmung. Kriterien der Bildung und des Wissens über gesundheitsschädigende Einflußmöglichkeiten könnten im in- und ausländischen Vergleich Schwerpunkt sein, nicht nur zur Erklärung des (Rück-)Stands einer Bevölkerung oder Bevölkerungsschicht, sondern auch als Hinweis darauf, wo präventive Aktivitäten besonders zu konzentrieren wären, um ein hohes Maß an gesundheitspolitischer Wirkung zu erzielen.

Literatur

1. Adam J, Böthig S, Enke H, Giersdorf P, Klemm P, Schönbok G, Werling H (1973) Empfehlungen zu standardisierten Grundmerkmalen für epidemiologische und medizinsoziologische Studien. Dt Gesundh Wesen 28:1289
2. Arntzenius AC, Epstein FH, Günther KH, Kornitzer M, Menard J, Strasser T (1978) Prophylaxe der koronaren Herzkrankheit – Ein Leitfaden für den praktizierenden Arzt. G Witzstrock, Baden-Baden Köln New York

3. Blohmke M, Koschorreck B, Stelzer O, Schaefer H (1972) Epidemiologische Studie über koronare Herzkrankheiten an berufstätigen Frauen und Männern im Alter von 40 bis 59 Jahren. Med Klin 67:1329–1334
4. Borgers D, Menzel R (1984) Wer raucht am meisten? Eine Analyse des Zigarettenkonsums in der BRD nach Berufen – Anhaltspunkte für präventive Strategien. Münch med Wschr 126:1092–1096
5. Evans JG, Tunbridge WMG (1981) Blood pressure and social class. Publ Hlth Lond 95:161–164
6. Gräfner L, Wolf E (1983) Sind Pädagogen gesundheitlich gefährdet? Z Ärztl Fortbild 77:939–942
7. Günther KH, Piorkowski P, Bohm R, Braun H, Handreg W, Petzschmann S, Schmidt U (1980) Integrierte Prävention der Herz-Kreislauf-Krankheiten – Ein Modell für die allgemeine medizinische Grundbetreuung. Dt Gesundh Wesen 35:1893–1907
8. Günther KH, Piorkowski P, Handreg W, Braun H, Bohm R (1984) Professional status and compliance in prevention – the women smokers' role (abstract). Eur Heart J 5 (Abstr Suppl 1):352
9. Piorkowski P, Günther KH, Harig H, Handreg W, Braun H (1982) Risikofaktoren des Herzinfarkts und soziale Parameter – Studie Cottbus. Dt Gesundh Wesen 37:1680–1682
10. WHO-Herzkreislaufvorsorgeprojekt Eberbach/Wiesloch. In: Nüssel E, Lamm G (1983) Prävention im Gemeinderahmen. Zuckschwerdt, München Bern Wien

Bedeutung und Wertigkeit des Belastungs-EKG bei koronarkranken Frauen

L. Samek, H. Roskamm

Eine horizontale oder deszendierende ST-Streckensenkung im Belastungs-EKG – unter Berücksichtigung gewisser „Störfaktoren" – korreliert bei Männern gut mit einer signifikanten Koronararterienstenose [21]. Bei Frauen scheint diese Beziehung viel lockerer zu sein, so daß einige Autoren sogar von der „Unfähigkeit des Belastungs-EKGs" sprechen, Koronararterienstenosen bei Frauen zu diagnostizieren (28). Ziel dieses Beitrages ist es vor allem, auf diese Problematik näher einzugehen.

Häufigkeit der ST-Strecken-Veränderung im Belastungs-EKG bei Frauen

In Tabelle 1 sind einige Studien aufgeführt, die u. a. die Häufigkeit einer abnormen ST-Strecke im Belastungs-EKG bei *asymptomatischen* Personen, die klinisch gesund sind, untersuchten.

Die wesentlichen Aussagen dieser Übersicht lassen sich in folgenden Punkten zusammenfassen:

1. Mit zunehmendem Alter nimmt auch die Häufigkeit der abnormen ST-Strecken zu.
2. Bei Frauen ist die Häufigkeit der ST-Streckenveränderung ein bis viermal häufiger als bei Männern.
3. Die Häufigkeit der ST-Streckenveränderung ist in den einzelnen Studien recht unterschiedlich. Letzteres läßt sich hauptsächlich durch unterschiedliche EKG-Kriterien hinsichtlich Normabweichungen und durch unterschiedliche Auswahl bzw. Populationsgruppen erklären.

Die Zunahme der ST-Veränderungen mit dem Alter wäre mit der ebenfalls mit dem Alter zunehmenden Häufigkeit an asymptomatischer koronarer Herzerkrankung zu vereinbaren (11). Dagegen spricht aber etwas die gute Prognose, die in der Mehrzahl der Untersuchungen nachgewiesen werden konnte. So verstarb in der Studie von Frau Astrand (2) während 8 Jahren niemand. Auch Bengtsson et al. (4) fanden nach 6 Jahren unter den Frauen mit ST-Streckenveränderung keinen Infarkt oder Herztod. In der zahlenmäßig größeren Studie von Hossack und Bruce (17) zeigten Frauen mit ST-Veränderung eine höhere Inzidenz an koronarer Morbidität und Herztod von 20,9 auf 1000 Personen und Jahr im Vergleich zu nur 3,1 auf 1000/Jahr bei Frauen ohne ST-Veränderungen. Diese Studie weist darauf hin, daß man auch bei „gesunden" Frauen, wenn sie im Belastungs-EKG ischämische ST-Senkungen haben, sorgfältig nach einer möglichen koronaren Herzerkrankung fahnden sollte.

Eine andere Gruppe stellen Frauen dar, die angiographiert wurden, weil sie *symptomatisch* waren und eine ischämische ST-Senkung im Belastungs-EKG aufwiesen.

Tabelle 1. Häufigkeit einer abnormen ST-Strecke im Belastungs-EKG in Beziehung zu Alter und Geschlecht

Abnorme ST-Strecke im Belastungs-EKG bei asymptomatischen Personen

	Anzahl	Altersgruppe (Jahre)				
		20–29	30–39	40–49	50–59	≧ 60
Lepeschkin (1958)	104 ♀	5%		⌐ 29% ⌐	22% ⌐	53% ⌐
	43 ♂	4%		9%		14%
Astrand (1965)	117 ♀				⌐ 16% ⌐	
	87 ♂				5%	
Profant (1972)	144 ♀		14%	31%	51%	100%
Cumming (1978)	357 ♀		14%	34%	36%	50%
(1972)	510 ♂		–	10%	17%	37%
Schüren (1978)	167 ♀	5%	20%	38%		
Bengtsson (1981)	194 ♀			23%	32%	35%
Hossack (1985)	547 ♀				20%	
	3611 ♂				14%	

Aus 10 Studien an insgesamt 1527 Frauen geht hervor, daß die Sensitivität – d. h. der Prozentsatz der Frauen, die eine signifikante Stenose und auch eine ischämische ST-Senkung im Belastungs-EKG haben – zwischen 45 und 84% liegt. Die Spezifität – d. h. der Prozentsatz der Frauen, die keine signifikanten Stenosen haben, und auch keine ischämische ST-Veränderungen – ist etwas niedriger und liegt zwischen 41 und 78%. Bei den niedrigeren Prozentsätzen ist das ein Hinweis auf einen großen Anteil von falsch positiven Belastungs-EKGs (Tabelle 2).

Dies zeigt sich auch in der positiven Voraussage – d. h. der Prozentsatz der Patienten mit ischämischer ST-Veränderung im Belastungs-EKG, die auch eine signifikante Stenose haben. Der Prozentsatz ist in einigen Studien sehr niedrig und liegt zwischen 33 und 76%. Umgekehrt ist der Voraussagewert eines negativen Belastungs-EKGs mit 75 bis 89% deutlich höher.

Die unterschiedlichen Werte für die positive Voraussage lassen sich zum Teil durch die unterschiedliche Prävalenz erklären. Bei einer Prävalenz von 20% liegt der positive Voraussagewert bei nur 33%. Demgegenüber liegt er bei einer Prävalenz von 40% bei 62%, und bei einer Prävalenz von 52% beträgt der Prozentsatz der positiven Voraussage 76% (s. Tabelle 2).

Aufgrund der unterschiedlichen Auswahlkriterien und Untersuchungsmethodik bzw. der verschiedenen Bewertungskriterien ist es schwer, die einzelnen Studien miteinander zu vergleichen. Wenn man der Frage nachgeht, ob auch symptomatische Frauen im Vergleich zu Männern häufiger falsch positive Ergebnisse zeigen, ist es daher am besten, jeweils die Studien von gleichen Autoren bzw. Arbeitsgruppen heranzuziehen.

In Tabelle 2 sind 5 solcher Studien aufgeführt. Die Sensitivität ist zwar in den einzelnen Studien unterschiedlich, im Vergleich zwischen Frauen und Männern aber praktisch gleich groß. Demgegenüber scheint die Spezifität bei Frauen deutlich niedriger zu liegen, was wiederum bedeutet, daß ein gewisser Anteil der Frauen ohne signifikante Ste-

82

Tabelle 2. Belastungs-EKG und Koronarangiogramm bei 1527 Frauen und 2423 Männern. Bei den Frauen sind die Studien nach Prävalenz geordnet

	männlich weiblich	Alter (Jahre)	Sign. Stenose (%)	Isch. ST-Veränderung (mV)	Sensi-tivität (%)	Spezi-fität (%)	Voraussagewert pos. (%)	Voraussagewert neg. (%)	Prävalenz ♀ (%)	Prävalenz ♂ (%)
Sketch et al. (32) 1972	♀ 56 / ♂ 195	50 / 48	≧ 50	≧ 0,1 ↓	45 / 51	78 / 94	33 / 92	85 / 59	20	57
Linhart et al. (23) 1974	♀ 98	46	≧ 50	≧ 0,1 ↓	71	78	51	89	25	
Weiner et al. (36) 1979	♀ 580 / ♂ 1465		≧ 70	≧ 0,1 ↓↑	76 / 80	64 / 74	46 / 88	87 / 61	29	70
Samek et al. (29) 1981	♀ 203 / ♂ 531	48 / 47	> 50	≧ 0,1 ↓	73 / 77	58 / 68	41 / 64	84 / 79	29	43
Hung et al. (18) 1984	♀ 92	51	≧ 70	≧ 01 ↓	75	41	45	84	30	
Barolsky et al. (3) 1979	♀ 92 / ♂ 85	50 / 49	≧ 70	≧ 01, ↓	60 / 65	68 / 89	47 / 77	78 / 81	33	36
Reuben et al. (28) 1978	♀ 187	27–74	≧ 50	≧ 0,1 ↓	67	51	40	76	33	
Val et al. (35) 1982	♀ 112	49	≧ 70	≧ 0,1 ↓↑	79	66	58	84	37	
Detry et al. (10) 1977	♀ 45 / ♂ 147	48 / 47	≧ 50	≧ 0,1 ↓↑	84 / 91	73 / 74	62 / 88	89 / 80	40	68
Haerer et al. (15) 1984	♀ 62	54	50	≧ 0,1 ↓	81	73	76	75	52	

nosen ein positives Belastungs-EKG mit Ischämiezeichen hat. Dies drückt sich auch in dem positiven Voraussagewert aus, der bei Frauen deutlich niedriger liegt als bei Männern. Umgekehrt ist der negative Voraussagewert bei Frauen – ausgenommen in der Studie von Barolski et al. (3) – etwas größer. Dies bedeutet also, daß auch bei symptomatischen Frauen ein Belastungs-EKG mit ischämischen ST-Veränderungen weniger mit einer signifikanten Stenose korreliert als bei Männern, daß umgekehrt aber ein negatives Belastungs-EKG mindestens genauso zuverlässig ist wie bei Männern.

Was die Prognose anbelangt, so geht aus den Untersuchungen von Bonoris et al. (7) hervor, daß symptomatische Frauen mit positivem Belastungs-EKG eine gleichermaßen eingeschränkte Langzeitprognose haben wie Männer.

Mögliche Ursachen für falsch positive Ergebnisse

Neben den Störfaktoren, die bei Männern und Frauen gleichermaßen zu falsch positiven ST-T-Veränderungen führen können, gibt es eine Reihe von Faktoren, die entweder frauenspezifisch sind oder bei Frauen häufiger auftreten.

Östrogene

Jaffe (19) untersuchte den Einfluß dreier Ostrogenpräparate bei 33 Männern und 18 Frauen, die im Leerversuch nach Belastung eine ST-Streckensenkung hatten. Nach 14tägiger Einnahme kam es bei 90% der Probanden zu einer Verstärkung der ST-Senkung, indem sich aszendierende ST-Strecken in horizontale und horizontale in deszendierende änderten, oder um 0,1 mV bzw. mehr als 0,1 mV zunahmen. Nach Absetzen der Medikamente bildeten sich diese zusätzlichen ST-Streckenveränderungen wieder zurück. Die Ursache dafür sieht Jaffe in einem möglichen Anstieg des Tonus der Koronargefäße, der dazu führt, daß Stenosen hämodynamisch stärker wirksam werden. Dabei stützt er sich auf Untersuchungen, in denen gezeigt werden konnte, daß Östrogene den Tonus der glatten Muskulatur des Uterus, der Arteria carotis interna und auch der peripheren Arterien erhöhen. Sketch et al. (32) weisen darauf hin, daß Östrogene eine ähnliche chemische Struktur wie Digitalis haben und damit einen digitalisähnlichen Effekt auf die ST-Strecke ausüben könnten, die dann falsch positiv gesenkt sein kann.

Es kann also angenommen werden, daß im Einzelfall endogene oder exogene Östrogene, die Einnahme von Antibabypillen etwa, zu einem falsch positiven Belastungs-EKG bzw. einer deutlichen Ausprägung der Ischämiereaktion führen.

Laxantien

Frauen nehmen häufig Laxantien ein (5, 34). Diese haben eine Abnahme des Körperkaliums zur Folge, was sich durch Abflachung bis Negativierung der T-Wellen im Ruhe-EKG bemerkbar machen kann. Unter Belastung kann es zusätzlich zu einer horizontalen oder deszendierenden ST-Streckensenkung kommen und somit eine Myokardischämie vorgetäuscht werden. Wenn solchen Frauen Kaliumchlorid (80–100 mmol) verabreicht wird, bilden sich die EKG-Veränderungen zurück, und auch die ST-Senkung tritt im Belastungs-EKG nicht mehr auf (20). In der Untersuchung von Schüren et al. (34) an klinisch gesunden Frauen konnte bei 29 von 41 Frauen mit ischämischer ST-Senkung unter Belastung nach einer Gabe von Kaliumchlorid eine Normalisierung erreicht werden. Dagegen fanden sie bei 10 Frauen mit angiographisch gesicherter koronarer Herzerkrankung und ischämischen ST-Senkung im Belastungs-EKG nach einer Gabe von Kaliumchlorid niemals eine Abnahme oder Beseitigung der ST-Senkung. Ein Kalium-Belastungstest kann hier zur Klärung der EKG-Veränderungen beitragen (31, 33).

Was zu den Laxantien gesagt wurde, gilt auch für andere Medikamente, die zu einer Kaliumverarmung führen, wie z. B. Diuretika (13).

Mitralsegelprolaps

Es wurde wiederholt beschrieben, daß Patienten mit Mitralsegelprolaps – den man bei Frauen etwa dreimal häufiger findet als bei Männern (31) – neben Brustschmerzen und Rhythmusstörungen auch eine ST-Senkung während Belastung haben können. Die Ursache dieser ST-Senkung ist unklar. In neueren Studien, die das Belastungs-EKG mit dem Koronarangiogramm vergleichen, werden deshalb Patienten mit Mitralsegelprolaps ausgeschlossen, ähnlich wie Patienten mit Linksschenkelblock oder linksventrikulärer Hypertrophie.

Vegetative Einflüsse

Auf vegetative ST-T-Veränderungen schließt man allgemein dann, wenn sie bereits im Steh-EKG auftreten. Wir konnten anhand unseres Krankengutes diese Erfahrungen nicht bestätigen. In den Jahren 1979–1981 wurde bei 1574 Frauen ein Steh-EKG durchgeführt. Nur in 5 Fällen kam es im Stehversuch zu einer horizontalen oder deszendierenden ST-Senkung von mindestens 0,1 mV. Bei der darauffolgenden Belastung blieb die ST-Strecke einmal unverändert, und viermal ging sie zurück bzw. verlief dann aszendierend (30).

Sauerstoffdissoziation

Eliot und Bratt (12) haben bei Raucherinnen eine Verschiebung der Sauerstoffdissoziationskurve gefunden. Diese Veränderung hat zur Folge, daß wahrscheinlich die Sauerstoffabgabe in den subendokardialen Schichten vermindert ist, was unter Umständen eine Myokardhypoxie hervorrufen könnte – wahrscheinlich ein selten zutreffender Mechanismus.

Angina pectoris oder Angina-pectoris-ähnliche Beschwerden bei „normalem" Koronarangiogramm

1. Mittelgradige Stenosen können hämodynamisch relevant sein:
   Wenn man nur wenigstens 75%ige Stenosen als signifikant definiert, werden 50–74%ige Stenosen als normal bewertet. Das ist nicht richtig, weil aus verschiede-

nen Untersuchungen hervorgeht, daß solche Stenosen unter gewissen Bedingungen hämodynamisch wirksam sein können (14).

Auch gibt es Belege dafür, daß bei einem Teil der Stenosen, besonders solchen, die exzentrisch gelegen sind, der Stenosegrad einmal zu- und ein anderes Mal abnehmen kann (dynamische Stenose).

Weiterhin kann in einem nicht signifikant stenosierten oder freien Gefäß ohne Stenose ein Koronarspasmus auftreten (6, 37). Dies ist bei Belastung jedoch selten.

2. Reduzierte Koronarreserve bei normalem Koronarangiogramm:

Der Fluß in den Herzkranzgefäßen kann durch körperliche Belastung oder durch Dipyridamol normalerweise auf das 3–5fache gesteigert werden. Opherk et al. (25) konnten bei 27 Männern und 10 Frauen mit typischen belastungsabhängigen Beschwerden, aber angiographisch normalen Koronararterien zeigen, daß nach Gabe von Dipyridamol die Koronarreserve um etwa die Hälfte eingeschränkt war.

Zu ähnlichen Ergebnissen kamen auch Cannon et al. (8). Sie untersuchten 18 Frauen und 15 Männer mit Angina pectoris-Beschwerden und normalen Koronararterien. Bei einer artifiziellen Herzstimulation von 150/min konnten 2 Gruppen herausgearbeitet werden. In der einen Gruppe (n = 22) bekamen die Patienten während der Stimulation Angina pectoris, die zweite Gruppe (8 Personen) blieb ohne Angina pectoris. Die Gruppe mit Angina pectoris hatte einen signifikant niedrigeren Koronarfluß, einen deutlich höheren Koronargefäßwiderstand, höhere linksventrikuläre enddiastolische Drücke und eine herabgesetzte Laktatutilisation. Darüber hinaus zeigte diese Gruppe im Belastungstest eine erniedrigte Ejektionsfraktion und eine reduzierte maximale Füllungsgeschwindigkeit des linken Ventrikels. Diese Befunde sprechen insgesamt dafür, daß es bei der Gruppe mit Angina pectoris unter Belastung zu einer Myokardischämie kam, wohl auf dem Boden einer verminderten Dilatationsfähigkeit der Herzkranzgefäße.

Die unter 1. und 2. erwähnten Punkte unterstreichen den Leitsatz, daß die Koronarangiographie die morphologischen Gegebenheiten unter Ruhebedingungen wiederspiegelt, das Belastungs-EKG dagegen die funktionellen Verhältnisse unter Belastung. Dies soll natürlich den Wert der Koronarangiographie auf keinen Fall in Frage stellen, denn für die Bypass-Chirurgie und die PTCA liefert die Koronarangiographie nach wie vor die entscheidende Information.

3. Extrakardiale Beschwerden:

Almeida et al. (1) publizierten eine Studie, in der sie versuchten, bei 21 Männern und 37 Frauen, die normale Herzkranzgefäße hatten, die Ursache für ihre Beschwerden zu analysieren. Bei 6 Frauen waren die Beschwerden auf eine Osteochondritis zurückzuführen, bei 4 lag eine Angstneurose zugrunde, bei 4 eine gastrointestinale Ursache, bei 2 eine obstruktive Lungenerkrankung, bei 1 eine virale Myokarditis, bei 4 eine Kombination dieser Ursachen und bei 14 konnte keine offensichtliche Ursache gefunden werden. Diese Zahlen zeigen, daß man nach sorgfältiger Untersuchung bei einem beträchtlichen Teil extrakardiale Ursachen für Angina-pectoris-ähnliche Beschwerden finden kann.

Möglichkeiten der Verbesserung der Aussagekraft des Belastungs-EKGs

Bonoris et al. (7) haben 1978 eine Arbeit veröffentlicht, in der sie als Ischämiekriterium eine Zunahme der R-Zackenamplitude unter Belastung postulierten.

Haerer et al. (15) untersuchten bei 50 konsekutiven, symptomatischen Frauen einmal die ST-Strecke als Ischämiekriterium, bei weiteren 50 Frauen das Verhalten der R-Amplitude. Sensitivität, Spezifität und Voraussagegenauigkeit waren für beide Parameter fast identisch.

Wenn zusätzlich zur R-Amplitudenzunahme auch eine ST-Senkung von mindestens 0,1 mV berücksichtigt wurde, war zwar die Sensitivität signifikant niedriger (56%) – im Vergleich zur Gruppe, bei der nur die ST-Senkung beurteilt wurde (73%) –, die Spezifität aber nahm deutlich auf 98% zu, was einen deutlichen Rückgang der falsch positiven Ergebnisse bedeutet. Auch der positive Voraussagewert war mit 93% signifikant höher als bei der alleinigen Beurteilung der ST-Strecke (64%). Die Autoren sehen in der Kombination von ST-Streckensenkung und R-Amplitudenzunahme eine Möglichkeit, bei Frauen die Anzahl der falsch positiven Ergebnisse zu reduzieren. Unsere eigenen Ergebnisse mit der zusätzlichen Berücksichtigung der R-Amplitude und des Pulmonalkapillardruckes gehen in dieselbe Richtung (29).

Wir haben versucht, den positiven Voraussagewert des Belastungs-EKGs bei Frauen durch zusätzliche Berücksichtigung der Angina pectoris und einiger für die koronare Herzerkrankung typischer Risikofaktoren zu verbessern. Abbildung 1 zeigt, daß bei alleiniger Berücksichtigung der Angina pectoris der positive Voraussagewert einer > 50%igen Stenose wenigstens einer Herzkranzarterie bei 41% liegt. Wenn Angina pectoris und ST-Senkung berücksichtigt werden, steigt die Voraussage auf 57%. Übergewicht, Rauchen oder Hypertonie steigern die Voraussage weiter bis auf 71%. Liegt neben Angina pectoris und ST-Senkung auch eine Fettstoffwechselstörung vor, dann

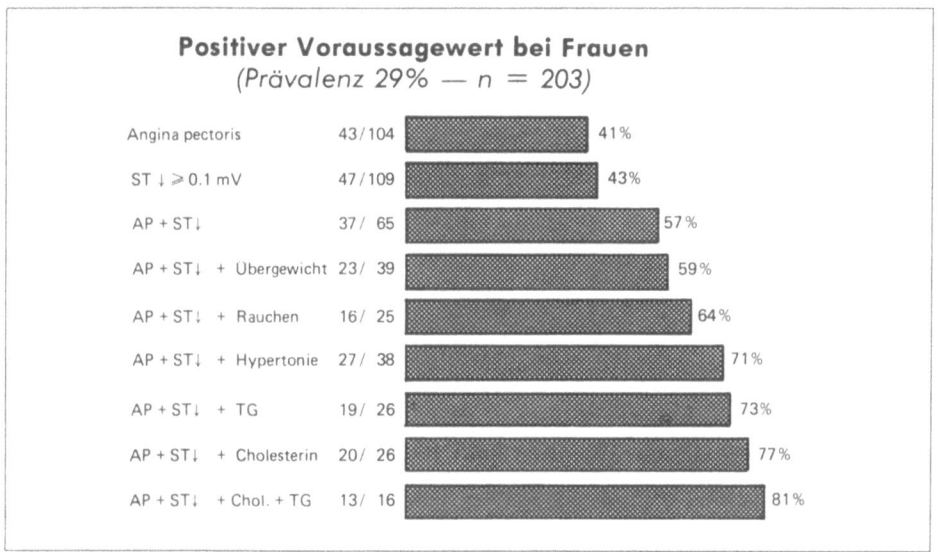

Abb. 1. Positiver Voraussagewert unter Berücksichtigung des Belastungs-EKGs und einiger Risikofaktoren für die koronare Herzerkrankung (ST: ST-Streckensenkung; AP: Angina pectoris; TG: Triglyceride > 170 mg%; Cholesterin: > 250 mg%, Rauchen: > 10/Tag, Übergewicht: Broca-Index +).

Tabelle 3. Vortestwahrscheinlichkeit einer > 50%igen Stenose bei Frauen (11)

Alter (Jahre)	Nicht-anginöse Beschwerden	Atypische Angina pectoris	Typische Angina pectoris
30–39	0,8 ± 0,3	4,2 ± 1,3	25,8 ± 6,6
40–49	2,8 ± 0,7	13,3 ± 2,9	55,2 ± 6,5
50–59	8,4 ± 1,2	32,4 ± 3,0	79,4 ± 2,4
60–69	18,6 ± 1,9	54,5 ± 2,4	90,6 ± 1,0

steigt die positive Voraussage auf 73 bzw. 81%, allerdings sind die Patientenzahlen dann sehr gering.

Untersuchungsstrategien bei der Diagnostik der Belastungskoronarinsuffizienz

Zunächst sollte die sog. Vortestwahrscheinlichkeit bestimmt – oder wenigstens in Gedanken berücksichtigt – werden. Sie sagt aus, mit welcher Wahrscheinlichkeit mit einer signifikanten Koronararterienstenose zu rechnen ist. Sie kann anhand von Beschwerden (typische Angina pectoris, nichttypische Angina pectoris, keine Angina pectoris) und Alter aus den Tabellen von Diamond und Forrester (11) abgelesen werden (Tabelle 3). Eine umfassendere Anamnese sowie klinische Untersuchungsergebnisse gehen bei der Bestimmung der Vortestwahrscheinlichkeit nach Pryor et al. (27) ein. Aus diesen Angaben wird ein Punkt-Score gebildet. In einem Leiterdiagramm wird dann der Punkt-Score mit dem entsprechenden Alter verbunden, wobei auch das Rauchen und Fettstoffwechselstörungen berücksichtigt werden. Auf einer mittleren Skala kann dann die Vortestwahrscheinlichkeit abgelesen werden.

Nach dem Belastungstest sollte nach der Bayesschen[1] Formel eine Nachtestwahrscheinlichkeit berechnet werden. Die Berechnung ist relativ einfach und kann mit einem Taschenrechner oder besser noch mit einem Personal-Computer durchgeführt werden.

Voraussagewert bei positivem Test:

$$\frac{\text{Prävalenz} \times \text{Sensitivität}}{\text{Prävalenz} \times \text{Sensitivität} + (1 - \text{Prävalenz}) \times (1 - \text{Spezifität})}.$$

Voraussagewert bei negativem Test:

$$\frac{\text{Prävalenz} \times (1 - \text{Sensitivität})}{\text{Prävalenz} \times (1 - \text{Sensitivität}) + (1 - \text{Prävalenz}) \times \text{Spezifität}}.$$

Hier ein praktisches Beispiel: Bei einer Frau mit einer 50%igen Prätestwahrscheinlichkeit bei 75%iger Testsensitivität und 70%iger Spezifität wird bei einem positigen Test die Nachtestwahrscheinlichkeit um etwa die Hälfte angehoben, bei einem negativen Testergebnis um etwa die Hälfte – auf 26% – erniedrigt.

---

[1] Bayes, Pastor und Mathematiker, starb vor 225 Jahren in Wales. Die Tragweite seines Theorems wurde erst in jüngster Zeit richtig erkannt und hat in den letzten Jahren auch Eingang in diagnostischen Entscheidungsprozessen in der Medizin gefunden.

Voraussagewert bei positivem Test:

$$\frac{0,5 \times 0,75}{(0,5 \times 0,75) + (1 - 0,5) \times (1 - 0,7)} = 71\% \,.$$

Wichtig erscheint somit, daß bei der Bewertung der Befunde des Belastungs-EKGs – dies gilt insbesondere für Frauen – nicht kategorisch nach positiv oder negativ befundet wird, sondern bei stark positivem Ausfall mit hoher Wahrscheinlichkeit mit einem deutlich positiven Koronarangiogramm gerechnet wird, während bei schwach positivem Belastungs-EKG (z. B. aszendierende bis horizontale ST-Streckensenkung erst bei 100 Watt) eine niedrige Wahrscheinlichkeit für einen dann meist gering positiven koronarangiographischen Befund vorliegt. Danach kann dann entschieden werden, ob bei Berücksichtigung der eventuell in Frage kommenden Konsequenzen die bisherige diagnostische Sicherheit ausreicht oder nicht. Diese Überlegungen sind noch einmal in den abschließenden Punkten zusammengefaßt.

1. Nicht kategorische Schwarzweißbefundung nach positiv oder negativ, sondern Ausmaß der pathologischen Reaktion beschreiben (z. B. ST-Senkung 3 mm bei 25 Watt).
2. Auf unterschiedliche Wahrscheinlichkeit eines pathologischen Koronarangiogramms extrapolieren.
3. Ausmaß der zu erwartenden morphologischen Veränderungen im Koronarangiogramm überlegen (z. B. 3 Gefäßerkrankung).
4. Mögliche Konsequenzen einer weiteren Abklärung bedenken, z. B. bei PTCA-Möglichkeit eher mit Koronarangiographie einsteigen als bei alleiniger Operationskonsequenz.

Literatur

1. Almeida D, Stanford J, Luty J, Wenger NK (1985) Chest pain with normal coronary arteries. J Cardiopulmonary Rehabil 5:364–372
2. Astrand I (1965) Exercise electrocardiograms recorded twice with an 8-year interval in a group of 204 women and men 48–63 years old. Acta Med Scand 178:27–39
3. Barolsky SM, Gilbert CA, Faruqui A, Nutter DO, Schlant RC (1979) Differences in electrocardiographic response to exercise of women and men: a non-Bayesian factor. Circulation 60:1021–1027
4. Bengtsson, Grimby G, Lindquist O, Noppa H, Sigurdsson JA, Vedin JA (1981) Prognosis of women with exercise-induced ECG changes – results from a longitudinal population study. Cardiology 68 (Suppl 2):9–14
5. Berning H, Fischer R (1961) Über den chronischen Laxantienmißbrauch und seine Auswirkungen auf den Mineralhaushalt. Dtsch Med Wochenschr 86:2154–2156
6. Boden WE, Bough EW, Korr KS, Benham I, Gheorghiade M, Caputi A, Shulman RS (1981) Exercise-induced coronary spasm with ST-segment depression and normal coronary arteriography. Am J Cardiol 48:193–197
7. Bonoris PE, Greenberg PS, Christison GW, Castellanet MJ, Ellestad MH (1978) Evaluation of R wave amplitude changes versus ST-segment depression in stress testing. Circulation 57:1066
8. Cannon RO, Bonow RO, Bacharach SL, Green MV, Rosing DG, Leon MB, Watson RM, Epstein SE (1985) Left ventricular dysfunction in patients with angina pectoris, normal epicardial coronary arteries, and abnormal vasodilator reserve. Circulation 71:218–226
9. Cumming GR (1978) The frequency and possible significance of "abnormal" exercise ecg pattern in asymptomatic women. In: Broustet JP et al. (Hrsg) Les epreuves d'effort. Paris, Expansion scientifique, S. 15

10. Detry J-MR, Kapita BM, Cosyns J, Sottiaux B, Brasseur LA, Rousseau MF (1977) Diagnostic value of history and maximal exercise echocardiography in men and women suspected of coronary heart disease. Circulation 56:756–761
11. Diamond GA, Forrester JS (1979) Analysis of probability as an aid in the clinical diagnosis of coronary artery disease. N Engl J Med 300:1350–1358
12. Eliot RS, Bratt G (1969) The paradox of myocardial ischemia and necrosis in young women with normal coronary arteriograms. Relation to abnormal hemoglobin-oxygen dissociation. Am J Cardiol 23:633–638
13. Georgopoulos AJ, Proudfit WL, Page IH (1961) Effect of exercise on electrocardiogram of patients with low serum potassium. Circulation 23:567–572
14. Gould KL, Lipscomb K, Hamilton GW (1974) Physiologic basis for assessing critical coronary stenosis. Am J Cardiol 33:87
15. Haerer W, Bauer U, Frick G (1984) Belastungs-EKG und Einschwemmkatheteruntersuchung bei Frauen. Herz/Kreislauf 6:299–303
16. Haerer W, Frick G, Bauer U (1985) Die Wertigkeit von R-Amplitudenzunahmen im Belastungs-EKG der Frauen. Herz/Kreislauf 10:545–551
17. Hossack KF, Bruce RA (1985) Prognostic value of exercise testing: the Seattle heart watch experience. J Cardiac Rehabil 5:9–19
18. Hung J, Chaitman BR, Lam J, Lesperance J, Dupras G, Fines P, Bourassa MG (1984) Noninvasive diagnostic test choices for the evaluation of coronary artery disease in women: a multivariate comparison of cardiac fluoroscopy, exercise electrocardiography and exercise thallium myocardial perfusion scintigraphy. JACC 4:8–16
19. Jaffe MD (1977) Effect of oestrogens on postexercise electrocardiogram. Brit Heart J 38:1299–1303
20. Jungmann E, Schulz W, Kober G, Walther F, Schöffling K (1981) Folgen des regelmäßigen Laxantiengebrauchs. Münch Med Wochenschr 123:965–968
21. Kaltenbach M, Samek L (1980) Belastungs-EKG. In: Kaltenbach M, Roskamm H, Kober G, Bussmann W-D, Samek L, Stürzenhofecker P, Becker H-J, Petersen J. Vom Belastungs-EKG zur Koronarangiographie. Springer, Berlin Heidelberg New York, S 37
22. Lepeschkin E, Surawicz B (1958) Characteristics of true-positive and false-positive results of electrocardiographic master two-step exercise tests. New Engl J Med 258:511–520
23. Linhart JW, Laws JG, Satinsky JD (1974) Maximum treadmill exercise electrocardiography in female patients. Circulation 50:1173–1178
24. Myrvin H, Ellestad MH (1978) Predictive capacity of stress testing in females as comared to males. In: Brouset J-P, Bricaud A, Denolin H (Hrsg) Les epreuves d'effort. Expansion scientifique, Paris, S 141
25. Opherk D, Zebe H, Weihe E, Mall G, Mäurer W, Gravert B, Mehmel HC, Schuler G, Kübler W (1981) Das Syndrom pectanginöser Beschwerden bei Patienten mit normalem Koronarangiogramm (Syndròm X), Dtsch Med Wochenschr 106:1686–1691
26. Profant GR, Earley RG, Nilson KL, Kusumi F, Bruce RA (1972) Responses to maximal exercise in healthy middle aged women. J Appl Physiol 53:595–599
27. Pryor DB, Harrell FE, Leehl, Califf RM, Rosati RA (1983) Estmating the likelihood of significant coronary artery disease. Am J Med 75:771–780
28. Reuben HJ, Mulligan CM, Payne RM, Kinard SA (1978) Inability of the exercise electrocardiogram to predict coronary artery disease in women. In: Diethrich EB (ed) Noninvasive cardiovascular diagnosis. University Park Press, Baltimore, S 285
29. Samek L, Meister G, Raskamm H (1981) Sind Angina pectoris und ischämische ST-Senkung während Belastung bei Frauen unsichere Ischämiekriterien? (Abstrakt) Z Kardiol 70:629
30. Samek L, Roskamm H (1983) Das Belastungs-EKG bei Frauen: schwerer zu beurteilen, aber doch diagnostisch aussagekräftig. Medizin Klin 78:43–49
31. Savage DD, Garrison RJ, Anderson SJ, Castelli WP, Donahue RP (1982) Valve prolapse in the general population: epidemiologic features – the Framingham minitory studies. Am J Cardiol 49:997
32. Sketch MH, Mohiuddin SM, Lynch JD, Zencka AE, Runco V (1975) Significant sex differences in the correlation of electrocardiographic exercise testing and coronary arteriograms. Am J Cardiol 36:169–173

33. So CS, Oversohl K (1974) Die klinische Bedeutung des Kalium-Belastungs-EKG. Münch med Wochenschr 116:1657–1660
34. Schüren KP, Behrens R, Schröder R (1978) Falsch-positives Belastungs-EKG bei organisch gesunden Frauen. Dtsch Med Wochenschr 103:816–821
35. Val PG, Chaitman BR, Waters DD, Bourassa MG, Scholl J-M, Ferguson RF, Wagniart P (1982) Diagnostic accuracy of exercise ECG lead systems in clinical subsets of women. Circulation 65:1465–1473
36. Weiner DA, Ryan TJ, McCabe CH, Kennedy JW, Schloss M, Tristani F, Chaitman BR, Fisher LD (1979) Exercise stress testing. Correlations among history of angina, ST-segment response and prevalence of coronary artery disease in the Coronary Artery Surgery Study (CASS). N Engl J Med 301:230–235
37. Yasue H, Omote S, Takizawa A, Nagao M, Miwa K, Tanaka S (1979) Exertional angina pectoris caused by coronary arterial spasm: effects of various drugs. Am J Cardiol 43:647–652

Spezifität und Sensitivität der Kombination von Belastungs-EKG und Einschwemmkathetermeßwerten bei Frauen

U. Bauer, W. Haerer, H. Hidajat, K. Benes, G. Frick

Einleitung

Bei der Analyse von 2700 Koronarangiographien, welche 1984 und 1985 im Herz- und Kreislaufzentrum Rotenburg a. d. Fulda durchgeführt wurden, zeigt sich, daß die Frauen mit 15% deutlich in der Minderzahl sind (Abb. 1). Ihr Anteil im gesamten Krankengut unseres Hauses beträgt dabei z. Z. 20%. Betrachtet man die Untersuchungsergebnisse im einzelnen, so zeigt sich eine fast dreifach höhere Anzahl an Normalbefunden im Vergleich zu den männlichen Patienten (38% bei Frauen: 14% bei Männern). Die Unterschiede in der Verteilung der übrigen Ergebnisse sind deutlich geringer. Dies spiegelt die Unsicherheit in der Beurteilung der nichtinvasiven Vorfelddiagnostik wider. In der Literatur über Belastungs-EKG-Untersuchungen wurde diese Unsicherheit durch Studienergebnisse bei weiblichen Kollektiven wiederholt herausgestellt (10, 12, 18, 21, 22, 23). Um auf diesem Gebiet eine größere diagnostische Sicherheit zu erlan-

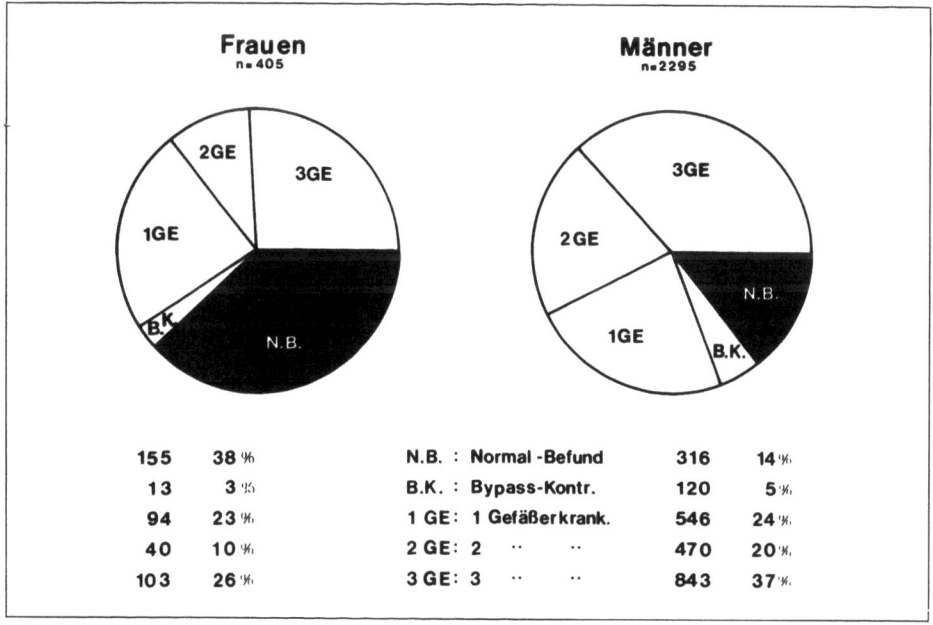

Abb. 1. Übersicht über die Ergebnisse der Koronarangiographien im Herz- und Kreislaufzentrum Rotenburg a. d. Fulda (1984 und 1985).

gen, scheint die Einbeziehung zusätzlicher diagnostischer Parameter unumgänglich (21). Inwieweit die Einschwemmkatheter-Untersuchung mit Belastung bei weiblichen Patientinnen falsch positive oder auch falsch negative Belastungs-EKG-Befunde reduzieren kann, wollten wir sowohl anhand eines eigenen Patientenkollektivs als auch mit Hilfe der vorliegenden Literatur überprüfen.

Patientengut und Methodik

Wir untersuchten retrospektiv und konsekutiv Befunde von 81 Frauen, bei denen klinisch entweder eine typische oder atypische Angina-pectoris-Symptomatik vorlag. Zwischen atypischer Angina pectoris und extrakardialer Symptomatik des Brustkorbes wurde nicht zusätzlich differenziert. Neben einem Belastungs-EKG mußte eine Einschwemmkatheter-Untersuchung sowie eine Koronarangiographie durchgeführt sein. Patientinnen mit Links- oder Rechtsschenkelblock sowie WPW-Konstellation im Ruhe-EKG wurden ausgeschlossen. Ein Belastungs-EKG wurde in liegender Position mit stufenweise 3minütiger Steigerung um 25 Watt (ausgehend von 25 Watt) durchgeführt. Als signifikant galten ST-Streckensenkungen in drei konsekutiven Schlägen horizontal oder deszendierend von mindestens 1 mm 60–80 ms nach dem J-Punkt. Die Einschwemmkatheter-Untersuchung mittels Swan-Ganz-Katheter erfolgte nach demselben Belastungsprotokoll. Zur Einteilung der Befunde wurde das Stadienschema von Roskamm und Reindell verwendet (7). Die Koronarangiographie wurde mit biplanem Ventrikulogramm in der Judkins-Technik durchgeführt. Als signifikant wurden Stenosen mit mindestens 50% Durchmesserverkürzung angesehen. Bei den insgesamt 81 Patientinnen ergaben sich nach den Ergebnissen der Koronarangiographie zwei Gruppen. In der Gruppe mit KHK betrug das mittlere Alter der 43 Patientinnen $55,3 \pm 6,5$ Jahre, mittlere Größe $161 \pm 5,6$ cm, mittleres Gewicht $67,8 \pm 8,3$ kg, 33 Patienten hatten einen Herzinfarkt durchgemacht (75%). Der koronarangiographische Gefäßbefall verteilte sich wie folgt:
Eingefäßerkrankung n = 19 (44%), Zweigefäßerkrankung n = 8 (19%), Dreigefäßerkrankung n = 16 (37%).
Einer Bypassoperation wurden zugeführt: Zweigefäßerkrankung n = 5 (62%), Dreigefäßerkrankung n = 16 (100%). 5 Patienten mit Eingefäßerkrankung wurden einer Dilatationstherapie zugeführt (26%). Alle Patientinnen mit KHK hatten eine normale Ruhehämodynamik: Ejektionsfraktion $69 \pm 11\%$. Pulmonalkapillarmitteldruck in Ruhe $8,8 \pm 2,5$ mmHg.
In der Gruppe ohne KHK lag das mittlere Alter der 38 Patientinnen bei $51,3 \pm 7,1$ Jahren. Die Körpergröße $162 \pm 5,4$ cm, Gewicht $66,7 \pm 10,9$ kg. Die Auswurffraktion in Ruhe lag im Mittel bei $73,7 \pm 7,4\%$. Der Pulmonalkapillardruck in Ruhe betrug $7,6 \pm 2,3$ mm Hg. Vergleicht man beide Gruppen, so liegt das Lebensalter in der Gruppe ohne KHK signifikant niedriger (p < 0,01), der Pulmonalkapillarmitteldruck in derselben Gruppe war geringfügig niedriger (p < 0,05). Größe, Gewicht und Auswurffraktion unterschieden sich nicht signifikant.

Statistik:
Meßwerte wurden als Mittelwerte mit Standardabweichungen angegeben. Die Berechnungen erfolgten mit dem Wilcoxon-Mann-Whitney-Test. Als Signifikanzniveau galt

94

eine Irrtumswahrscheinlichkeit von p<0,05. Die Begriffe Sensitivität, Spezifität und prädiktiver Wert wurden folgendermaßen definiert:

Sensitivität = Anteil positiver Testergebnisse unter den Kranken

$$= \frac{rp}{rp + fn}$$

Spezifität = Anteil negativer Testergebnisse unter den Gesunden

$$= \frac{rn}{rn + fp}$$

prädiktiver Wert (pos) = Krankheitswahrscheinlichkeit bei positivem Test

$$= \frac{rp}{rp + fp}$$

prädiktiver Wert (neg) = Wahrscheinlichkeit für Nichtkrankheit bei negativem Test

$$= \frac{rn}{rn + fn}$$

Bayessche Analyse:

Zur Berechnung der Bayesschen Kurven kamen folgende Formeln zur Anwendung:

$$\text{Prädiktiver Wert (pos)} = \frac{p^1 \times \text{sens.}}{p \times \text{sens.} + (1 - \text{spez.}) \times (1 - p)}$$

$$\text{Prädiktiver Wert (neg)} = \frac{\text{spez.} \times (1 - p)}{\text{spez.} \times (1 - p) + p \times (1 - \text{sens.})}$$

Ergebnisse und Diskussion

Bei der Auswertung der Belastungselektrokardiogramme fanden wir eine Sensitivität von 53% bei einer Spezifität von 84%. Der prädiktive Wert bei positivem Test errechnete sich mit 79%, der negative prädiktive Wert mit 62% (Abb. 2). Die relativ niedrige Sensitivität des Belastungs-EKGs in unserer Gruppe dürfte mehrere Gründe haben:
So ist der Anteil an durchgemachten Infarkten mit 77% relativ hoch. Dies gilt auch für den Anteil an Eingefäßerkrankungen mit 44%. Bei isolierter Betrachtung der Dreigefäßerkrankungen lag die Sensitivität des Belastungs-EKGs bei 70%. Haerer et al. (8, 9) fanden beispielsweise bei ihren Kollektiven eine Sensitivität des Belastungs-EKGs von 75 bzw. 81%. Bei der Auswahl ihrer Patientinnen wurde darauf geachtet, daß bei durchgemachtem Infarkt neben dem Infarktgefäß ein weiteres Gefäß eine mindestens 50%ige Durchmesserreduzierung aufwies. Als weiterer Grund für die relativ niedrige Sensitivität ist die Tatsache anzusehen, daß ein großer Teil der untersuchten Patientin-

---

[1] p = Prävalenz

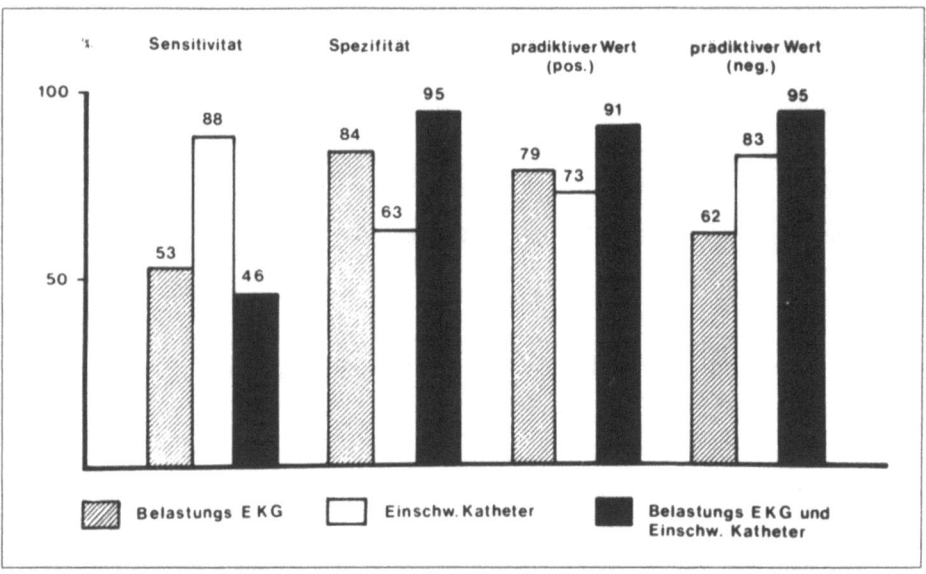

Abb. 2. Vergleichende Darstellung von Sensitivität, Spezifität und prädiktivem Wert der drei Testmethoden Belastungs-EKG, Einschwemmkatheter und die Kombination beider Verfahren.

nen unseres Kollektivs offensichtlich nicht ausbelastet war. Berücksichtigt man die vorberechnete Herzfrequenz (entsprechend der Formel: 220 minus Lebensalter $\times$ 0,8), so betrug in der Gruppe mit KHK die mittlere Sollherzfrequenz $132 \pm 5,2$ s/min, die erreichte maximale Herzfrequenz im Mittel $111 \pm 21,1$ s/min. In dieser Gruppe erreichten 26% die Sollfrequenz. In der Gruppe ohne KHK lag die vorberechnete Sollherzfrequenz im Mittel bei $135 \pm 5,7$ s/min, die mittlere erreichte Herzfrequenz $118 \pm 20,8$ s/min. Hier erreichten 29% die Sollfrequenz. Darüber hinaus zeigte sich, daß in der Gruppe der Koronarkranken bei 72% eine Angina-pectoris-Symptomatik zum Abbruch zwang. In den übrigen Fällen waren es pathologische ST-Streckensenkungen, Dyspnoe oder periphere muskuläre Ermüdung. In der Gruppe der Nichtkoronarkranken führte bei immerhin 50% der Fälle ebenfalls eine Angina pectoris zum Belastungsabbruch. Die in vielen Fällen ungenügende Belastung hängt wohl auch mit der Untersuchungsmethode im Liegen zusammen (12). Es zeigt jedoch auch die unsichere und schwierige Beurteilung der von den Patientinnen geäußerten Symptomatik, zumal viele Patientinnen in der Testsituation überängstlich und verspannt sind. Zu berücksichtigen ist dabei, daß etliche Patientinnen in der Gruppe der Nichtkoronarkranken oft monate- oder jahrelang mit der Diagnose KHK vorbehandelt waren.

Nach Auswertung der Einschwemmkatheter-Untersuchungen fanden wir eine Sensitivität von 88%, diese ging jedoch auf Kosten einer relativ niedrigen Spezifität von 63%. Der positive prädiktive Wert betrug 73%, der negative prädikte Wert 83% (Abb. 2). Die niedrige Spezifität bedeutet, daß wir bei 14 von 38 Patientinnen mit normalen Koronargefäßen einen pathologischen Anstieg des Pulmonalkapillardruckes bei Belastung fanden. In dieser Gruppe diagnostizierten wir zweimal eine beginnende dilative Kardiomyopathie mit bereits in Ruhe eingeschränkter Ventrikelfunktion (Ejektionsfraktion

57 bzw. 60%). In diesem Fall konnte eine hypertrophische Kardiomyopathie ohne Obstruktion nachgewiesen werden. Von den übrigen 11 Patientinnen litten 5 an einer Hypertonie. Die Ursache der Ventrikelfunktionsstörung bleibt in dieser Gruppe im Wesentlichen unklar. Kürzlich führten Wieshammer et al. (24) an 56 überwiegend männlichen Patienten eine vergleichende Studie mit Einschwemmkatheter-Untersuchung und Radionuklid-Ventrikulographie durch. Dabei fanden sie für die Einschwemmkatheter-Untersuchung eine Sensitivität von 78% bei einer Spezifität von 59%. Der positive prädiktive Wert betrug 39%, der negative prädiktive Wert 89%. Für die Patientinnen mit normaler Koronarangiographie fanden die Autoren keine schlüssige Erklärung für die Ventrikelfunktionsstörung unter Belastung. Eine Hypertonie als mögliche Ursache einer chronischen Compliance-Störung konnte ausgeschlossen werden. Ebenfalls auf die niedrige Spezifität der Einschwemmkatheter-Untersuchung wiesen Jehle et al. (11) in einer Untersuchung an 109 überwiegend männlichen Patienten hin, die wegen Angina pectoris bzw. Brustschmerzen oder Dyspnoe zur klinischen Untersuchung gekommen waren. Bei den Patienten mit Hypertonie war der Anteil mit normalem und pathologischem Druckanstieg unter Belastung etwa gleich verteilt.

Analysiert man die Sensitivität und Spezifität der beiden Testmethoden Belastungs-EKG und Einschwemmkatheter-Untersuchung auf den einzelnen Wattstufen, so zeigt sich für das Belastungs-EKG eine sehr niedrige Sensitivität auf den niedrigen Belastungsstufen mit entsprechend gleichzeitig hoher Spezifität (Tabelle 1). Bei der Einschwemmkatheter-Untersuchung findet sich bereits auf der niedrigsten Belastungsstufe eine Sensitivität von 79% bei einer gleichzeitigen Spezifität von 71%. Der diagnostische Gewinn dadurch wird vor allen Dingen bei den Patienten zu sehen sein, welche aus verschiedenen Gründen (z. B. subjektive Symptomatik, körperliche Untrainiertheit, körperliche Behinderung, Überängstlichkeit) nur unzureichend belastbar sind.

Eine Ischämie kann mittels der Einschwemmkatheter-Untersuchung nur unter bestimmten Voraussetzungen ausreichend sicher diagnostiziert werden, wobei durch eine gründliche klinische Untersuchung sowie zusätzliche röntgenologische und echokardiographische Daten die Ursachen einer möglichen myokardialen Vorschädigung weitgehend ausgeschlossen werden sollten (1, 2, 16, 19). Um die Unterschiede deutlich zu

Tabelle 1. Vergleich von Sensitivität und Spezifität der beiden Testmethoden Belastungs-EKG (EKG) und Einschwemmkatheter (EK) während unterschiedlicher Belastungsstufen

Watt	Sensitivität mit KHK n=43				Spezifität ohne KHK n=38			
	EKG		EK		EKG		EK	
25	100% n=43	21% 9/43	79% 34/43	100% n=43	100% n=38	97% 37/38	71% 27/38	100% n=38
50	84% n=36	44% 16/36	71% 22/31	72% n=31	84% n=32	87% 28/32	73% 25/34	89% n=34
75	30% n=13	54% 7/13	73% 11/15	35% n=15	80% n=20	80% 16/20	79% 15/19	50% n=19
100	9% n=4	75% 3/4	33% 1/3	7% n=3	21% n=8	75% 6/8	83% 5/6	16% n=6

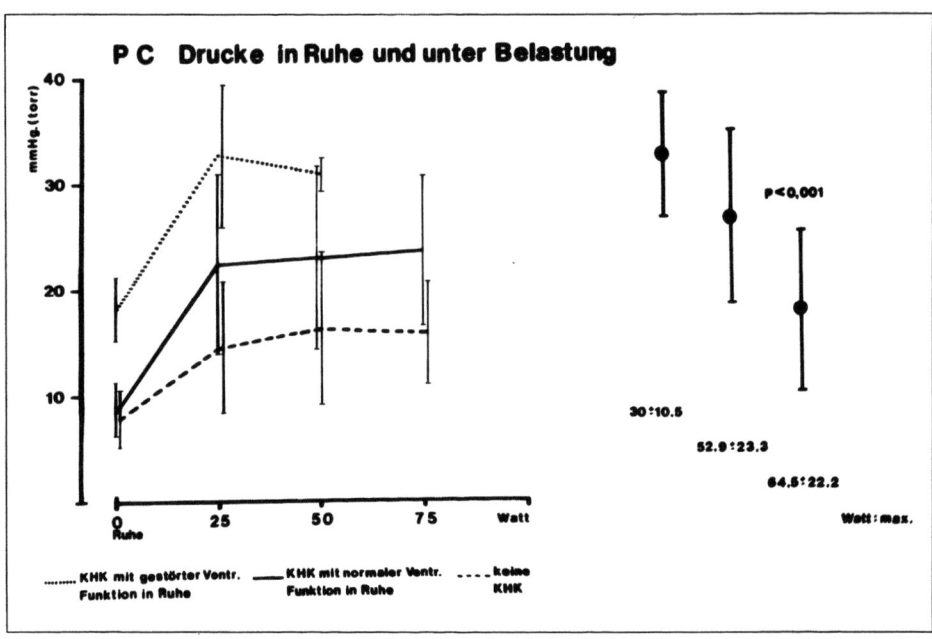

Abb. 3. Vergleichende Darstellung der Pulmolankapillarmitteldrücke (Mittelwerte mit Standardabweichung) in Ruhe und unter Ergometerbelastung. Im rechten Teil der Abb. sind die Druckwerte während der maximalen Belastung (Mittelwerte mit Standardabweichung in Watt) aufgetragen.

machen, haben wir die Mittelwerte der Gruppe ohne KHK und der Gruppe mit KHK in Ruhe und unter den verschiedenen Ergometerbelastungsstufen aufgetragen (Abb. 3). Dabei zeigt die untere gestrichelte Linie die Gruppe ohne KHK mit normalen Ruhe- und Belastungsdrücken an. Die mittlere durchgezogene Linie repräsentiert die Gruppe mit KHK, einer normalen Ruhefunktion und einer typischen „Ischämiereaktion". Zur besseren Unterscheidung haben wir die Werte einer dritten Gruppe aufgetragen (obere gepunktete Linie). Es handelt sich um Koronarkranke mit ausgedehnten Infarktnarben. Hier überschneiden sich myokardialer und ischämischer Faktor deutlich.

Bei der kombinierten Auswertung haben wir den Test nur dann als positiv angesehen, wenn sowohl pathologische ST-Streckensenkungen als auch überhöhte Pulmonalkapillar-Druckanstiege auftraten. Dabei zeigte sich, daß dies nur bei 20 von 43 KHK-Patientinnen zutraf, entsprechend einer Sensitivität von 46%. Die Spezifität und der prädiktive Wert stiegen jetzt aber auf über 90% an (s. Abb. 2). Der diagnostische Gewinn läßt sich auch anders ausdrücken. Nach der Belastungs-EKG-Untersuchung fanden wir 16% falsch positive und 46% falsch negative Befunde. Bei der Einschwemmkatheter-Untersuchung war es etwa umgekehrt mit 37% falsch positiven und 12% falsch negativen Befunden. Kombiniert man beide Untersuchungsverfahren, wurden sowohl die falsch positiven als auch die falsch negativen Befunde deutlich auf je 5% reduziert. Es fanden sich also in der Gruppe mit KHK nur noch 2 Patientinnen mit negativ kombiniertem Test. In einem Fall lag eine Zweigefäßerkrankung vor. Hier mußten beide Belastungstests wegen schwerer Angina-pectoris-Symptomatik abgebrochen werden, be-

98

vor pathologische Veränderungen auftraten. Im zweiten Fall lag eine koronare Einge-fäßerkrankung mit Befall der rechten Kranzarterie und einem Zustand nach intramuralem Infarkt vor. In der Gruppe ohne Koronarerkrankung waren es ebenfalls 2 Patientinnen, bei denen sowohl das Belastungs-EKG als auch der Einschwemmkatheter pathologisch ausfielen. Bei beiden lag eine hochnormale Auswurffraktion vor. Im Ruhe- EKG fanden sich uncharakteristische Erregungsrückbildungsstörungen, weitere Besonderheiten waren nicht erkennbar.

Haerer et al. (9) führten 1984 eine Studie an 96 Patientinnen durch. Aus diesen wurden randomisiert zwei Gruppen à 48 gebildet. In der Gruppe A wurde das Belastungs-EKG in der Gruppe B eine Kombination von Belastungs-EKG und Einschwemmkatheter-Untersuchung mit den koronarangiographischen Befunden verglichen. Die Sensitivität lag beim Belastungs-EKG bei 75%, bei der Einschwemmkatheter-Untersuchung bei 96%. Die Spezifität errechnete sich für das Belastungs-EKG mit 71%, für die Einschwemmkatheter-Untersuchung mit 78%. Bei der kombinierten Anwendung lag die Sensitivität bei 80%, die Spezifität bei 96%. Der positive prädiktive Wert errechnete sich für das Belastungs-EKG mit 72%, für die Einschwemmkatheter-Untersuchung mit 86%, für die kombinierte Anwendung mit 95%. Bereits 1977 untersuchten Roskamm et al. (17) 293 überwiegend männliche Patienten ohne transmuralen Herzinfarkt mit der speziellen Fragestellung, ob die zusätzliche Messung des Pulmonal-Kapillardruckes während körperlicher Belastung die Voraussage des koronarangiographischen Befundes verbessern kann. Dabei fanden sie, daß bei Kombination der drei Ischämieparameter Angina pectoris, ST-Streckensenkung und pathologischer Pulmonalkapillardruckanstieg die Rate der falsch positiven Befunde reduzierte. Die Ursache lag hier in dem größeren Anteil der falsch positiven Belastungs-EKG-Befunde bei Frauen. Bei isolierter Betrachtung der weiblichen Patientinnen innerhalb der Gesamtgruppe konnte der Anteil der richtig positiven Befunde von 56% auf 80% gesteigert werden. Bei negativem Ausfall aller drei Ischämieindikatoren wurden ebenfalls die falsch negativen Befunde reduziert. In einer weiteren Untersuchung an 203 Frauen konnten Samek et al. (20) zeigen, daß durch Kombination der Ischämieindikatoren Angina pectoris, ST-Streckensenkung und Pulmonalkapillardruckerhöhung die Zahl der falsch positiven Befunde von 43 auf 33% reduziert werden konnte. In seiner kürzlich erschienenen Monographie bestätigt Buchwalsky (2) den Gewinn an diagnostischer Sicherheit durch Einbeziehung der Einschwemmkatheter-Untersuchung in die präinvasive Diagnostik. Lediglich Jehle (11) konnte in seiner Untersuchung bei der Kombination der beiden Testmethoden Belastungs-EKG und Einschwemmkatheter-Untersuchung keine Verbesserung der diagnostischen Aussage im Vergleich zur Belastungs-EKG-Untersuchung allein finden.

So wichtig die genaue Kenntnis der Sensitivität und Spezifität eines medizinischen Testes sind, so unzulänglich sind diese Parameter bei der Beurteilung des einzelnen Patienten, der zur Diagnostik kommt. Die entscheidende Frage ist nicht, welcher Anteil der Erkrankten einen positiven Test aufweist (das ist die Sensitivität), sondern welcher Anteil der Testpositiven wirklich krank ist (13). Es ist also das Ziel jeder diagnostischen Maßnahme, aus dem Ausfall des individuellen Tests die Wahrscheinlichkeit für das Vorliegen einer Erkrankung angeben zu können. Zu den genannten Begriffen Sensitivität und Spezifität gesellt sich der Begriff der Prävalenz; d. i. der Anteil der Kranken in der untersuchten Population. In diesem Sinne ist die Prävalenz die Krankheitswahrscheinlichkeit vor Durchführung des Tests, d. i. die Vortest- oder A-priori-Wahrscheinlichkeit (13). Für die koronare Herzerkrankung haben Diamond und Forester (4) für

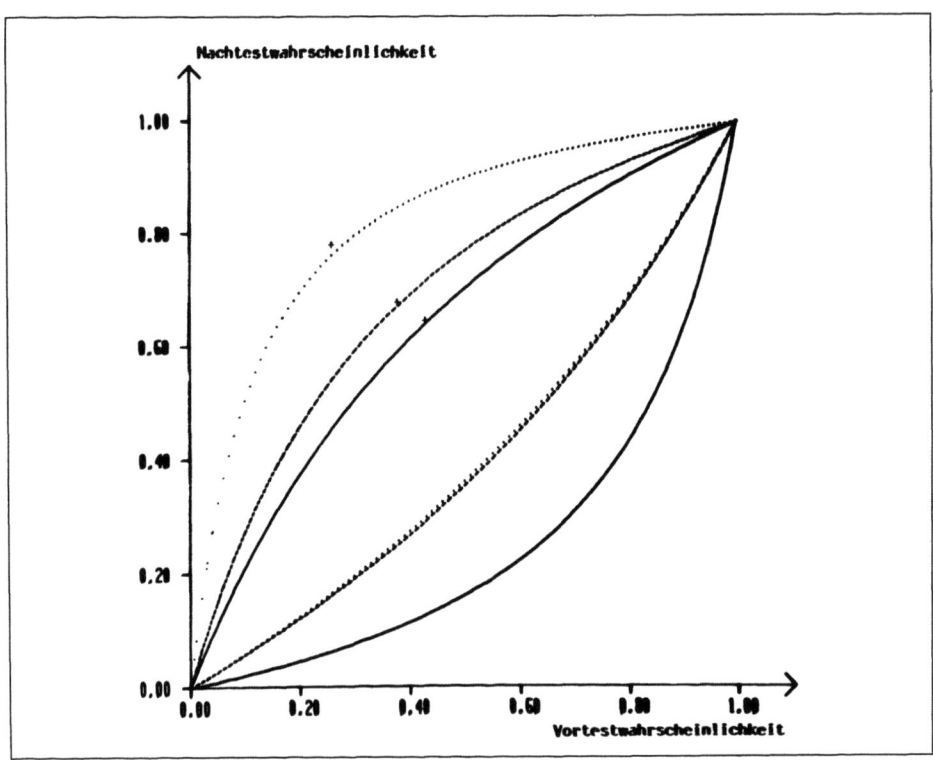

Abb. 4. Simultane Darstellung der Bayesschen Analyse der drei Testverfahren Belastungs-EKG
(- - -), Einschwemmkatheter (——) und der Kombination beider Verfahren (. . . . .). In die Bayessche Formel wurden die in unserem Kollektiv ermittelten Werte für Sensitivität und Spezifität eingesetzt.

Frauen und Männer in verschiedenen Altersgruppen und unterschiedlicher Symptomatik z. Z. allgemeingültige Daten erarbeitet. So beträgt die Prävalenz für eine koronare
Herzerkrankung einer 50jährigen Frau mit atypischer Angina-pectoris-Symptomatik
30%, bei typischer Angina pectoris steigert diese sich noch auf etwa 80%. In der neueren Literatur über Belastungsuntersuchung bei koronarer Herzkrankheit wird auf die
Bedeutung des angewendeten Tests zunehmend hingewiesen (3, 5, 6, 10, 21, 23, 24).
Die Berechnung der Krankheitswahrscheinlichkeit unter Berücksichtigung der Prävalenz, Sensitivität und Spezifität werden nach der eingangs aufgeführten Bayesschen
Formel durchgeführt. Abbildung 4 zeigt eine Bayes-Analyse für unsere Ergebnisse der
drei Tests Belastungs-EKG, Einschwemmkatheter und die Kombination beider Methoden. Betrachtet man zunächst die Auswertung für das Belastungs-EKG mit einer Sensitivität von 54% und einer Spezifität von 84%, so zeigt sich ein relativ schmaler Kurven-
verlauf. Die Aussagekraft besonders bei mittleren Vortestwahrscheinlichkeiten ist dadurch relativ gering. Es wird aber erkennbar, daß bei der kombinierten Anwendung
die Kurven sich in beide Richtungen auswölben. Es wird somit ein weit größerer diagnostischer Bereich erfaßt, was den prädiktiven Wert oder die Krankheitswahrscheinlichkeit nach Testdurchführung für die problematische mittlere Vortest-Wahrschein-
lichkeit deutlich erhöht.

Zusammenfassung

1. Die Einschwemmkatheter-Untersuchung kann bei hoher Prävalenz für eine KHK die diagnostische Aussagekraft von Symptomatik und Belastungs-EKG kaum verbessern.

2. Je größer die Unsicherheit für die Bewertung der klassischen Ischämieindikatoren Angina pectoris und ST-Streckensenkung wird, wie es bei Frauen in erhöhtem Maße zutrifft, um so mehr kann die zusätzliche Anwendung der Einschwemmkatheter-Untersuchung die diagnostische Aussagekraft erhöhen und zu einer Reduzierung falsch positiver und falsch negativer Befunde wesentlich beitragen.

Literatur

1. Bonzel T, Schmidt H, Sigwart U, Mertens HM, Gleichmann U (1976) Pulmonalarteriendrucke und linksventrikulärer enddiastolischer Druck in Ruhe und unter dynamischer Belastung. Z Kardiol 65: 1088–1108
2. Buchwalsky R (1985) Einschwemmkatheter: Technik, Auswertung und praktische Konsequenzen. Perimed Fachbuch-Verlagsgesellschaft mbH, Erlangen, S 213–221
3. Detrano R, Yiannikas J, Salcedo EE, Rincon G, Raymundo TG, Williams G, Leatherman J (1984) Bayesian probability analysis: a prospective demonstration of its clinical utility in diagnosing coronary disease. Circulation 69: 541–547
4. Diamond GA, Forrester JS (1979) Analysis of Probability as an aid in the clinical diagnosis of coronary-artery disease. N Engl J Med 300: 1350–1358
5. Ellestad MH, Famularo MA, Paliwal (1982) Exercise testing in the evaluation of coronary artery disease Herz 7: 76–90
6. Epstein SE (1980) Implications of probability analysis on the strategy used for noninvasive detection of coronary artery disease. Am J Card 46: 491–499
7. Görnandt L (1982) Rechtsherz-Einschwemmkatheteruntersuchung. In: Roskamm H, Reindell H (Hrsg) Herzkrankheiten. Springer, Berlin Heidelberg New York. S 358–365
8. Haerer W, Bauer U, Frick G (1984) Belastungs-EKG und Einschwemmkatheteruntersuchungen bei Frauen. Herz/Kreislauf 16: 299–303
9. Haerer W, Bauer U, Hidayat H, Frick G (1984) Exercise electrocardiography and flow-directed right heart catheterization in females. Eur Heart J (Abstr Suppl 1) 5: 190
10. Haerer W, Frick G, Bauer U (1985) Die Wertigkeit von R-Amplitudenzunahmen im Belastungs-EKG der Frauen. Herz/Kreislauf 17: 545–551
11. Jehle J, Hoffmann V, Spiller P, Loogen F (1983) Wertigkeit der Einschwemmkatheteruntersuchung in der kardiologischen Diagnostik. Z Kardiol 72: 514–522
12. Kaltenbach M, Samek L (1980) Belastungs-EKG. In: Kaltenbach M, Roskamm H (Hrsg) Vom Belastungs-EKG zur Koronarangiographie. Springer, Berlin Heidelberg New York, S 37–83
13. Köbberling J (1982) Der prädiktive Wert diagnostischer Maßnahmen. Dtsch med Wochenschr 107: 591–595
14. Philbrick JT, Horwitz RI, Feinstein AR (1980) Methodologic Problems of exercise testing for coronary artery disease: Groups, Analysis and bias. Am J Cardiol 46: 807–812
15. Roskamm H (1980) Einschwemmkatheterisierung. In: Kaltenbach M, Roskamm H (Hrsg) Vom Belastungs-EKG zur Koronarangiographie. Springer, Berlin Heidelberg New York, S 83–86
16. Roskamm H, Rentrop P, Petersen J (1976) Die Ventrikelfunktion bei koronarer Herzerkrankung. Verl Dtsch Ges Kreislaufforsch: 42–52
17. Roskamm H, Samek L, Rupp G, Schnellbacher K, Stürzenhofecker, Petersen J, Rentrop P, Prokoph J (1977) Verbessert die zusätzliche Messung des Pulmonalkapillardruckes während körperlicher Belastung die Voraussage des koronarangiographischen Befundes bei Patienten ohne transmuralen Herzinfarkt? Z Kardiol 66: 477–482

18. Roskamm H, Samek L, Zweigle K, Stürzenhofecker P, Petersen J, Rentrop P, Prokoph J (1977) Die Beziehungen zwischen den Befunden der Koronarangiographie und des Belastungs-EKG bei Patienten ohne transmuralen Myokardinfarkt. Z Kardiol 66:273–280
19. Roskamm H, Schnellbacher K, Samek L (1983) Zustand nach Herzinfarkt: welche Untersuchung zu welchem Zeitpunkt und bei welchen Patienten? Z Kardiol 72:195–201
20. Samek L, Meister G, Roskamm H (1981) Sind Angina pectoris und ischämische ST-Senkung während Belastung bei Frauen unsichere Ischämiekriterien? 70:629
21. Samek L, Roskamm H (1983) Das Belastungs-EKG bei Frauen: schwerer zu beurteilen aber doch diagnostisch aussagekräftig. Med Klinik 78:43–49
22. Schüren KP, Behrens R, Schröder R (1978) Falschpositives Belastungs-EKG bei organisch gesunden Frauen. Dtsch med Wochenschr 103:816–821
23. Weiner DA, Ryan ThJ, McCabe Ch, Kennedy JW, Schloss M, Tristani F, Chaitmann BR, Fisher LD (1979) Exercise stress testing, Correlation among history of angina, ST-segment response and Prevalence of coronary-artery disease in the coronary artery Surgery study (CASS). N Engl J Med 301:230–235
24. Wieshammer S, Delagardelle C, Sigel HA, Henzel E, Kress P, Bitter F, Lippert R, Seibold H, Adam W, Stauch M (1985) Limitations of radionuclide ventriculography in the non-invasive diagnosis of coronary artery disease. Brit Heart J 6:603–610

Myokardszintigraphie, Rechtsherzeinschwemmkatheter und EKG-Mapping während Belastung bei Frauen mit ischämischer Herzkrankheit

E. Neumann, J. Glaß, W. Beutell, K. H. Günther, I. Reisinger, D. Strangfeld, P. Romaniuk

Einleitung

Die ischämische Herzkrankheit ist bei Frauen jüngeren und mittleren Alters wesentlich seltener als bei Männern. Trotz dieses offensichtlich geringeren kardialen Risikos weisen Frauen eine vergleichbare Häufigkeit der Angina-pectoris-Symptomatik auf; ein pathologisches Belastungs-EKG ist bei klinisch gesunden Frauen sogar in 20 bis 50% festzustellen (1). Als Ursache dieser Besonderheit wird überwiegend der Einfluß der Östrogene auf den Erregungsablauf diskutiert. Wie Untersuchungen von Jaffe (2) zeigten, vermögen Östrogene wie Herzglykoside belastungsinduzierte Endteilveränderungen hervorzurufen bzw. bekannte ST-Senkungen bei IHK zu verstärken. Die Wirkungsähnlichkeit wird dabei auf ein gemeinsames Sterangerüst zurückgeführt. Aufgrund der großen Häufigkeit falsch pathologischer belastungsinduzierter ST-Senkungen gilt deshalb heute international die Meinung, daß das Belastungs-EKG bei Frauen zur Erkennung einer ischämischen Herzkrankheit von eingeschränktem diagnostischem Wert ist. Eine Differenzierung zwischen organisch bedingten und nichtorganisch bedingten Störungen mittels einfacher klinischer Verfahren wird deshalb erschwert. Mit dem Ziel, eine Verbesserung der diagnostischen Treffsicherheit des Belastungs-EKG zu erreichen, wurde der Wert des Nitroglyzerin-Tests zur Differenzierung des pathologischen Belastungs-EKG in echt oder falsch positive Befunde untersucht. Als validierende Verfahren dienten die Messung des Pulmonalarteriendruckes mit synchroner Aufzeichnung des Mapping-EKG und die 201-Thallium-Szintigraphie unter Belastung sowie eine invasive Diagnostik.

Material und Methodik

Grundlage der Untersuchungen bildeten Ergebnisse von Belastungstests an 706 Frauen im Alter von 18 bis 63 Jahren (mittleres Alter 44 Jahre), die zwischen 1969 und 1983 wiederholten Fahrradergometrien in liegender Position unterzogen wurden. Sie erfolgten im Rahmen jährlicher internistischer Dispensaireuntersuchungen, wobei präventive Aspekte bezüglich einer ischämischen Herzkrankheit und einer Hypertonie im Mittelpunkt standen. Die durchschnittliche Beobachtungszeit betrug 5 Jahre. Laufende kardiale oder antihypertensive Medikationen wurden 3 Tage vor einer geplanten Untersuchung abgesetzt. Bei Herzglykosiden betrug die Therapiepause 3 Wochen. Der Nachweis belastungsinduzierter horizontaler oder deszendierender ST-Senkungen von 0,1 mV oder darüber war Anlaß zur Durchführung einer Kontrolluntersuchung nach perlingualer Applikation von 0,8 mg Nitroglyzerin. Mit diesem Test sollte eine Differenzierung pathologischer Belastungs-EKGs in echt oder falsch positive Befunde hinsichtlich einer Myokardischämie erreicht werden. Wir gingen hierbei von der klinischen Erfahrung aus, daß Nitroglyzerin als sicher wirkende antianginöse Substanz nicht nur prompt Angina-pectoris-Beschwerden zu unterbrechen vermag, sondern auch gleichzeitig die damit verbundenen ischämisch bedingten ST-Senkungen reduziert. Aufgrund seines überwiegend organischen Angriffspunktes an der glatten Gefäßmuskulatur peripherer Venen schien uns Nitroglyzerin als Testsubstanz besonders geeignet. Unter diesem Aspekt setzen wir den Nitroglyzerin-Test seit 1969 zielgerichtet zur Klassifizierung des pathologischen Belastungs-EKG bei Frauen ein.

Im Ergebnis des Belastungs-EKG und des Nitroglyzerin-Tests konnten drei Patientengruppen differenziert werden:

1. Frauen mit unauffälligem Belastungs-EKG;
2. Frauen mit pathologischem Belastungs-EKG und fehlender Rückläufigkeit der ST-Senkungen nach Nitroglyzerin-Gabe (NTG-Negative);
3. Frauen mit pathologischem Belastungs-EKG und Rückläufigkeit der Endteilveränderungen nach Nitroglyzerin-Applikation (NTG-Positive).

Auf der Grundlage dieser Gruppenbildung wurden alle weiteren Ergebnisse ausgewertet und gegenübergestellt. Außer Belastungsuntersuchungen und pharmakologischen Tests erfolgten vergleichend Radiokardiographien, 201-Thallium-Myokardszintigraphien, Messungen des Pulmonalarteriendruckes mit synchroner Aufzeichnung des Mapping-EKG in Ruhe und unter Belastung sowie eine invasive Diagnostik.

Ergebnisse und Diskussion

Unter 706 Frauen, die einem Belastungstest unterzogen wurden, wiesen 396 ein normales Belastungs-EKG auf; 310 Frauen zeigten pathologische ST-Senkungen von 0,1 mV oder darüber. Mit dem Ziel einer weiteren Diferenzierung in echt oder falsch positive Befundträger wurde der Nitroglyzerin-Test angeschlossen. Danach wiesen 217 Frauen unter Nitroglyzerin keine Rückläufigkeit der Endteilveränderungen auf, was als Hinweis auf einen falsch positiven Befund gewertet wurde. Bei 93 Frauen führte die Nitroglyzeringabe zur Reduktion der belastungsinduzierten ST-Senkungen, so daß eine ischämische Herzkrankheit angenommen werden konnte. Alle Frauen mit pathologischem Belastungs-EKG zeigten in Abhängigkeit von der jeweiligen Belastungsstufe eine allmähliche Zunahme der ST-Senkungen. Zu 75% waren die Endteilveränderungen gleichzeitig über den Ableitungen II, III, aVF und über V_3-V_6 nachweisbar. Dieses Ergebnis erscheint insofern bedeutsam, als bei Männern mit koronarer Herzkrankheit ST-Senkungen überwiegend über den links-präkordialen Ableitungen nachzuweisen sind. 40% der Frauen mit pathologischem Belastungs-EKG zeigten ST-Senkungen von 0,15 bis 0,35 mV. Nach Belastungsabbruch bildeten sich die Endteilveränderungen nach durchschnittlich 6 Minuten zurück. Zwischen NTG-negativen und NTG-positiven Frauen bestanden diesbezüglich keine signifikanten Unterschiede. Es konnte weder anhand des Ausmaßes der ST-Senkungen noch unter Bezugnahme auf die Normalisierungszeit des Erregungsablaufes eine sichere Differenzierung zwischen echt oder falsch positiven Befundträgern erreicht werden. In guter Übereinstimmung zu der großen Ausdehnung belastungsinduzierter ST-Senkungen im konventionellen Belastungs-EKG konnten diese Endteilveränderungen auch mittels Mapping-EKG nachgewiesen werden. Ein Elektrodengurt mit 10 vertikal verlaufenden Elektrodenreihen mit je 5 Elektroden wurde über der linken Thoraxapertur so plaziert, daß die erste obere Elektrode über dem 2. Interkostalraum rechts parasternal lag. Es konnten damit insgesamt 50 Ableitungen registriert werden. Unter Berücksichtigung unterschiedlicher Thoraxmaße reichte der Gurt in der Regel bis zur linken Paravertebrallinie. Bei 81% der untersuchten Patientinnen konnten belastungsinduzierte ST-Senkungen über dem gesamten Vorderwandbereich bis hin zur Hinterwand nachgewiesen werden. Abbildung 1 gibt einen Überblick über die Häufigkeit von Endteilveränderungen in den verschiedenen präkordialen Zonen bei NTG-negativen und NTG-positiven Frauen. In beiden Gruppen konnten die Störungen mit annähernd gleicher Häufigkeit in den präkordialen Zonen nachgewiesen werden. Lediglich über dem Anteroseptalbereich fanden sich bei NTG-negativen Frauen signifikant weniger Veränderungen. Es ergaben sich damit keine praxisrelevanten differentialdiagnostischen Möglichkeiten.

Der Nachweis ausgedehnter Endteilveränderungen in beiden Gruppen führte zu der Überlegung, daß einerseits bei NTG-negativen Frauen ein das Belastungs-EKG verfälschender (östrogenbedingter?) Einfluß wirken mußte und andererseits bei NTG-positiven Frauen eine überwiegend diffuse Myokardischämie. Als Ursache der bei Frauen gegenüber Männern bekannten höheren Sensitivität des Belastungstests wäre deshalb die Kombination beider Einflüsse denkbar.

Die Auswertung der maximal erreichten Leistung unter Ergostasebedingungen ließ zwischen Frauen mit normalem Belastungs-EKG und Frauen mit pathologischem NTG-negativen Belastungs-EKG ein vergleichbares Leistungsniveau erkennen (94 bzw. 95 Watt). Signifikant geringer war jedoch die maximale Belastbarkeit bei Patientinnen mit pathologischem NTG-positiven Belastungs-EKG (84 Watt). Die Wiederholungsuntersuchungen nach durchschnittlich fünf Jahren ergaben die gleichen Lei-

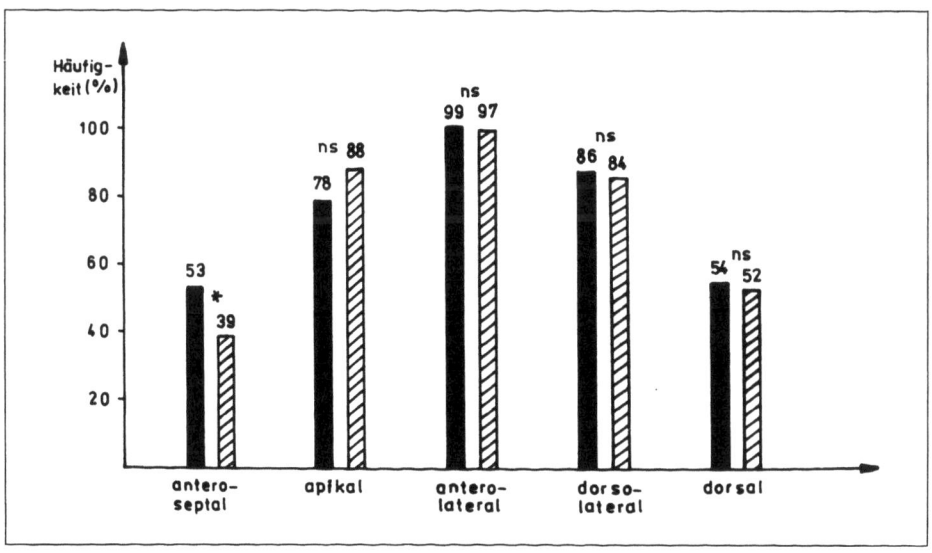

Abb. 1. Häufigkeit belastungsinduzierter ST-Senkungen im Mapping-EKG über den verschiedenen präkordialen Zonen: ■ NTG-positive Frauen (n = 83); ▨ NTG-negative Frauen (n = 66).

stungsunterschiede. Wurden der Belastungsblutdruck und die Belastungsfrequenz von Frauen mit normalem Belastungs-EKG und Frauen mit pathologischem NTG-negativen Belastungs-EKG gegenübergestellt, so ergaben sich trotz vergleichbarer Hypertoniehäufigkeit von 13 bzw. 16% bei Frauen mit pathologischem NTG-negativen Belastungs-EKG signifikant häufiger überschießende Blutdruck- und Frequenzregulationen (überhöhte Frequenzregulation: Frauen mit normalem Belastungs-EKG 18%, NTG-Negative 36%; überhöhte Blutdruckregulation: Frauen mit normalem Belastungs-EKG 10%, NTG-Negative 40%). Diese Befunde können am ehesten als Hinweis auf einen erhöhten Sympathikotonus interpretiert werden und sind zugleich als mögliche Teilursache eines falsch pathologischen Belastungs-EKG anzusehen. Der bei diesen Frauen nachgewiesene normalisierende Einfluß des Belastungs-EKG durch Betarezeptorenblocker unterstützt diese Annahme (3). Daß unter Frequenzbelastung bis 160/min ebenfalls keine pathologischen Endteilveränderungen auftraten, wäre ein weiteres Indiz in diesem Sinne (4). Mit zunehmendem Alter war der erhöhte adrenerge Einfluß bei NTG-negativen Frauen rückläufig. Die Wiederholungsuntersuchungen zeigten hier eine vergleichsweise geringe Zunahme hypertoner Belastungsreaktionen (43%) und eine signifikante Abnahme überhöhter Frequenzregulationen (17%).

Wurde die mittlere Summe belastungsinduzierter ST-Senkungen der präkordialen Ableitungen im Langzeitverhalten zwischen Erstuntersuchung und einer Kontrolluntersuchung nach durchschnittlich fünf Jahren verglichen, so konnte sowohl bei NTG-negativen als auch bei NTG-positiven Frauen eine Zunahme der ST-Senkungen als Haupttrend festgestellt werden. Bei NTG-positiven Frauen war diese Entwicklung aber mit 83% gegenüber 59% der anderen Gruppe signifikant häufiger. Als auffällige Besonderheit konnte bei NTG-negativen Frauen zu 20% eine Konstanz der ST-Senkungen und bei weiteren 20% sogar eine Abnahme der Summe der ST-Senkungen beobachtet werden. Diese Entwicklung könnte am ehesten auf einen mit zunehmendem Alter nachlassenden geschlechtsspezifischen Einfluß auf das Belastungs-EKG interpretiert werden. NTG-positive Frauen zeigten dagegen diesen Trend signifikant weniger häufig (Konstanz 11%, Abnahme 7%).

In einer Gruppe von 114 Frauen mit pathologischem Belastungs-EKG wurde der Pulmonalarteriendruck in Ruhe und unter Belastung gemessen, wobei simultan die Registrierung des Mapping-EKG mit 50 Ableitungen erfolgte. Von 114 Frauen zeigten 83 einen erhöhten enddiastolischen Pulmonalarteriendruck unter Belastung (Abb. 2). Nach Applikation von Nitroglyzerin konnte sowohl eine signifikante Senkung des Pulmonalarteriendruckes als auch eine Reduktion der Summe der ST-Senkungen beobachtet werden. Das pathologische NTG-positive Belastungs-EKG wurde deshalb als echt positiver Befund bezüglich einer Myokardischämie klassifiziert. Diese Einordnung konnte auch durch die Ergebnisse der Myokardszintigraphie bestätigt werden. Bei 31 Frauen blieb trotz belastungsinduzierter pathologischer Endteilveränderungen der Pulmonalarteriendruck in normalen Grenzen (Abb. 3). Nitroglyzerin hatte in diesen Fällen keinen Effekt auf die Summe der ST-Senkungen, der enddiastolische Pulmonalarteriendruck fiel erwartungsgemäß nur unwesentlich ab. Die Myokardszintigraphie ergab ebenfalls normale Befunde. Wir konnten deshalb das pathologische NTG-negative Belastungs-EKG als falsch positiven Befund einordnen. Die Ermittlung der diagnostischen Treffsicherheit des Nitroglyzerintestes unter Berücksichtigung des enddiastolischen Pulmonalarteriendruckes unter Belastung ergab eine Sensitivität von 96% und eine Spezifität von 93%. Nur unwesentlich niedriger lagen die Trefferquoten bei der

106

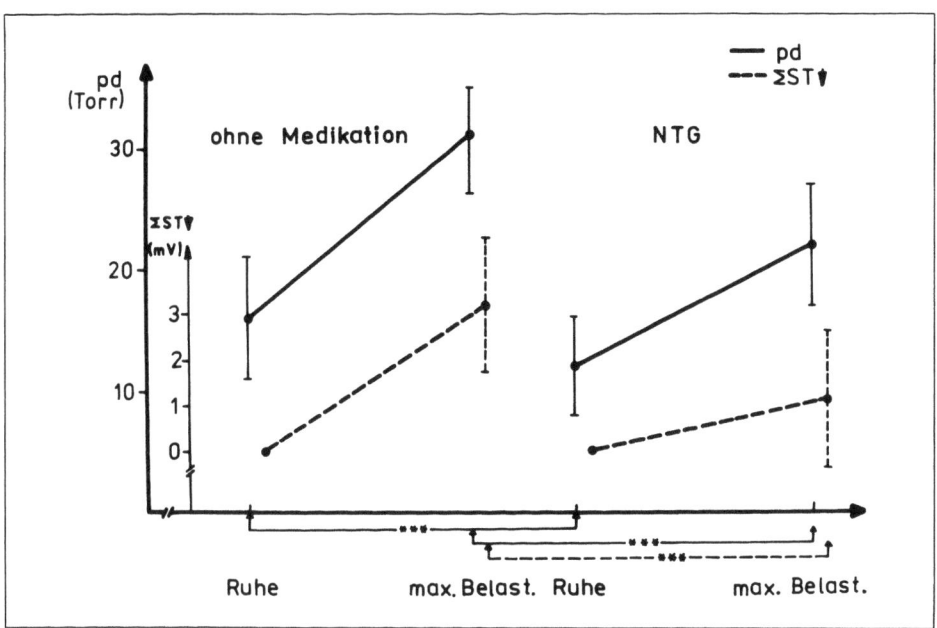

Abb. 2. Enddiastolischer Pulmonalarteriendruck (pd) und Summe der ST-Senkungen bei NTG-positiven Frauen ohne Medikation und nach Nitroglyzerin.

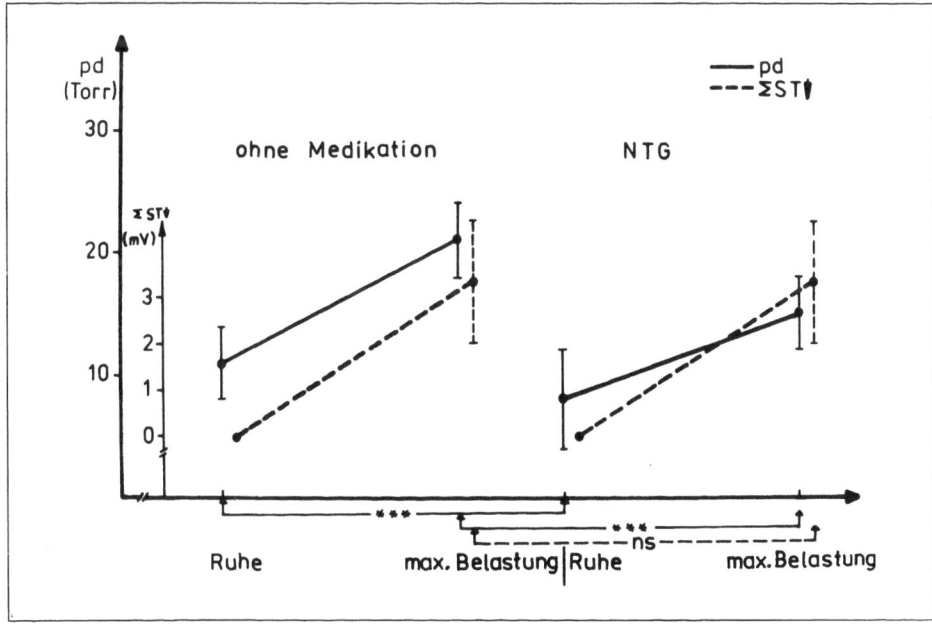

Abb. 3. Enddiastolischer Pulmonalarteriendruck und Summe der ST-Senkungen bei NTG-negativen Frauen ohne Medikation und nach Nitroglyzerin.

107

Myokardszintigraphie. Die Sensitivität betrug hier 93% und die Spezifität 88%. Die ischämisch bedingten Veränderungen zeigten im Mapping-EKG, wie bereits erwähnt, eine überwiegend große Ausdehnung. Die ST-Senkungen konnten zu 81% über dem gesamten Vorderwandbereich bis hin zur Hinterwand nachgewiesen werden. Im Vergleich zur Myokardszintigraphie wurde dabei im Mapping-EKG in der Regel die Ausdehnung des ischämischen Areals größer als in den szintigraphischen Befunden dargestellt (Abb. 4). Im Vorderwandbereich ergab sich zwischen beiden Verfahren eine gute Übereinstimmung, im Hinterwandbereich zeigte sich jedoch das Mapping-EKG der Myokardszintigraphie überlegen. Unter Berücksichtigung der hohen Sensitivität des Belastungs-EKG bei Frauen kann nach diesen Ergebnissen das Mapping-EKG in Verbindung mit dem Nitroglyzerintest zur Darstellung von Lokalisation und Ausdehnung ischämischer Areale als ökonomische Alternative zur Myokardszintigraphie eingeschätzt werden.

In weiteren Untersuchungen wurde in einer Untergruppe von 77 Frauen eine invasive Diagnostik durchgeführt (Abb. 5). Frauen mit pathologischem NTG-negativen Bela-

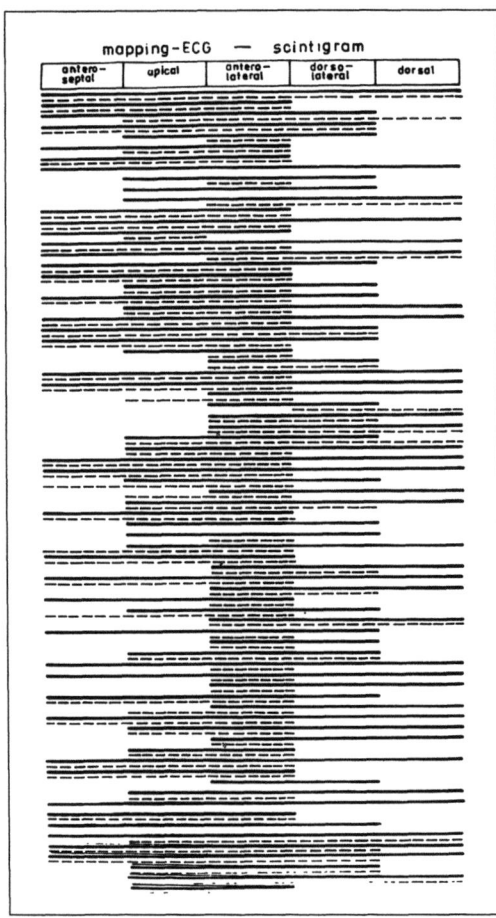

Abb. 4. Ischämieausdehnung im Mapping-EKG im Vergleich zu szintigraphischen Befunden bei 75 Frauen mit pathologischem NTG positiven Belastungs-EKG und pathologischem pd: —— Ischämie im Mapping-EKG; - - - Ischämie im Szintigramm.

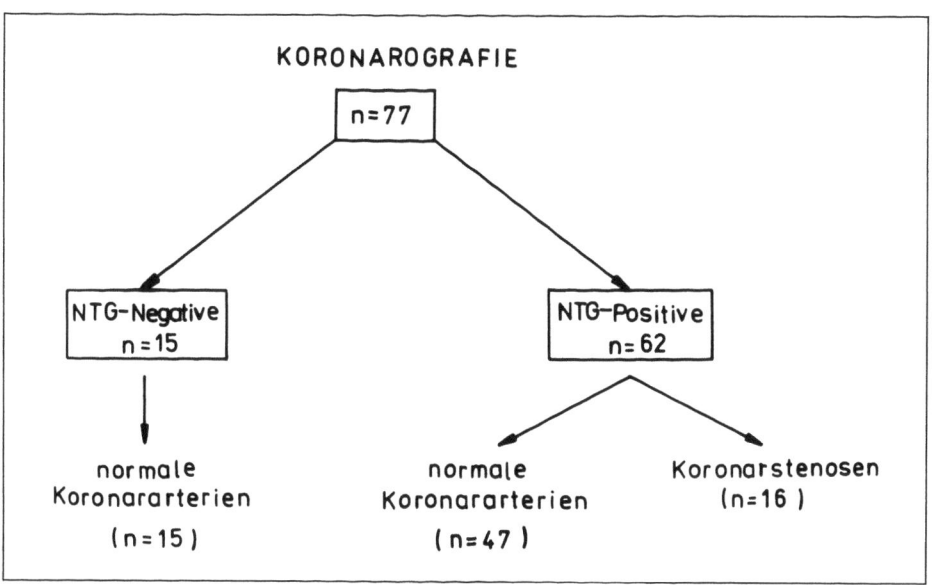

Abb. 5. Ergebnis koronarographischer Untersuchungen.

stungs-EKG zeigten generell unauffällige Koronargefäße (n = 15). Aber auch unter 62 Frauen mit pathologischem NTG-positiven Belastungs-EKG, d. h. definitiver belastungsinduzierter Myokardischämie, wiesen nur 16 Frauen hämodynamisch wirksame Stenosen auf, so daß in den übrigen Fällen periphere myokardiale Durchblutungsstörungen als Ursache der Myokardischämie vermutet werden konnten.

Unter Berücksichtigung von Mapping-EKG und szintigraphischen Untersuchungen halten wir dabei eine diffuse, den gesamten linken Ventrikel erfassende Myokardischämie am wahrscheinlichsten. Diese Vermutung wird besonders dadurch gestützt, daß bei NTG-positiven Frauen im Kontrolltest nach Nitroglyzerin die Rückläufigkeit der ST-Senkungen über allen präkordialen Zonen nachweisbar war.

Zusammenfassung und Schlußfolgerungen

1. Von 706 Frauen mittleren Alters zeigten 310 ein pathologisches Belastungs-EKG. Mit Hilfe des Nitroglyzerintests konnten 70% davon als falsch positive und nur 30% als echt positive Befundträger eingeordnet werden.
2. In einer Verlaufsbeobachtung über durchschnittlich fünf Jahre zeigten NTG-positive Frauen überwiegend eine Zunahme der belastungsinduzierten ST-Senkungen; NTG-negative Frauen ließen dagegen zu 41% eine Konstanz bzw. eine Rückläufigkeit der Endteilveränderungen erkennen, was am ehesten auf einen mit zunehmendem Alter rückläufigen geschlechtsspezifischen Einfluß auf das Belastungs-EKG zu erklären ist.
3. Die im Ergebnis des Nitroglyzerintests getroffene Klassifizierung konnte durch Messungen des Pulmonalarteriendruckes und durch myokardszintigraphische Untersu-

chungen in Ruhe und unter Belastung bestätigt werden. NTG-negative Frauen zeigten danach eine normale körperliche Belastbarkeit sowie eine ungestörte Myokardperfusion und normale Herzfunktion. NTG-positive Frauen waren dagegen charakterisiert durch eine signifikant eingeschränkte körperliche Belastbarkeit und durch eine objektivierbare Myokardischämie mit entsprechend reduzierter Herzfunktion.

4. Koronarographische Untersuchungen zeigten bei NTG-positiven Frauen nur zu 24% stenosierende Gefäßveränderungen. Zu 76% waren dagegen die Koronargefäße unauffällig, so daß in diesen Fällen periphere myokardiale Durchblutungsstörungen als Ursache der Myokardischämie vermutet werden können.

5. Der Nitroglyzerintest kann als einfaches Verfahren mit hoher diagnostischer Treffsicherheit zur Differenzierung des pathologischen Belastungs-EKG in echt oder falsch positive Befunde empfohlen werden. Seine Sensitivität beträgt 96% und seine Spezifität 93%. Nach diesem Vorgehen ist die diagnostische Treffsicherheit des Belastungs-EKG bei Frauen hinsichtlich einer belastungsinduzierten Myokardischämie höher als bei Männern einzuschätzen, nicht jedoch bezüglich stenosierender Gefäßveränderungen.

Literatur

1. Cumming RG, Dufresne C, Kich L, Samm J (1973) Exercise electrocardiogram patterns in normal women. Brit Heart J 35:1055
2. Jaffe MD (1977) Effect of oestrogens on postexercise electrocardiogram. Brit Heart J 38:1299
3. Neumann E, Mühlberg H, Weigel M, Austenat J (1979) Nitroglyzerin- und Propranololtest als Hilfsmittel zur Erkennung des falsch-pathologischen Belastungs-EKG bei Frauen. Dt Gesundh Wesen 34:880
4. Neumann E (1986) Die IHK bei Frauen. In: Heublein B (Hrsg) Handbuch für Innere Medizin. Gustav-Fischer-Verlag, Jena S 72–90

Klinische und koronarangiographische Befunde bei jungen Frauen unter hormonaler Antikonzeption

F. Loskot, H. Weidemann, E. Loskot, N. Mouselimis, M. Bali

Einleitung

Im Zusammenhang mit den oralen Kontrazeptiva (OK) registrierte man in den 60er Jahren bei Frauen im jungen Erwachsenenalter vermehrt Herzinfarkte und andere kardiovaskuläre Erkrankungen. Bis zu diesem Zeitpunkt hatte man solche Erkrankungen bei jungen Frauen als ungewöhnlich betrachtet. Auf einen möglichen Zusammenhang zwischen OK und Myokardinfarkten (MI) wurde bereits Ende der 60er Jahre von Scharf et al. (48) sowie Inman und Vessey (23) hingewiesen. Die epidemiologischen Untersuchungen in den letzten 20 Jahren, insbesondere in Großbritannien (23, 30, 31, 38, 45), Skandinavien (47) und auch in den USA (25, 43, 50, 52, 54) zeigen, daß das relative Risiko eines MI bei Frauen unter OK größer wird, wenn zusätzlich andere klassische koronare Risikofaktoren (RF) hinzukommen. In den letzten 15 Jahren berichtete man in der Literatur über koronarangiographische und klinische Befunde, welche neben Einzelfällen auch relativ kleine Patientinnengruppen betrafen (7, 9, 12, 13, 17, 28). Im folgenden werden die klinischen und angiokardiographischen Befunde von MI bei Patientinnen im gebärfähigen Alter anhand eigener Ergebnisse dargestellt und mit den auf die entsprechende Literatur bezogenen diskutiert.

Patientinnen und Methodik

Zwischen 1976 und 1985 wurden in unserer Klinik insgesamt 92 Frauen unter 50 Jahren angiographisch untersucht, die bis zum Eintritt ihres MI über kürzere oder längere Zeit OK eingenommen hatten. Bei 83 (90%) der Patientinnen bestand eine durchschnittliche Einnahmedauer von 8,7 Jahren (10 Wochen bis 11 Jahre). Sechs Frauen (6,5%) im Alter von 39 bis 46 Jahren erlitten einen akuten Herzinfarkt im ersten Monat nach dem Absetzen der Pille, sie wiesen allerdings einen starken Zigarettenkonsum bis zum Infarktereignis auf.
Sämtliche Infarkte waren klinisch, enzymatisch und elektrokardiographisch gesichert. Alle Frauen wurden aus diagnostisch-prognostischen Gründen – frühestens 6 Wochen nach dem akuten Herzinfarktgeschehen – invasiv untersucht. Als wirksame Stenose wurde eine Lumenreduktion von mindestens 50% bezeichnet. Die Koronararterien wurden in 3 Segmente aufgeteilt. Als normaler Befund bzw. Nullgefäßerkrankung (0-GE) galten Lumenschwankungen von maximal 30%.
Die Ventrikelfunktion wurde quantitativ und qualitativ erfaßt. In diesem Zusammenhang bezeichnet man SERP (*S*egmental *E*arly *R*elaxation *P*henomenon) als eine früh-

111

diastolische (bzw. spätsystolische) Auswärtsbewegung der Ventrikelwand während der isovolumetrischen Phase. Keine der Patientinnen wies eine valvuläre oder anderweitige Herzerkrankung auf.

Koronare Risikofaktoren wurden wie folgt definiert:

– Hypertonie (syst. 160 und/oder diast. 95 mmHg bei mehrmaligen Messungen in Ruhe),
– Hypercholesterinämie ab einem Wert von über 250 mg/dl (6,5 mmol/l),
– Hypertriglyzeridämie ab 170 mg/dl (1,9 mmol/l) nüchtern, und zwar mindestens 4 Wochen vor dem Herzinfarkt,
– Diabetes mellitus-Nüchternwert über 120 mg/dl,
– Zigarettenrauchen, aufgeteilt in 2 Subgruppen: mäßiger Zigarettenkonsum bis 15 Zig. täglich und starkes Zigarettenrauchen bei mehr als 15 Zig. täglich.

Ergebnisse

Am häufigsten waren in unserem Patientengut Frauen von 35 bis 44 Jahren vertreten (63,0%), diesen folgte dann die Altersgruppe der 30–34jährigen (20,6%). Patientinnen unter 30 Jahren (7,6%) und über 44 Jahren (8,7%) bildeten jeweils eine Randgruppe und waren annähernd in gleichem Maße vertreten (Abb. 1).

Die jüngste Patientin war 22 Jahre alt. Sie begann mit 14 Jahren Zigaretten zu rauchen, mit dem 15. Lebensjahr nahm sie bis zum Herzinfarkt ohne Pause das gleiche OK (ein Dreiphasen-Präparat) ein. 2 andere Patientinnen erlitten mit 25 Jahren einen Myokardinfarkt, eine von ihnen hatte Diabetes mellitus und nahm erst 10 Wochen OK ein.

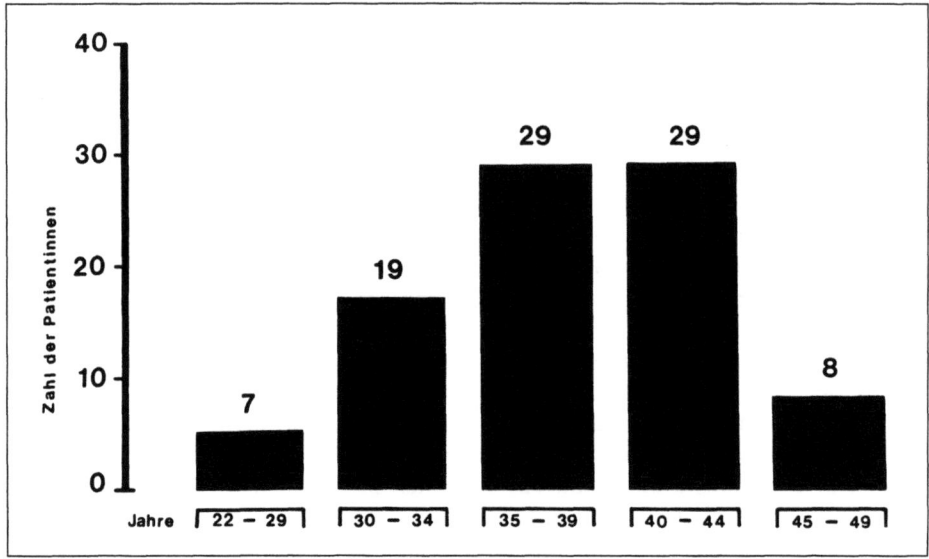

Abb. 1. Altersmäßige Häufigkeitsverteilung der Patientinnen.

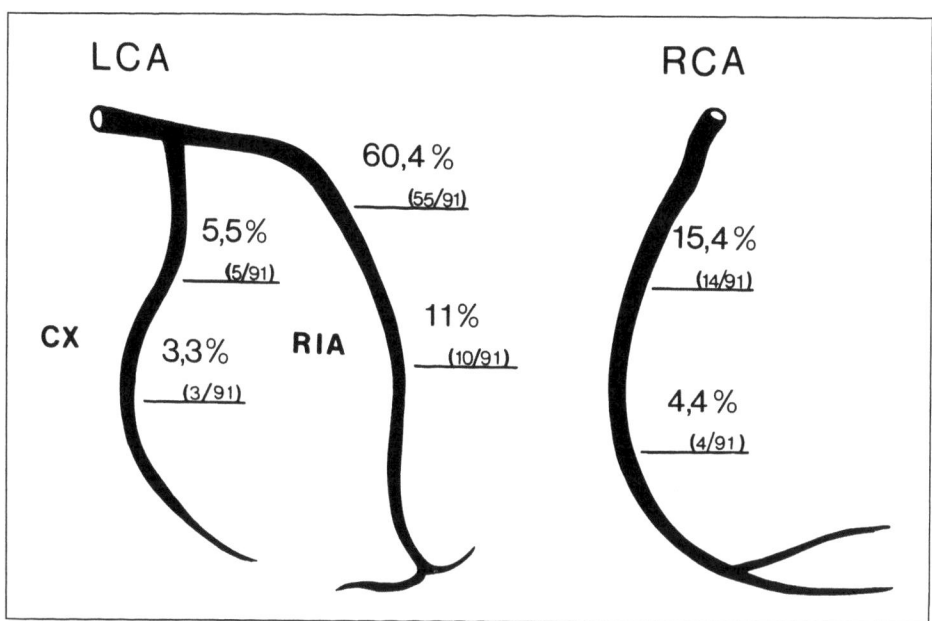

Abb. 2. Lokalisation der Stenosen im Verlauf der linken (LCA) und der rechten (RCA) Koronararterie.

Tabelle 1. Lokalisation und Schweregrad der Koronarstenosen

Stenosegrad	RIVA		CX	RCA (n = 91)	
(in %)	prox	med		prox	med
< 50	6	–	–	–	–
50–75	6	2	6	8	2
76–90	30	5	1	5	2
91–99	8	3	1	1	–
100	5	–	–	–	–
Gesamt	55 (60%)	10 (11%)	8 (9%)	14 (15%)	4 (5%)
		71%			20%

Bei 64 Frauen fand man insgesamt 91 signifikante Stenosen im Verlauf der 3 großen Koronararterien (Abb. 2 und Tabelle 1). Der R. interventricularis anterior (RIA bzw. RIVA) war mit insgesamt 65 Stenosen (71,4%) die am häufigsten stenosierte Koronararterie, wobei das proximale Segment eine signifikant dominante Stenose (60,4% – $p < 0,001$) gegenüber den distalen Segmenten aufwies. Die zweithäufigste Stenoselokalisation wies die rechte Koronararterie (RCA) mit 19,8% (18/81) auf, am wenigsten fanden sich Stenosen im Verlauf des R. circumflexus (CX) – 8,8% (bzw. 8/91). Bei 8 Patientinnen mit 2- und 3Gefäßerkrankungen (2-GE, 3-GE) im Alter von 38–49 Jahren

wurden zusätzliche sklerotische Konturveränderungen einiger Stenosen und proximaler Arterienabschnitte sichtbar. Der häufigste Schweregrad der Stenosen betrug 76–90% des arteriellen Durchmessers (43/91 bzw. 74,3%), gefolgt von 50–75%igen Stenosen (24/91 bzw. 26,4%). Subtotale Stenosen (> 90%) fand man 13mal (14,3%), 5mal (5,5%) lag ein proximaler RIVA-Verschluß vor (s. Tabelle 1).

Bei 8 Frauen (8,7%) im Alter von 22 bis 33 Jahren war der Koronarbefund normal bzw. lagen keine Konturunregelmäßigkeiten oder subsignifikante Stenosen vor. Bei 3 anderen Frauen (Altersgruppe 35–39 Jahre) fand man zweimal im proximalen RIVA-Segment und einmal im proximalen Segment der RCA kurzstreckige Doppelkonturen, die auf eine eventuelle Thrombus-Rekanalisierung hinweisen dürften. In sechs anderen Koronarangiogrammen war im proximalen RIA-Segment eine entweder konzentrische oder exzentrische, glattwandige Gefäßkontur erkennbar. Tabelle 2 zeigt die Häufigkeitsverteilung der Stenosen-befallenen Koronararterien.

Die Häufigkeitsverteilung der kritisch stenosierten Koronararterien in bezug auf das Patientinnenalter zeigt, daß die Nullgefäßerkrankung bei Frauen unter 40 Jahren signifikant häufiger vorkommt und sich in unserer Gruppe auf das Alter von 30 bis 39 Jahren konzentrierte (21/28 bzw. 75% der Gruppe, Tabelle 3). Bei der 1-GE verlagerte sich die maximale Häufigkeit der koronaren Veränderungen auf das Alter von 35 bis 44 Jahren (36/47 bzw. 77%). Die Häufigkeit pathologischer Veränderungen an Koronararterien sowie die Zahl der befallenen Arterien nahm ab 35 Jahren zu.

Das Lävokardiogramm zeigte bei 8 Frauen keine Störungen der Wandkontraktion, allerdings war 8mal SERP vorhanden (Tabelle 4), wobei im Koronarangiogramm im proximalen RIA-Segment eine glattwandige Lumenschwankung erkennbar war. In 18 Ventrikulogrammen fand sich bei einer 0-GE ein SERP und zusätzlich eine meistens ausgeprägte anteroapikale Hypokinesie. Noch auffälliger war das Ventrikulogramm bei der 1-GE-Gruppe. Bei 18 Ventrikulogrammen fanden sich eine Kombination von SERP und einer zum Teil schweren anteroapikalen Hypokinesie. Eine Akinesie bzw. Dyskinesie der Vorderwandspitzenregion fand sich bei 21 Frauen mit unilokulärem RIA-Befall. Insgesamt wiesen 51 Patientinnen ein SERP auf, bei allen fand man entweder Stenosen oder Lumenschwankungen im proximalen oder mittleren RIA-Segment. Bei Frauen mit 2- und 3-GE waren ebenfalls hypokinetische Wandsegmente vorhanden, der Schweregrad der Kontraktionsstörung war jedoch weniger ausgeprägt als in der Gruppe der 0- und 1-GE. Bei einer Patientin fand man bei einer proximalen RIVA-Stenose ein Vorderwandspitzenaneurysma und einen relativ großen „traumatischen" Ventrikelseptumdefekt.

Bei 41 Patientinnen (44,6%) trat ein Myokardinfarkt ohne Prodromi auf, d. h. der erste Thoraxschmerz kündigte den akuten Herzinfarkt an. Signifikant kurz war die Anginapectoris(AP)-Anamnese bei der 0- und 1-GE (insgesamt 59/92 bzw. 64%) gegenüber der Gruppe mit 2- und 3-GE (Tabelle 5).

Von der Gruppe mit der 0- und 1-GE wiesen 16 von 75 Frauen (21%) zusätzlich kurz vor dem Myokardinfarkt uncharakteristische Thoraxbeschwerden auf, die retrospektiv jedoch nicht als AP gedeutet werden konnten.

Im Elektrokardiogramm fanden sich bei 6 Patientinnen (21,4%) mit 0-GE und bei 8 Frauen (17,0%) mit 1-GE keine typischen Zeichen eines transmuralen Herzinfarktes, obwohl im Ventrikulogramm Hypokinesie bis Akinesie vorhanden waren.

Bezugnehmend auf das gesamte Patientinnenkollektiv lagen bei 78 Frauen (84,8%) typische pathologische Veränderungen eines transmuralen Myokardinfarktes vor

Tabelle 2. Häufigkeitsverteilung der von Stenosen befallenen 3 großen Koronararterien (RIA, CX, RCA) im untersuchten Patientinnenkollektiv

0-GE	28 Frauen	30,4%
1-GE	47 Frauen	51,1%
2-GE	14 Frauen	15,2%
3-GE	3 Frauen	3,3%
	92 Frauen	100,0%

Tabelle 3. Häufigkeitsverteilung der kritisch befallenen Koronararterien bezogen auf das Alter

Alter (Jahre)	0-GE	1-GE	2-GE	3-GE
22–29	5/28 – 18%	2/47 – 4%	0	0
30–34	11/28 – 39%	8/47 – 17%	0	0
35–39	10/28 – 36%	16/47 – 34%	3/14 – 21%	0
40–44	2/28 – 7%	20/47 – 43%	6/14 – 43%	1/3 – 33%
45–49	0	1/47 – 2%	5/14 – 36%	2/3 – 67%

Tabelle 4. Lävokardiogramm in bezug auf Häufigkeitsverteilung der Koronarstenosen

Koro-Befund	Ventrikulogramm				
(n)	normal	SERP	Hypo-kinesie	A-kinesie	Dys-kinesie
0-GE (28)	8	26	18	1	1
1-GE (47)	–	18	27	8	13*
2-GE (14)	–	7	8	5	1
3-GE (3)	–	–	2	1	–
Summe (92)	8	51	55	15	15

* 1 Pat.-V SD

Tabelle 5. Dauer der Angina-pectoris-Beschwerden vor dem Herzinfarkt in bezug auf die Verteilung der Koronarmorphologie

Koro-Befund	Angina pectoris (Monate)					
(n)	0	–1	–2	–3	–4	–6
normal (28)	19	14	–	–	–	–
1-GE (47)	21	5	2	5	11	–
2-GE (14)	1	5	–	3	3	–
3-GE (3)	–	–	–	–	1	2
n = 92	41	24	2	8	15	2
	44,6	26,1	2,2	8,7	16,3	2,1
%	70,7			25,0		

(Q > 0,03 s in mindestens 2 Ableitungen). Das Ergometrie-EKG unter kontinuierlicher Belastung bis zur individuell möglichen bzw. symptomlimitierten Belastbarkeitsgrenze brachte nur bei 2- und 3-GE pathologische ST-T-Veränderungen im Sinne einer Koronarinsuffizienz.

Tabelle 6 zeigt eine Häufigkeitseinteilung der wichtigsten koronaren Risikofaktoren (RF) in Relation zur Koronarmorphologie. Abgesehen von der Einnahme der Pille erwies sich bei unseren Patientinnen das Zigarettenrauchen als wichtigster RF (74/92 bzw. 80,4%), gefolgt in gleichem Maße von Hyperlipidämie und Hypertonus (jeweils 8,7%), bei 2 Frauen lag kompensierter Diabetes mellitus vor. Bei 9 Frauen mit 2- und 3-GE kam es auch zur Kombination von verschiedenen Risikofaktoren (7×2 RF, 1×3 RF, 1×4 RF).

Alle Raucherinnen haben vor der Einnahme der Pille mit dem Nikotinkonsum begonnen, mehr als die Hälfte von ihnen (53/73 bzw. 72,6%) rauchten jahrelang über 15 Zigaretten täglich. Die Dauer des Zigarettenrauchens betrug durchschnittlich 13 Jahre (5 bis 31 Jahre).

Bei insgesamt 12/92 Frauen (13,0%) – davon 5 mit 0-GE (17,6%) und 7 mit 1-GE (14,9%) – waren keine koronaren RF 1. und 2. Ordnung zu ermitteln. Die Analyse der RF 1. Ordnung (Zigarettenrauchen, Hyperlipidämie, Hypertonie, Diabetes mellitus) und 2. Ordnung (positive Familienanamnese für Myokardinfarkt, Hyperurikämie, Adipositas und psychosozialer Distreß) in Relation zu koronarangiographischen Befunden brachte bei unseren Patientinnen die in Tabelle 7 gezeigte Anhäufung von RF.

Tabelle 6. Koronare Risikofaktoren in Relation zum Koronarbefund

	Hyper-lipidämie	Zigaretten/Tag		Hypertonie	Diabetes mellitus
		< 15	> 15		
0-GE	–	8	15	–	–
1-GE	–	8	31	–	–
2-GE	6	3	5	5	1
3-GE	2	1	2	3	2
n = 92 (%)	8 (8,7)	20 (21,7)	53 (57,6)	8 (8,7)	3 (3,3)
		73 (79,3)			

Tabelle 7. Risikofaktoren 1. und 2. Ordnung in Relation zu koronarangiographischen Befunden

	RF 1. Ordnung	RF 1. und 2. Ordnung
0-GE	0,82 (23/28 Pat.)	0,96 (27/28 Pat.)
1-GE	0,85 (40/47 Pat.)	1,06 (50/47 Pat.)
2-GE	1,43 (20/14 Pat.)	2,07 (29/14 Pat.)
3-GE	3,00 (9/ 3 Pat.)	4,00 (12/ 3 Pat.)
Mittelwert	1,00 (92/92 Pat.)	1,28 (118/92 Pat.)

Bei 5 Frauen war kein RF zu ermitteln. Bei allen übrigen Patientinnen (87 Frauen) ergibt sich dann ein RF-Mittelwert von 1,06 für RF 1. Ordnung und von 1,37 für RF 1. und 2. Ordnung.

Die Analyse der hämodynamischen Funktionszustände eines durchgemachten Myokardinfarktes ergab das Vorliegen einer mehr oder weniger gestörten Myokardfunktion unter Belastung bei allen Frauen (100%), wobei der über einen Rechtsherzkatheter (Methode nach Swan-Ganz) gewonnene mittlere Pulmonalkapillardruck (PCP) den größten Anstieg bei Frauen mit der 3-GE erreichte.

Bei 30 Frauen (32,6%) mit 1-, 2- und 3-GE fand sich eine abnorme linksventrikuläre Funktion schon in Ruhe (Stadium II-Einteilung der Hämodynamik nach Roskamm und Reindell (44)). Alle diese Patientinnen wiesen im Ventrikulogramm eine schwere Beeinträchtigung der linksventrikulären Funktion unter Belastung (11) sowie eine ausgeprägte regionale Störung der Wandbeweglichkeit im Lävokardiogramm auf. Bei 28 von 30 Frauen (93,3% bzw. 30,4% der Gesamtgruppe) mit eingeschränkter linksventrikulärer Funktion konnte man sowohl unter Belastung als auch in Ruhe eine Minderung der Auswurfleistung von 26–55% (Mittelwert 42%) eruieren. Bei 15 von 30 Frauen (50%) aus dieser Gruppe lag zum Teil ein großes linksventrikuläres Vorderwandspitzenaneurysma vor.

Wie schon oben erwähnt, erlitt die jüngste unserer Patientinnen mit 22 Jahren ohne vorausgegangene Thoraxsensationen beim Tanzen in einer Diskothek einen akuten Herzvorderwandinfarkt. Sie war eine mäßige Raucherin (< 15 Zig. tägl.), nahm seit ih-

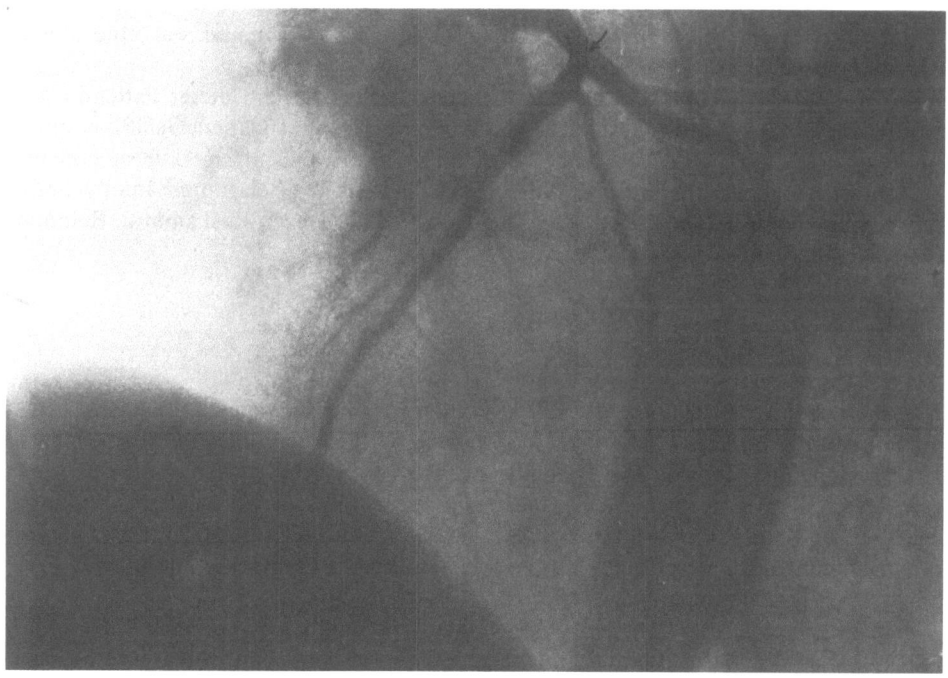

Abb. 3. Lumenreduktion des proximalen RIVA-Segments (Pfeil) vor dem Abgang des 1. R. diagonalis (hemiaxiale Projektion – LAO).

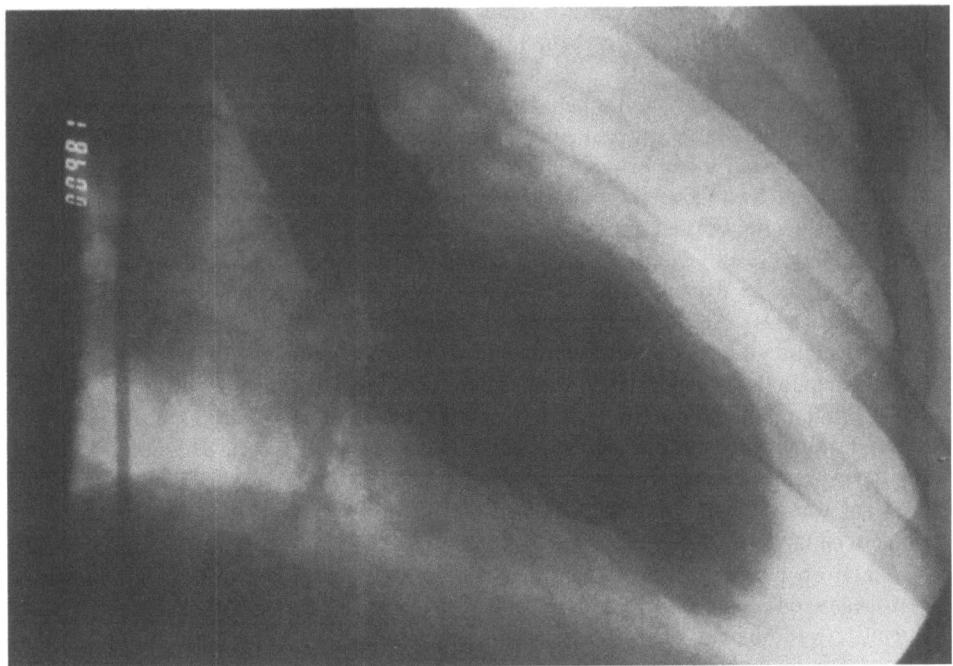

Abb. 4. Lävokardiogramm einer 22jährigen Patientin mit einer Vorderwandspitzen-Akinesie.

rem 15. Lebensjahr ein Dreiphasen-Präparat ohne Pause ein und war eine aktive Sportlerin. Man konnte keine weiteren RF ermitteln.

Abb. 3 zeigt abschließend den koronarangiographischen Befund dieser Patientin mit einer grenzwertigen segmentären RIVA-Lumenreduktion mit glatten Gefäßkonturen. Im Ventrikulogramm (RAO 30°, Abb. 4) ist eine Vorderwandspitzen-Akinesie erkennbar. Im EKG waren keine Zeichen eines MI vorhanden, die Belastungshämodynamik zeigte einen abnormalen PCP-Anstieg ab 50 Watt (Stad. I nach Roskamm u. Reindell (44)).

Diskussion

Neben anderen Risikofaktoren der KHK gerieten vor allem in den letzten Jahren Ovulationshemmer in den Blickpunkt des wissenschaftlichen Interesses verschiedener Fachbereiche der Medizin. Die Häufigkeitszunahme der KHK, insbesondere bei jungen Frauen, beschäftigt bereits seit vielen Jahren die klinische Kardiologie. Die retrospektiven und prospektiven Studien, die in der Mehrzahl als Fallkontrollstudien vorgenommen wurden, zeigten, daß sich das Koronarrisiko auf Frauen um und über 35 Jahre sowie auf Raucherinnen konzentriert.

Koronarangiographische Untersuchungen zeigten das häufige Vorkommen einer 1-GE (13, 17). Dieser auffällige Befund findet sich jedoch bei jungen Patienten nach MI und ist nicht spezifisch für junge Frauen unter OK. Dieser Befund deutet auf eine Altersabhängigkeit hin. Jüngere Patienten weisen meistens einen unilokulären, mehr oder we-

118

niger stenosierenden Koronarbefall auf, bei älteren sind öfters bereits mehrere Koronararterien sklerotisch verändert. Bei unseren Untersuchungen fanden wir bei jüngeren Frauen unter OK überwiegend Koronararterien ohne Stenosen (0-GE). Im mittleren Alter nahm dann die 1-GE zu und bei über 40jährigen dominierte eine Mehrgefäßerkrankung. Am häufigsten war RIVA betroffen, der in diesem Falle als die sog. „Schicksalsarterie" bezeichnet werden kann. Bemerkenswert ist, daß, obwohl das proximale RIVA-Segment zum Zeitpunkt der Koronarangiographie leichte bis mittelgradige Stenosen aufwies, meistens schwere Kontraktionsstörungen der linksventrikulären Wand und des Septums vorlagen. Ein anderer auffälliger Befund nach MI war bei unseren jungen Patientinnen der relativ hohe Anteil von keinen bzw. nicht relevanten Lumenveränderungen der Koronararterie. Dies war anders bei Frauen im Alter von über 45 Jahren, bei denen man schon mehr oder weniger sklerotisch veränderte Stenosesegmente vorgefunden hatte. Die Altersabhängigkeit der angiographischen Koronarbefunde – normale Herzkranzgefäße oder 1-GE bei jüngeren Frauen und Mehrgefäßerkrankung mit teilweise sklerotisch veränderten Stenosen bei älteren Frauen – scheint jedoch nicht spezifisch für OK zu sein (3, 12, 13, 15–17, 29, 33, 59, 60). Ähnliche angiographische Koronarmorphologie fand sich auch bei jüngeren Männern (4, 17). Frauen mit einer 0-GE hatten meistens eine leichte Lumenschwankung bzw. eine glattwandige segmentäre, vorwiegend exzentrische Eindellung der Gefäßkontur. Diesem weniger bedeutenden Gefäßbefund stand eine mehr oder weniger ausgeprägte, jedoch deutlich sichtbare Störung der linksventrikulären Wandbeweglichkeit der zugehörigen Areale gegenüber. Das sog. SERP war auffällig häufig im hochlateralen Segment des Ventrikulogramms sichtbar und ist in unserem Patientengut mit Konturveränderungen bzw. Stenosen des RIVA gegenüber der RCA aufgetreten. Diese Beziehung vom SERP zum RIVA war in dem von uns untersuchten Kollektiv hochsignifikant.

Im Hinblick auf die vorhandenen regionalen Störungen der linksventrikulären Kontraktion muß sowohl bei den Frauen mit einer 0-GE als auch bei Patientinnen mit einer 1- und 2-GE angenommen werden, daß zum Zeitpunkt des MI eine hochgradige Stenose oder sogar ein Verschluß bestand. Zum späteren Zeitpunkt dürfte auch eine spontane Thrombolyse, wie man es auch bei Embolien bei den Herzkatheteruntersuchungen beobachten kann, oder durch eine Rekanalisierung der Thromben wieder eine partielle Durchgängigkeit des Gefäßes erreicht worden sein (1, 12, 13, 17, 19, 30, 55).

Andere Autorengruppen vertreten die Meinung, daß bei Patienten mit MI und normalen Koronarangiogramm der Koronarspasmus äthiologisch einen Triggermechanismus darstellt. Koronarspasmen können bei etwa 40% der MI-Patienten vorkommen (36). Es besteht keine Klarheit darüber, ob Koronarspasmen sich primär oder sekundär an der Entstehung von Gefäßobstruktionen beteiligen. Eine interessante Hypothese der Spasmenentstehung könnte die Nikotin-induzierte Freisetzung von Noradrenalin und eine Minderung des Verhältnisses Prostazyklin/Thromboxan A_2 sein (26).

Der bei weitem häufigste intramurale MI ist an der linksventrikulären Herzvorderwand lokalisiert. In der Regel liegt eine hochgradige RIVA-Stenose vor. Im Ruhe-EKG finden sich später meistens keine sicheren Zeichen eines abgelaufenen MI. Auch in unserem Patientengut wiesen 15% keine EKG-Veränderungen auf, obwohl im Ventrikulogramm regionale Motilitätsstörungen der Vorderwand nachzuweisen waren. Unsere eigenen Befunde sind mit denjenigen anderer Autoren vergleichbar (44, 60).

Die Beschwerdesymptomatik bei unseren Patientinnen war extrem kurz (weniger als 2 Wochen, s. Tabelle 5). Frauen, die ohne Prodromi einen akuten Herzinfarkt erlitten, bekamen einen heftigen Anginapectoris-Schmerz, vorwiegend erst unter teilweise schwerer körperlicher Belastung (31%), oder unmittelbar danach (91%). Über Ähnliches berichten auch Gohlke et al. (17) sowie Virmani und McAllister (57).

Im Einklang mit anderen Autorengruppen (2, 16, 17, 25, 26, 33, 40, 41, 43, 47, 53) erwies sich das Zigarettenrauchen auch bei unserem Patientengut als wichtigster RF. Zigarettenrauchen und OK scheinen bei Frauen die wichtigste Kombination von RF zu sein. In Anwesenheit anderer kardiovaskulärer RF haben sie einen synergistischen Effekt auf Morbilität und Mortalität durch KHK. Dieses Risiko dürfte von der Dauer, der Menge sowie der Stärke des Nikotinkonsums als auch der Einnahmedauer von OK abhängig sein (33, 46, 50, 53). Nach Slone et al. (52) nimmt die MI-Rate unter OK um das 3–4fache zu gegenüber denen, die keine OK eingenommen haben. Das erhöhte MI-Risiko einer langjährigen Einnahme von OK besteht offensichtlich nur bis zur 5. Altersdekade (52). Erhöhter Anstieg der Katecholamine und des Carboxyhämoglobins, gesteigerte Plättchenaggregation, -steifheit und -adhäsivität, inhibierte Fibrinolyse, Endothelödem, arterielle Spasmen, Verschiebung der Hämoglobin-O_2-Sättigungskurve, Faktor-XII-Mangel werden als mögliche Wirkungsmechanismen des Rauchens diskutiert (1, 10, 15, 17, 19, 33–37, 39–43, 54, 56). Da zum Teil ähnliche Eigenschaften bei OK vermutet werden, ist aus epidemiologischer Sicht der Doppelnoxe „orale Kontrazeptiva und Zigarettenrauchen" größte Bedeutung beizumessen.

Beim Auftreten der Hypertonie unter OK scheinen das Alter, die Einnahmedauer und die Progestagenkomponente von entscheidener Bedeutung zu sein (8, 14, 20, 54). OK können in Einzelfällen zu schwerer Hypertonie führen (3, 54). Nach dem Absetzen von OK kehren sowohl der systolische als auch der diastolische Druck zu normalen Werten zurück. In Einzelfällen kann auch nach dem Abbruch von OK Hypertonie weiterhin bestehen bleiben (18). Bei normotensiven Frauen unter OK findet man eine normale Plasma-Renin-Aktivität (PRA) und einen normalen Plasma-Aldosteron-Spiegel (PAS). Demgegenüber tritt bei Frauen mit erhöhtem PAS und erhöhter PRA unter OK arterielle Hypertonie auf (18).

Zwei Beziehungen zwischen Plasmalipiden und der KHK sind allgemein anerkannt: a) eine positive Korrelation zwischen dem Schweregrad der KHK und der Plasmakonzentration des Cholesterins; b) eine negative Korrelation zwischen der KHK und der Plasmakonzentration des HDL-Cholesterins (22). Dem HDL2/HDL3-Quotienten kommt immer mehr Bedeutung zu. Der HDL2-Fraktion wird eine vasoprotektive Potenz zugeschrieben (35). In einer Studie an gesunden jungen Frauen bis zu 35 Jahren konnte unter der Einnahme eines Dreiphasen-Präparates ein signifikanter Anstieg des HDL3-Cholesterins sowie der Apolipoproteine A II und eine Minderung des HDL2-Cholesterins sowie der Apo A I nachgewiesen werden (49). Der HDL-Gesamtcholesterinwert war unauffällig, erst in seinen Untergruppen zeigte sich die oben beschriebene „atherogene" Veränderung.

Zusammenfassung

OK und Zigarettenrauchen zählen bei jungen Frauen zu den wichtigsten RF. Normale Koronarangiographiebefunde bei Frauen unter OK sind offensichtlich auf eine spontane Thrombolyse zurückzuführen, wobei andere Hypothesen als möglicher thrombogener Trigger-Mechanismus zu diskutieren sind. Im Koronarangiogramm findet sich ein relativ großer Anteil von unilokulären Stenosen, vorwiegend am proximalen RIVA-Segment. Außerdem liegt häufig eine 0-GE, überwiegend bei Frauen im Alter unter 40 Jahren, vor. Mit zunehmendem Alter finden sich Stenosen an mehreren Koronararterien, bei denen auch zum Teil sklerotische Wandveränderungen sichtbar sind. Bei der Einnahme von OK sind, insbesondere in den ersten Monaten, häufige Kontrollen des Blutdrucks, der Lipide und der Glukose vorzunehmen. Bei Frauen über 30 Jahren, die Risikofaktoren 1. Ordnung aufweisen und bei Frauen über 35 Jahren ist eine andere Form der Antikonzeption dringend zu empfehlen.

Literatur

1. Arnett EN, Roberts WC (1976) Acute myocardial infarction and angiographically normal coronary arteries: An unproven combination. Circulation 53:395
2. Barillon A, Delahaye JP, Grand A et al. (1977) Infarctus du myocarde et contraception orale. Arch Mal Coeur 70:921
3. Bounhoure JP, Marco J, Fauvel JM et al. (1977) Contraceptifs oraux et infarctus du myocarde. Arch Mal Coeur 70:765
4. Briggs MH, Briggs M (1979) Oral contraceptives and plasma protein metabolism. J Steroid Biochem 11:425
5. Burkart F, Salzmann C (1981) Angiographic findings in postinfarction patients under the age of 35. In: Roskamm H (ed) Myocardial infarction at young age. Springer, Berlin Heidelberg New York, S 56
6. Dalen JE, Hickler RB (1981) Oral contraceptives and cardiovascular disease. Am Heart J 101:626
7. Dear HD, Jones WB (1971) Myocardial infarction associated with the use of oral contraceptives. Ann Intern Med 74:236
8. Dejaco RM, Hartl O, Pürgyi P (1972) Koronarinfarkt unter Ovulationshemmern. Wien Med Wochenschr 122:630
9. Dunn FG, Jones JV, Fife R (1975) Malignant hypertension associated with use of oral contraceptives. Brit Heart J 37:336
10. Eliot RS, Bratt G (1969) The paradox of myocardial ischemia and necrosis in young women with normal coronary arteriograms. Relation with abnormal hemoglobin-oxygen dissociation. Am J Cardiol 23:633
11. Ekelund EG, Holmgren A (1967) Central hemodynamics during exercise. Circulation (Suppl) 20/21:1
12. Engel HJ, Hundeshagen H, Lichtlen P (1977) Transmural myocardial infarction in young women taking oral contraceptives. Br Heart J 39:477
13. Engel HJ, Engel E, Lichtlen PR (1981) Acute myocardial infarction in young women: evidence for spontaneous lysis of a coronary thrombus. In: Roskamm H (ed) Myocardial infarction at young age. Springer, Berlin Heidelberg New York, S 122
14. Fisch IR, Frank J (1977) Oral contraceptives and blood pressure. JAMA 237:2499
15. Glancy DL, Marcus ML, Epstein SE (1971) Myocardial infarction in young women with normal coronary arteriograms. Circulation 44:495
16. Glover MU, Kuber MT, Warren SE, Vieweg WVR (1982) Myocardial infarction before age 36: Risk factor and arteriographic analysis. Am J Cardiol 49:1600
17. Gohlke H, Stürzenhofecker P, Thilo A, Droste C, Görnandt L, Roskamm H (1981) Coronary angiographic findings and risk factors in postinfarction patients under the age of 40. In: Roskamm H (ed) Myocardial infarction at young age. Springer, Berlin Heidelberg New York, S 61
18. Goldhaber SZ, Hennekens ChH, Sparks RF, Evans DA et al. (1984) Plasma renin substrate, renin activity, and aldosterone levels in a sample of oral contraceptive users from community survey. Am Heart J 107:119
19. Havekes L, Gent CM van, Stegerhock CI, Arntzenius AC, Hessel LW (1981) High density lipoprotein cholesterol and alipoprotein AI levels in 32–33 year old women on steroid con-

traceptives-differences between two frequently used low estrogen pills. Clin Chem Acta 116:223

20. Henderson RR, Hansing CE, Razavi M, Rowe GG (1973) Resolution of an obstructive coronary lesion as demonstrated by selective angiography in a patient with transmural myocardial infarction. Am J Cardiol 31:785

21. Hennekens CH, Evans D, Rosner B, Taylor J, Kass EH (1980) Oral contraceptive use and blood pressure in a community-based cohort study. Circulation (Abstr.) 62:306

22. Hulley SB, Rosenman RH, Bawol RD, Brand RJ (1980) Epidemiology as a guide to clinical decision. The association between triglycerides and coronary heart disease. N Engl J Med 302:1383

23. Inman WHW, Vessey MP, Westerholm B, Engelund (1970) Thromboembolic disease and the steroidal content of oral contraceptives: a report to the Committee on Safety of Drugs. Br Heart J 2:203

24. Jick H, Dinan B, Rothman KJ (1978) Noncontraceptive estrogens and nonfatal myocardial infarction. JAMA 239:1407

25. Jick H, Dinan B, Rothman KJ (1978) Oral contraceptives and nonfatal myocardial infarction. JAMA 239:1403

26. Jugdutt BI, Stevens GF, Zacks DJ, Lee SJK, Taylor RF (1983) Myocardial infarction, oral contraception, cigarette smoking, and coronary artery spasm in young women. Am Heart J 106:757

27. Khan AH, Haywood LJ (1974) Myocardial infarction in nine patients with normal and near normal coronary arteries. N Engl J Med 291:427

28. Koenig W, Gehring J, Mathes P (1984) Orale Kontrazeptiva und Myokardinfarkt bei jungen Frauen. Herz/Kreislauf 16:508

29. Maleki M, Lange RL (1973) Coronary thrombosis in young women on oral contraceptives: report of two cases and review of the literature. Am Heart J 85:749

30. Mann JI, Inman WHW (1975) Oral contraceptives and death from myocardial infarction. Br Med J 2:245

31. Mann JI, Vessey MP, Thorogold M, Doll R (1975) Myocardial infarction in young women with special reference to oral contraceptive practice. Br Med J 2:241

32. Mann JI, Inman WHW, Thorogood M (1976) Oral contraceptive use in older women and fatal myocardial infarction. Br Med J 2:445

33. McKenna WJ, Chew CYC, Oakley CM (1980) Myocardial infarction with normal coronary angiogram. Possible mechanism of smoking risk in coronary artery disease. Br Heart J 43:493

34. Mertz DP (1982) Neue Aspekte zur Beurteilung des Arteriosklerose-Risikos. Med Klinik 77:22

35. Miller NE, Hammat F, Saltissi S, Rao S et al. (1981) Relation of angiographically defined coronary artery disease to plasma lipoprotein subfraction and lipoproteins. Br Med J 282:1741

36. Oliva PB, Breckinridge JC (1977) Arteriographic evidence of coronary arterial spasm in acute myocardial infarction. Circulation 56:366

37. Oliva PB, Breckinridge JC (1977) Acute myocardial infarction with normal and near normal coronary arteries. Am J Cardiol 40:1000

38. Oliver MF (1970) Oral contraceptives and myocardial infarction. Br Med J 2:210

39. Penny WJ, Colvin BT, Brooks N (1985) Myocardial infarction with normal coronary arteries and factor XII deficiency. Br Heart J 53:230

40. Petitti DB, Wingerd J, Pellegrin F, Ramcharan S (1978) Oral contraceptives, smoking, and other factors in relation to risk of venous thromboembolic disease. Am J Epidemiol 108:480

41. Petitti DB, Wingerd J (1978) Use of oral contraceptives, cigarette smoking, and risk of subarachnoid haemorrhage. Lancet 2:234

42. Pope JT, Chandler AB et al. (1973) A morphologic and angiographic study of the evolution of the experimental coronary thrombosis in the dog. Circulation (Suppl IV) 48:204

43. Rosenberg L, Hennekens ChH, Rosner B, Belanger Ch, Rothman KJ, Spizer FE (1980) Oral contraceptive use in relation to nonfatal myocardial infarction. Am J Epidemiol 111:59

44. Roskamm H, Reindell H (1977) Herzkrankheiten. Springer, Berlin Heidelberg New York

45. Royal College of General Practitioners (1981) Oral contraceptive study: Further analyses of mortality in oral contraceptive users. Lancet 1:541

46. Salonen JT (1980) Stopping smoking and longterm mortality after acute myocardial infarction. Br Heart J 43:463

47. Salonen JT (1982) Oral contraceptives, smoking and risk of myocardial infarction in young women. Acta Med Scand 212:141

48. Schäfer JR (1985) Veränderungen im Lipid- und Alipoprotein AI-, AII- und B-Muster bei oraler Kontrazeption mit niedrig dosiertem Dreistufenpräparat sowie pro-gesteronderivathaltigen Präparaten. – Zur Frage atherogener Potenzen modernster oraler Kontrazeptiva. Inaugural-Dissertation, Universität Marburg

49. Scharf J, Nahir AM et al. (1968) Letters to the Editor: Oral contraceptives and myovardial infarction. Lancet 2:411

50. Shapiro S, Rosenberg L, Slone D et al. (1979) Oral contraceptive use in relation to myo-cardial infarction. Lancet 1:743

51. Sheldon WC, Razavi M, Lim YJ (1981) Coronary arteriographic findings in younger survivors of acute myocardial infarction including those with normal coronary arteries. In: Roskamm H (ed) Myocardial infarction at young age. Springer, Berlin Heidelberg New York, S 47

52. Slone D, Shapiro S, Kaufman DW, Rosenberg L, Miettinen OS, Stolley PD (1981) Risk of myocardial infarction in relation to current and discontinued use of oral contraceptives. N Engl J Med 305:420

53. Slone D, Shapiro S, Rosenberg L, Kaufman DW et al. (1978) Relation of cigarette smoking to myocardial infarction in young women. N Engl J Med 298:1273

54. Stadel BV (1981) Oral contraceptives and cardiovascular disease. Part II. N Engl J Med 305:672

55. Stern S, Abraham AS et al. (1978) Myocardial infarction with patent coronary arteries. Cardiology 63:152

56. Vincent GM, Anderson JL, Marshall HW (1983) Coronary spasm producing coronary throm-bosis and myocardial infarction. N Engl J Med 309:220

57. Virmani R, McAllister HA Jr (1981) Myocardial infarction in patients under the age of 40: autopsy findings. In: Roskamm H (ed) Myocardial infarction at young age. Springer, Berlin Heidelberg New York, S 92

58. Waller BF, Roberts WC (1981) Comparison of luminal narrowing by atherosclerotic plaques in young and very old necropsy patients with fatal coronary events. In: Roskamm H (ed): Myocardial infarction at young age. Springer, Berlin Heidelberg New York, S 104

59. Warren SE, Thompson I, Vieweg WVR (1979) Historic and angiographic features of young adults surviving myocardial infarction. Chest 75:667

60. Welch CCh, Proudfit WL, Sheldon WC (1975) Coronary arteriographic findings in 1000 women under 50. Am J Cardiol 35:211

Angiographische Befunde nach Herzinfarkt junger Frauen – Rolle oraler Kontrazeptiva

H. J. Engel, E. Engel, K. Behnke, P. Lichtlen

Einleitung

Die vorliegende Arbeit stellt eine Erweiterung früherer Mitteilungen (7, 8) auf einen Beobachtungszeitraum von zehn Jahren mit mehr als 10 000 invasiv untersuchten Patienten dar.

Bei präklimakterischen Frauen sind Herzinfarkte nach wie vor selten. Die koronare Herzkrankheit weist in dieser Bevölkerungsgruppe 2 besondere Probleme auf: die Rolle oraler Kontrazeptiva und den Infarkt ohne nachweisbare Koronarsklerose. Der Zusammenhang einer erhöhten kardiovaskulären Morbidität und Mortalität mit der Einnahme oraler Kontrazeptiva ist aufgrund zahlreicher epidemiologischer Studien erwiesen (5, 9, 26, 28, 30, 31). Hormonale Kontrazeptiva können eine ungünstige Wirkung auf den Blutdruck (27) und auf den Kohlenhydrat- und Fettstoffwechsel (9, 13, 34) ausüben. Wenn das erhöhte Infarktrisiko mit der Gabe oraler Kontrazeptiva im Zusammenhang stünde, dann könnte eine Analyse der atherogenen Risikofaktoren dazu beitragen, Frauen mit erhöhtem Risiko kardiovaskulärer Nebenwirkungen zu identifizieren.

Das Problem des Herzinfarktes unter Einnahme oraler Kontrazeptiva wird durch angiographische und autoptische Beobachtungen erschwert, in denen bei einer Reihe derartiger Fälle keine typische Koronarsklerose nachgewiesen werden konnte (2, 3, 4, 10, 11, 12, 18, 20, 21, 29, 32, 33). Es ist von praktischem Interesse, ob orale Kontrazeptiva Herzinfarkte ohne Koronarsklerose verursachen können. Im einzelnen sind folgende Fragen von Bedeutung:

1. Welche Rolle spielen orale Kontrazeptiva beim Herzinfarkt junger Frauen?
2. Wie häufig liegen bei diesen Patientinnen nach transmuralem Infarkt normale Koronararterien vor?
3. Sind orale Kontrazeptiva als atherogene Risikofaktoren anzusehen?
4. Gestattet die Analyse der vorliegenden atherogenen Risikofaktoren eine Beurteilung der Infarktgefährdung als Nebenwirkung oraler Kontrazeptiva?

Entsprechend dem Gebrauch oraler Kontrazeptiva und der Präsenz koronarsklerotischer Veränderungen im Angiogramm wurden vier Gruppen definiert (Abb. 1):

Gruppe I: Herzinfarkt unter Einnahme oraler Kontrazeptiva; Koronarangiogramm völlig normal oder Vorliegen einer isolierten fokalen glatt begrenzten Stenose des für den Infarkt verantwortlichen Gefäßes, wobei alle anderen Äste selbst von geringen Wandunregelmäßigkeiten völlig normal und frei waren (n = 47).

125

Tabelle 1. Verwendung oraler Kontrazeptiva und Koronaranatomie der 173 Patientinnen dieser Studie

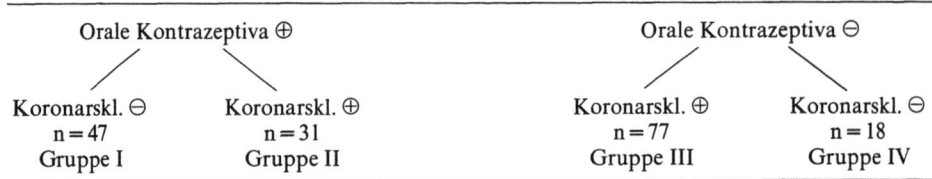

Orale Kontrazeptiva ⊕		Orale Kontrazeptiva ⊖	
Koronarskl. ⊖ n = 47 Gruppe I	Koronarskl. ⊕ n = 31 Gruppe II	Koronarskl. ⊕ n = 77 Gruppe III	Koronarskl. ⊖ n = 18 Gruppe IV

Gruppe II: Herzinfarkt unter Einnahme oraler Kontrazeptiva; angiographisch typische diffuse Koronarsklerose mit mehr als 50%iger Stenose mindestens eines großen Koronarastes (n = 31).

Gruppe III: Diffuse Koronarsklerose und überstandener Infarkt ohne Einnahme oraler Kontrazeptiva (n = 77).

Gruppe IV: Herzinfarkt ohne orale Kontrazeptiva; angiographisch normale Koronararterien oder eine isolierte Läsion (n = 18).

Die übrigen 459 (von 632) Patientinnen waren wegen Vitien untersucht worden, hatten Normalbefunde oder wurden wegen unvollständiger Daten sowie wegen Einnahme oraler Kontrazeptiva zu einem früheren Zeitpunkt (vor dem Infarkt) nicht berücksichtigt. Die oralen Kontrazeptiva, die von den Patientinnen in Gruppe I und II benutzt worden waren, enthielten mit wenigen Ausnahmen 50 mg Ethinylöstradiol.

Methoden

Zur Beantwortung der genannten Fragen untersuchten wir retrospektiv die Krankengeschichten und Angiogramme von 632 Frauen im Alter bis zu 50 Jahren, die vom Oktober 1974 bis Oktober 1979 in der Abt. Kardiologie der Med. Hochschule Hannover (n = 329) und vom März 1981 bis Dezember 1985 in der Abt. Kardiologie des ZKH „Links der Weser" in Bremen (n = 303) angiographiert worden waren. Die Analyse der atherogenen Risikofaktoren wurde auf fünf Parameter begrenzt; positive Familienvorgeschichte, Nikotinabusus, Hypercholesterinämie, Glucose-Intoleranz und Hypertonie. Eine positive Familienanamnese wurde angenommen, wenn mindestens 1 Elternteil und/oder Geschwister vor dem 55. Lebensjahr einen Herzinfarkt erlitten hatten. Ein Nikotinabusus wurde bei mehr als 10 Zigarettenpackungen × Jahre (1 „pack-year" = z. B. 20 Zigaretten täglich 1 Jahr lang) angenommen. Die obere Grenze der Norm für Cholesterin waren 250 mg/dl oder 6,5 mmol/l. Als arterielle Hypertonie wurde ein diastolischer Blutdruck chronisch über 90 mmHg und/oder ein systolischer Blutdruck chronisch über 140 mmHg bezeichnet. Die links-ventrikuläre und koronare Angiographie wurde nach der Judkins- oder Sones-Technik durchgeführt. Die Quantifizierung der regionalen Wandbewegung erfolgte durch Berechnung der prozentualen systolischen Verkürzung von sechs auf die Längsachse des linken Ventrikels aufgetragenen Halbachsen: 10–25% = Hypokinesie, < 10% = Akinesie (14). Koronarstenosen wurden mit einer Schublehre ausgemessen.

126

Bei isolierten Stenosen wurde zum Ausschluß eines Spasmus 0,8 mg Nitroglyzerin (und seit 1978 zusätzlich 10 mg Nifedipin) s.l. verabreicht.

Ergebnisse

Gruppe I: Herzinfarkt unter hormonaler Kontrazeption ohne typische Koronarsklerose (n = 47).
1. Vorgeschichte:
   Orale Kontrazeptiva waren zum Zeitpunkt des Infarkts durchschnittlich 8,2 ± 6,8 Jahre (6 Monate bis 19 Jahre) eingenommen worden. Die gynäkologische Anamnese war unauffällig, alle Patientinnen waren präklimakterisch. Prodromale pektanginöse Beschwerden waren selten (11%).
2. Die Anzahl der atherogenen Risikofaktoren ist in Tabelle 2 zusammengefaßt und war mit Ausnahme von Zigarettenrauchen gering. Im Mittel hatten die Patientinnen 1,1 Risikofaktoren.
3. Die angiographischen Befunde sind in Tabelle 3 dargestellt. 40% der Patientinnen hatten völlig normale Koronararterien oder eine isolierte insignifikante Stenose. Bei den übrigen Patientinnen fand sich jeweils eine isolierte Stenose bei ansonsten völlig normalen Gefäßen. Die Lävogramme zeigten segmentale Kontraktionsstörungen, die der Infarktlokalisation im EKG entsprachen.
In 2 Fällen fanden sich bei Reangiographien nach 5 und 23 Monaten spontane Rückbildungen von 75%igen Stenosen des Ramus interventricularis anterior zu bloßen Wandunregelmäßigkeiten.

Gruppe II: Typische Koronarsklerose bei Patientinnen, die orale Kontrazeptiva eingenommen hatten (n = 31).
1. Vorgeschichte:
   Zum Zeitpunkt des Infarktes waren durchschnittlich 6,3 ± 3,8 Jahre lang orale Kontrazeptiva eingenommen worden.
   Die gynäkologische Anamnese bot keinen Hinweis auf das Vorliegen einer abnormen Ovarialfunktion. Die Mehrzahl der Patientinnen hatte vor dem Infarkt pektanginöse Beschwerden.
2. Die Zahl der atherogenen Risikofaktoren (s. Tabelle 2) war im Gegensatz zu Gruppe I hoch und betrug im Mittel 2,6.

Tabelle 2. Häufigkeit atherogener Risikofaktoren

	Gr. I (47)	Gr. II (31)	Gr. III (77)	Gr. IV (18)
Zigaretten	30	18	46	7
Cholesterin	7	19	43	9
Hypertonie	2	20	44	7
Fam.-Anamnese	9	10	29	2
Glucose-Intol.	2	14	33	1
Im Mittel pro Patient:	1,1	2,6	2,5	1,4

Tabelle 3. Koronaranatomie und regionale LV-Funktion in den Gruppen I–IV

	Gr. I (47)	Gr. II (31)	Gr. III (77)	Gr. IV (18)
Betroffene Gefäße	47	72	186	18
Linke Hauptstenose	0	1	6	0
Riva	32	27	74	9
LCx	2	18	50	2
RCA	13	26	56	7
Stenose:				
Normal	10			5
< 50%	9	11	34	1
50–75%	7	29	62	4
76–99%	9	8	44	4
100%	12	24	46	4
LV-Funktion				
Akinesie	28	17	41	10
Hypokinesie	19	14	36	8

„Betroffene Gefäße" bezieht sich auch auf normale Gefäße, die asynerge LV-Areale in Gruppen I und IV versorgen, d. h. zum Zeitpunkt des Infarktes verschlossene Gefäße mit spontaner Wiederherstellung des normalen Gefäßlumens

3. Die Koronarangiogramme (s. Tabelle 3) zeigten 61 Stenosen von mindestens 50% (im Mittel waren 2 der 3 großen Äste signifikant eingeengt). 6 Patientinnen hatten regionale Kontraktionsstörungen im Versorgungsgebiet mehr als eines Gefäßes.

Gruppe III: Typische Koronarsklerose ohne Einnahme oraler Kontrazeptiva (n = 77).
1. Vorgeschichte:
   9 Patientinnen waren im Klimakterium (Menopause im Alter von 41–49 Jahren). Bei 7 Patientinnen waren Hysterektomien, bei 3 Patientinnen Hysterektomien und bilaterale Ovarektomien, bei einer weiteren Patientin war eine bilaterale Ovarektomie durchgeführt worden.
2. Die Anzahl der atherogenen Risikofaktoren war hoch (im Mittel 2,5) und entsprach der von Gruppe II (s. Tabelle 2). Etwa die Hälfte der Patientinnen hatte vor dem Infarkt über Brustschmerzen geklagt.
3. Angiographisch fand sich auch hier – wie in Gruppe II – eine diffuse Koronarsklerose mit insgesamt 152 signifikanten Stenosen; ebenso wie bei Gruppe II waren im Mittel 2 der 3 großen Äste betroffen.

Gruppe IV: Herzinfarkt ohne typische Koronarsklerose bei Patientinnen ohne hormonale Kontrazeption (n = 18).
1. Vorgeschichte:
   Die gynäkologische Anamnese war auch bei dieser Gruppe unauffällig. Prodromale Brustschmerzen vor dem Infarkt waren ebenso wie in Gruppe I die Ausnahme.
2. Die Anzahl der atherogenen Risikofaktoren war vergleichbar gering wie in Gruppe I, die mittlere Anzahl von Risikofaktoren pro Patient betrug 1,4.
3. Auch die angiographischen Befunde entsprachen denen von Gruppe I.
Totale Verschlüsse fanden sich in Gruppe II und III wesentlich häufiger (65%) als in Gruppe I und IV (25%). Die Verteilung der Stenosen war in den vier Gruppen ähnlich:

Am häufigsten betroffen war jeweils der Ramus interventricularis anterior, dann folgte die rechte Koronararterie und schließlich der Ramus circumflexus sinister. Auch das Verhältnis von Akinesien und Hypokinesien war in allen vier Gruppen ähnlich, wobei die Akinesien jeweils etwas überwogen (im Mittel 55%).

Diskussion

Von 173 Frauen im Alter bis zu 50 Jahren mit angiographisch bestätigtem Infarkt hatten 65 (38%) keine Koronarsklerose (Gruppen I und IV). Die Koronararterien waren in 15 Fällen völlig normal, die anderen 50 hatten jeweils eine isolierte fokale, weich begrenzte Stenose bei ansonsten völlig normalem Koronarangiogramm. Herzinfarkte in Verbindung mit einer Koronarsklerose gehen dagegen regelmäßig mit einer generalisierten Atherosklerose praktisch aller epikardialer Äste einher (24). Von den 65 Patienten mit Herzinfarkt ohne Coronarsklerose (Gruppen I und IV) standen 47 (72%) zum Zeitpunkt des Infarktes unter Medikation mit oraler Kontrazeptiva.

Von den 78 Patientinnen, die zum Zeitpunkt ihres Infarktes orale Kontrazeptiva benutzten, (Gruppen I und II), wiesen 47 (60%) angiographisch keine Koronarsklerose auf. Bei den letzteren war die Anzahl atherogener Risikofaktoren – mit Ausnahme von Zigarettenrauchen – niedrig. Hieraus kann geschlossen werden, daß Herzinfarkte als Nebenwirkung oraler Kontrarezeptiva nicht durch einen möglichen ungünstigen Effekt dieser Präparate auf Blutdruck oder Kohlenhydrat- und Fettstoffwechsel verursacht werden.

Die Analyse atherogener Risikofaktoren scheint keine Rückschlüsse auf die Gefährdung durch kardiovaskuläre Nebenwirkungen oraler Kontrazeptiva zuzulassen (Gruppe I). Diese Beobachtung steht im Gegensatz zu Befunden von Radford und Oliver (23), denen allerdings die angiographische Bestätigung der Koronarsklerose fehlt. Ein Vergleich von Gruppen II und III (Koronarsklerose mit und ohne hormonale Kontrazeptiva) zeigt keinen nennenswerten Unterschied bezüglich der Risikofaktoren. Die Rolle oraler Kontrazeptiva in Gruppe II bleibt dabei spekulativ. Die klinischen und angiographischen Befunde in Gruppe I lassen vermuten, daß der Herzinfarkt unter Medikation mit oralen Kontrazeptiva ein von der Koronarsklerose unabhängiges Krankheitsbild ist. Obwohl orale Kontrazeptiva das Infarktrisiko erhöhen, sind sie offensichtlich kein typischer atherogener Risikofaktor. Im Gegensatz zu Gruppen II und III waren prämonitorische pektanginöse Beschwerden bei diesen Patientinnen selten, und der einzige Risikofaktor war bei den meisten Patientinnen das Zigarettenrauchen (5, 25).

Das Fehlen typischer koronarsklerotischer Veränderungen bei Patientinnen, die unter Medikation mit oralen Kontrazeptiva einen Herzinfarkt erlitten hatten, wird in kasuistischen Mitteilungen in der Literatur sowohl aufgrund angiographischer Beobachtungen (2, 4, 10, 12, 18, 32) als auch autoptischer Befunde (3, 11, 20, 21, 29, 33) bestätigt.

Zu den allgemein anerkannten Nebenwirkungen oraler Kontrazeptiva gehört eine Zunahme von Venenthrombosen, Lungenembolien und zerebrovaskulären Ereignissen (5, 9, 26, 28, 30, 31). Möglicherweise bewirken orale Kontrazeptiva in seltenen Fällen mit bisher nicht näher definierter Anfälligkeit thromboembolische Koronarverschlüsse, obwohl atherosklerotische Veränderungen fehlen. Mögliche Mechanismen für derartige Ereignisse sind Veränderungen der plasmatischen Gerinnungsfaktoren, der Feinstruktur der Arterienwand und der Plättchenaggregabilität (5, 15, 22, 28). Von besonderer

Bedeutung scheint der Effekt oraler Kontrazeptiva auf die Aktivität von Antithrombin III und den Gehalt des Endothels an Plasminogen-Aktivator zu sein (17, 19).

Die Hypothese eines thromboembolischen Gefäßverschlusses mit nachfolgender spontaner Thrombolyse wird durch die Beobachtung der Regression zweier 75%iger Stenosen gestützt. Ein ähnlicher Fall wurde von Henderson und Mitarbeitern (12) mitgeteilt. Eine eingehende Analyse des Gerinnungsstatus bei der Mehrzahl der Patientinnen in Gruppe I und IV ließ bisher keine Veränderungen erkennen, die die Identifizierung gefährdeter Patientinnen ermöglicht hätten. Alternative Hypothesen zur Erklärung von Infarkten unter oralen Kontrazeptiva sind der Koronarspasmus (16) und immunologische Vorgänge (1).

Eine Analyse der gynäkologischen Anamnesen ergab keine Hinweise darauf, daß eine Störung der Ovarialfunktion bei einer der vier Gruppen als atherogener Faktor in Betracht käme. Es bestätigte sich die Beobachtung, daß die Koronarsklerose junger Frauen in der Regel mit einer ungewöhnlichen Häufung atherogener Risikofaktoren einhergeht (6).

Zusammenfassung

38% der jungen Frauen mit Herzinfarkt wiesen angiographisch keine typische Koronarsklerose auf; 72% dieser Patientinnen standen zum Zeitpunkt ihres Infarktes unter Medikation mit oralen Kontrazeptiva. Bei ihnen konnte eine spontane Rückbildung hochgradiger Stenose dokumentiert werden.

60% der Frauen mit Herzinfarkt unter oralen Kontrazeptiva hatten keine Koronarsklerose; bei diesen Patientinnen war die Anzahl atherogener Risikofaktoren niedrig. Herzinfarkte unter oralen Kontrazeptiva scheinen somit von der Koronarsklerose unabhängig zu sein. Eine Analyse der atherogenen Risikofaktoren trägt nicht dazu bei, ein erhöhtes Risiko für kardiovaskuläre Nebenwirkungen oraler Kontrazeptiva vorherzusehen. Obwohl orale Kontrazeptiva das Infarktrisiko erhöhen, sind sie kein typischer atherogener Risikofaktor.

Die Koronarsklerose ist bei präklimakterischen Frauen selten; sie ist mit einer ungewöhnlich großen Anzahl atherogener Risikofaktoren verbunden. 29% dieser Frauen hatten auch orale Kontrazeptiva eingenommen; deren kausale Rolle bleibt in diesen Fällen unbekannt.

Literatur

1. Beaumont JL, Beaumont V (1978) Immunological mechanism and coronary heart disease in young women. In: Oliver MF (ed) Coronary heart disease in young women. Churchill Livingstone, Edingburgh, pp 145–150
2. Ciraulo DL (1975) Recurrent myocardial infarction and angina in a woman with normal coronary angiograms. Am J Cardiol 35:923–926
3. Daalgard JB, Gregersen M (1969) Coronarthrombose nach hormonaler Antikonzeption. Beitr Gerichtl Med 25:224
4. Dear HD, Jones WB (1971) Myocardial infarction associated with the use of oral contraceptives. Ann Intern Med 74:236–239
5. Dugdale M, Masi AT (1969) Effects of oral contraceptives, Advisory Commitee on Obstetrics and Gynecology. Washington, DC: Food and Drug Administration: 43–51
6. Engel HJ, Page HL Jr, Campbell WB (1974) Coronary artery desease in young women. JAMA 230:1531–1534

7. Engel HJ, Engel H, Lichtlen P (1983) Coronary atherosclerosis and myocardial infarction in young women-role of oral contraceptives. Eur Heart J 4:1–8
8. Engel HJ, Engel E, Lichtlen P (1985) Coronarsklerose und Herzinfarkt bei jungen Frauen – Rolle oraler Kontrazeptiva. Münch Med Wochenschr 127:415–417
9. Fotherby K (1985) Oral contraceptives, lipids and cardiovascular disease. Contraception 31:367–394
10. Glancy DL, Marcus ML, Epstein SE (1971) Myocardial infarction in young women with normal coronary arteriograms. Circulation 44:495–502
11. Hartveit G (1965) Complications of oral contraception. Br Med J 1:60–61
12. Henderson RR, Hansing CE, Razavi M et al. (1973) Resolution of an obstructive coronary lesion as demonstrated by selective angiography in a patient with transmural myocardial infarction. Am J Cardiol 31:785–788
13. Hennekens CH, Evans DA, Castelli WP et al. (1979) Oral contraceptive use and fasting triglyceride, plasma cholesterol and HDL cholesterol. Circulation 60:486–489
14. Herman MF, Henle RA, Klein MD et al. (1967) Localized disorders in myocardial contraction. Asynergy and its role in congestive heart failure. N Engl J Med 277:222–232
15. Irey NS, Manion WC, Taylor HB (1970) Vascular lesions in women taking oral contraceptives. Arch Pathol Lab Med 89:1–8
16. Jaffe MD (1977) Effect of Estrogens on Postexercise Electrocardiogram. Br Heart J 38:1299–1303
17. Kiaeldgaard A, Larsson B (1983) Fibrinolytic activity in the walls of foot veins in women using combined contraceptive pills. Gynecol Obstet Invest 15:223–229
18. Maleki M, Lange RL (1973) Coronary thrombosis in young women on oral contraceptives: Report of two cases and review of the literature. Am Heart J 85:749–754
19. Miller K, Pizzo SV (1982) Venous and arterial thromboembolic disease in women using oral contraceptives. Am J Obstet Gynecol 144:824–827
20. Naysmith JH (1965) Oral contraceptives and coronary thrombosis. Br Med J 1:250
21. Osborn GR (1965) Oral contraception and thrombosis. Br Med J 1:1128
22. Poller L (1978) Oral contraceptives, blood clotting and thrombosis. Br Med Bull 34:151–156
23. Radford DJ, Oliver MF (1973) Oral contraceptives and myocardial infarction. Br Med J 3:428–430
24. Roberts WC, Buja LM (1972) The frequency and significance of coronary arterial thrombi and other observations in fatal acute myocardial infarction. Am J Med 52:425–443
25. Rosenberg L, Kaufman DW, Helmrich SP et al. (1985) Myocardial infarction and cigarette smoking in women younger than 50 years of age. JAMA 253:2965–2969
26. Royal College of Practicioners Oral Contraception Study (1981) Further analyses of mortality in oral contraception users. Lancet I:541–546
27. Saruta I, Saade GA, Kaplan NM (1970) A possible mechanism for hypertension induced by oral contraceptives. Arch Intern Med 126:621–626
28. Stadel BV (1981) Oral contraceptives and cardiovascular disease. N Engl J Med 305:612–618, 672–677
29. Stout C (1969) Coronary thrombosis without coronary atherosclerosis. Am J Cardiol 24:564–569
30. Vessey MP, McPherson K, Johnson B (1977) Mortality among women participating in the Oxford family planning association contraceptive study. Lancet 8041:731–733
31. Vessey MP, Mann JI (1978) Female sex hormones and thrombosis. Br Med Bull 34:157–162
32. Waxler EB, Kimbiris D, Broek H van den et al. (1971) Myocardial infarction and oral contraceptive agents. Am J Cardiol 28:96–99
33. Weiss S (1972) Myocardial infarction and oral contraceptives. N Engl J Med 286:436–437
34. Wynn V, Doar JWH (1969) Some effects of oral contraceptives on carbohydrate metabolism. Lancet 7624:761–766

Die Koronarchirurgie bei Frauen

D. Birnbaum, B. Nitsch

Einleitung

In der herzchirurgischen Fachliteratur ist schon seit zehn Jahren die operative Behandlung der koronarkranken Frau Gegenstand der Diskussion. Inzwischen hat sogar die öffentliche Medienwelt die Chancenungleichheit der koronarkranken Frau bei der operativen Behandlung kommentiert (New York Times, 1985).

Mit statistischen Gesetzen überzeugt scheinbar die CASS-Studie (Coronary Artery Surgery Study), daß die Operationsletalität bei Frauen im Vergleich zu Männern etwa doppelt so hoch liegt (3). Auf das Dilemma der operativen Behandlung der Koronarsklerose der Frau hat 1975 bereits Sheldon hingewiesen (8). Das fand im gleichen Jahr Bestätigung in Veröffentlichungen von Bolooki (1) und 1983 von Hall (5). Auch Golding hat 1976 auf die höhere Mortalität bei Operationen an Frauen hingewiesen (4). Demgegenüber konnten Langou (6) und unabhängig Tyrass (9) in ihren Patientengruppen keine Unterschiede aufzeigen.

Die CASS-Studie weist an insgesamt 8991 Patienten (7624 Männer, 1367 Frauen) eine Operationsletalität von 2,4% auf, wobei in 1,97% Männer und in 4,61% Frauen betroffen sind (7). Die Operation überlebende Frauen und Männer zeigten im Verlauf der folgenden acht Jahre keine Unterschiede in ihrer Lebenserwartung. Als Ursache für die erhöhte Operationsletalität von Frauen wurde eine von Natur aus gegebene Kleinheit der Herzkranzarterien angeführt, sie entspricht den eher kurzen und leichten Dimensionen des weiblichen Körperbaus. Für den am Herzen Tätigen ist dieser Eindruck verbreitet, wozu beitragen mag, daß kleine Herzkranzarterien technisch mühsamer mit Anastomosen zu versehen sind. Dies betrifft aber in gleicher Weise auch solche Männerherzen, die von Natur aus zufällig kleiner geraten sind.

Die klinische Beobachtung an unseren Patienten führte dazu, daß Daten über koronaroperierte Frauen aufgearbeitet wurden mit der Frage, ob bei uns tatsächlich Frauen schlechtere Karten in der Hand haben, wenn sie an den Koronarien operiert werden.

Methoden

Im Zeitraum von 1978 bis 1985 wurden in unserem Institut 3068 Patienten an den Herzkranzarterien operiert. Davon waren 263 weiblichen Geschlechts. Um diese Patientinnen vergleichen zu können, wurde ein weiteres Kollektiv gebildet mit den jeweils zwei Tage später operierten Patienten männlichen Geschlechts. Das dürfte der Bedingung des Zufalls gerecht werden.

Tabelle 1. Übersicht der insgesamt 3068 Patienten, die in den Jahren 1978–1985 an den Herzarterien operiert wurden

263 ♀		266 ♂	
46		35	zusätzliche OP (Klappen, Carotis, Ventrikel) + Revision
217 ♀		231 ♂	isolierte ACB-OP
	448		

Tabelle 2. Daten zum Kollektiv „männlich" bzw. „weiblich"

	♀	♂
Anzahl	217	231
Alter (Jahre)	57,9	54,4
Gewicht (kg)*	64,0	75,8
Größe (cm)*	160,6	172,4
Körperoberfläche (m²)*	1,67	1,89
Herzvolumen (ml)*	682,2	880,7

* $p \leqq 0,05$

Aus beiden Patientengruppen wurden jeweils die Personen eliminiert, die entweder zum zweiten Mal an den Koronarien operiert wurden oder außer der koronaren Bypassoperation simultan weitere Eingriffe erfuhren (Klappenersatz, Karotis-Desobliteration, Ventrikelresektion). Damit blieb ein Gesamtkollektiv von 448 Patienten übrig, bei denen ausschließlich eine koronare Bypassoperation erfolgte. Je zur Hälfte war das männliche und das weibliche Geschlecht vertreten (Tabelle 1).

Folgende Größen wurden unter Anwendung der elektronischen Datenverarbeitung zur Charakterisierung gegenübergestellt: Alter, Körpergröße, Körpergewicht, Körperoberfläche, Herzvolumen (Tabelle 2). Die Verteilung der von Stenosen betroffenen Koronargefäße geht aus der Abbildung 1 hervor.

Stenose bedeutet die Verschmälerung der Kontrastmittelstraße um > 70%. Zur Beschreibung des Funktionszustandes des linken Ventrikels wurden drei Parameter ausgewählt und von beiden Kollektiven gegenübergestellt (Abb. 2).

Die Operationsergebnisse wurden anhand folgender Parameter verglichen und beurteilt: Arbeitstoleranz, Belastbarkeit (gemessen an dem Auftreten von Angina pectoris und ischämischen EKG-Kriterien) und Verhalten des pulmonal-kapillaren Verschlußdruckes unter Ruhe und Belastung je vor und nach der Operation.

Schließlich wurden Informationen, die während der Operation gewonnen worden waren, gegenübergestellt: Anzahl der peripheren Anastomosen, Einschätzung der Venenqualität und Einschätzung des Koronargefäßdurchmessers.

Ergebnisse

1. *Operationsletalität:* Bis zum Zeitrum von sechs Wochen nach der Operation starben in der Gruppe der Frauen drei Patientinnen, in der Gruppe der Männer fünf Patienten

134

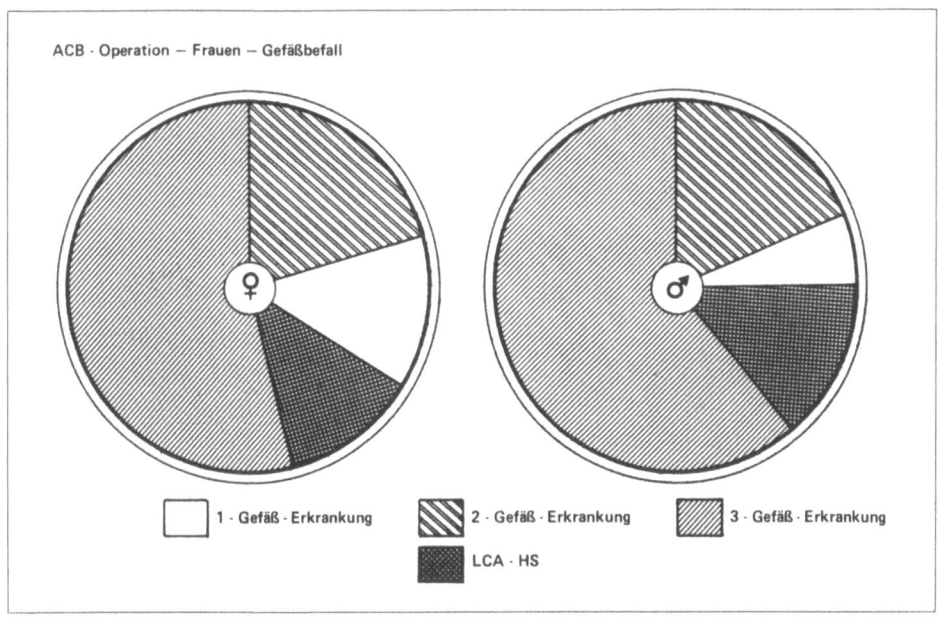

Abb. 1. Verteilung der stenosierten Koronargefäße.

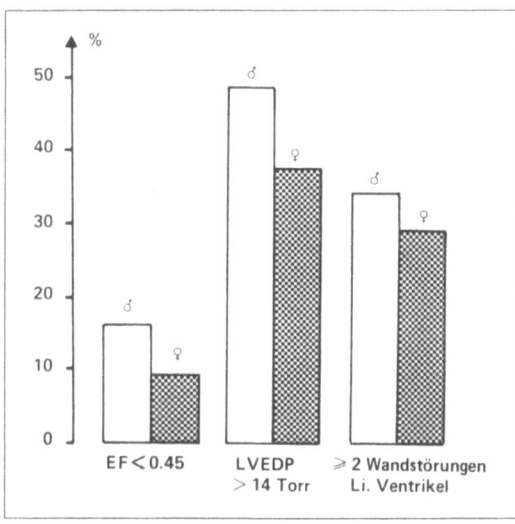

Abb. 2. Präoperativer Funktionszustand des linken Ventrikels (gemessen an Ejektionsfraktion), des linksventrikulären enddiastolischen Druckes (LVEDP) und Vorhandensein von zwei oder mehr Wandbewegungsstörungen. Aufgetragen sind die Patientenanteile des männlichen und des weiblichen Kollektivs, die ein bestimmtes Maß unter- bzw. überschreiten. Die Unterschiede der Patientenanteile am männlichen oder weiblichen Kollektiv (n = 217 w, n = 231 m) sind nicht signifikant.

(Abb. 3). Die sechs Wochen Operationsletalität ist damit in unserem Kollektiv zwischen den Geschlechtern nicht unterschiedlich. Bis zum Ende des ersten Jahres nach der Operation überlebten bei den Frauen 96,7%, bei den Männern 95,0%. In den folgenden Jahren bis zum vierten Jahr war kein weiterer der Patienten gestorben. Damit besteht auch hinsichtlich des Langzeitüberlebens (fünf Jahre) Chancengleichheit zwischen den Geschlechtern.

135

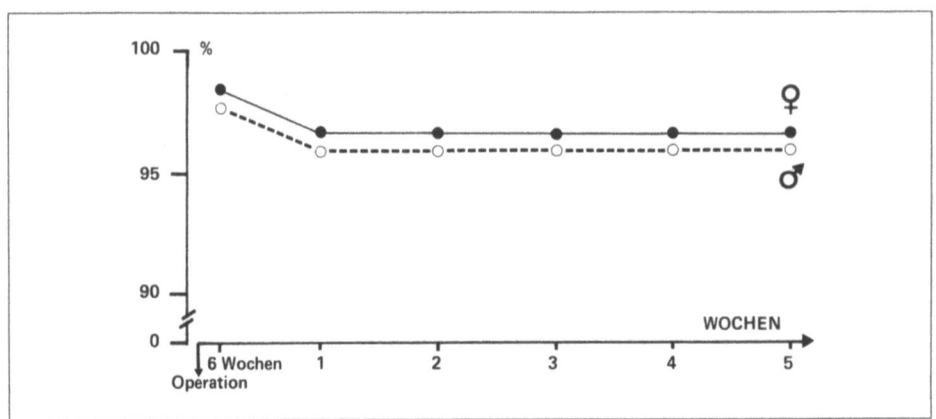

Abb. 3. Kumulative Überlebenskurve nach ACB-Operation.

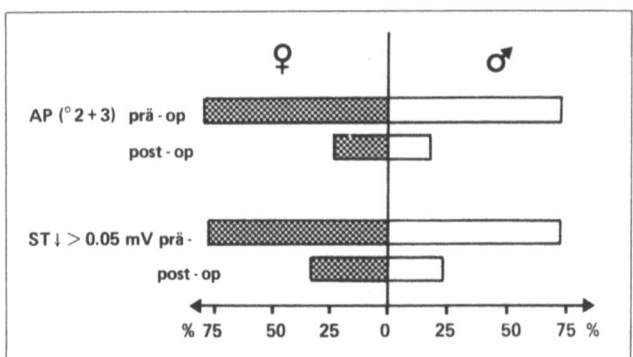

Abb. 4. Auftreten von Angina pectoris mit Abbruch einer Belastung und Auftreten von EKG-Veränderungen. Prozentsatz des männlichen oder weiblichen Kollektivs.

2. *Ischämieparameter:* In Abbildung 4 treten zwei Parameter für myokardischämische Reaktionen repräsentativ auf. Unter Belastung kamen Angina-pectoris-Anfälle nach der Operation bei Männern wie bei Frauen noch in 20% der Fälle vor, während vor der Operation 75% darüber geklagt wurde. Ähnlichkeit zeigt sich an der Häufigkeit der ST-Veränderungen im EKG. Das Symptom verschwand bei Frauen in 50%, bei Männern in 53%. Beide Parameter sind statistisch nicht zu unterscheiden.

3. Als Maß für die *Leistungsfähigkeit* wurde in Abbildung 5 die Arbeitstoleranz angeführt. Daraus ist zu entnehmen: a) Das Niveau befindet sich für beide Geschlechter auf signifikant verschiedenen Ebenen b) infolge der Operation tritt eine Verbesserung auf, bei Frauen von 38 auf 52 Watt, bei Männern von 55 auf 88 Watt. Die Steigerung ist in beiden Gruppen statistisch nicht signifikant.

4. *Hämodynamik:* In den Abbildungen 6 a, b und c sind die Parameter pulmonalkapillärer Verschlußdruck, Herzfrequenz und Cardiac-Index der beiden Geschlechter gegenübergestellt. Gemessen wurde in Ruhe und unter maximal möglicher Belastung.
Während unter Ruhebedingung der pulmonale Verschlußdruck vor und nach der Operation im Normbereich liegt und gleich bleibt, ist der belastungsbedingte Anstieg nach der Operation in beiden Gruppen signifikant niedriger, bei Frauen aber weniger deut-

136

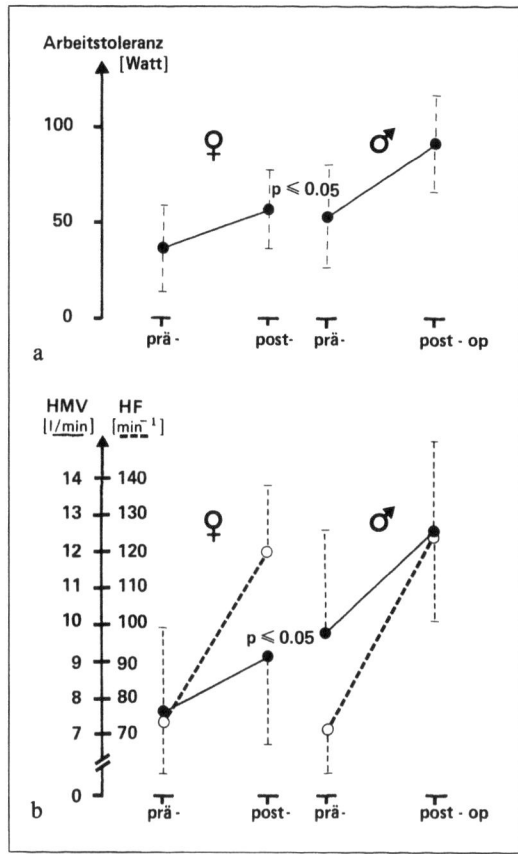

Abb. 5. Zunahme der Arbeitstoleranz (a), der Herzfrequenz und des Herzminutenvolumens (b) infolge koronarer Bypassoperation.

lich. Während das Verhalten der Schlagfrequenz durch die Belastung bei beiden Geschlechtern gleichartig ist, findet sich ein Unterschied hinsichtlich der Zunahme des Cardiac-Index. Die belastungsbedingte Steigerung des Schlagvolumens ist bei der Frau weniger ausgeprägt, sowohl vor als auch nach der Operation.

5. *Operationsbefunde:* Abbildung 7 zeigt die Verteilung der Anzahl koronarer Bypassanschlüsse zwischen den Patientengruppen beider Geschlechter. Es fällt zwar auf, daß drei und weniger Koronaranschlüsse bei Frauen häufiger, vier und mehr Anschlüsse aber bei Männern häufiger sind, jedoch läßt sich dieser Unterschied nicht statistisch sichern. Zur Einschätzung der bei Frauen häufiger vermuteten für Bypass-Grafts eher ungeeigneten Venae saphenae wurde die Abbildung 8 erstellt. Danach zeigt sich bei Frauen eine Häufung varikös veränderter Venenbypässe, bei Männern jedoch dominieren die sklerotisch veränderten Venen. Der Anteil als normal eingeschätzter Venenbypässe ist bei Frauen insgesamt größer. Aus der Tabelle 3 geht hervor, daß ein Unterschied der Koronarkaliber zwischen den beiden Geschlechtern nicht besteht, folgt man der intraoperativen Beurteilung. Anastomosen mit Gefäßen, die weniger als 2 mm Durchmesser besitzen, wurden bei 9 bzw. 10 Patienten vorgenommen.

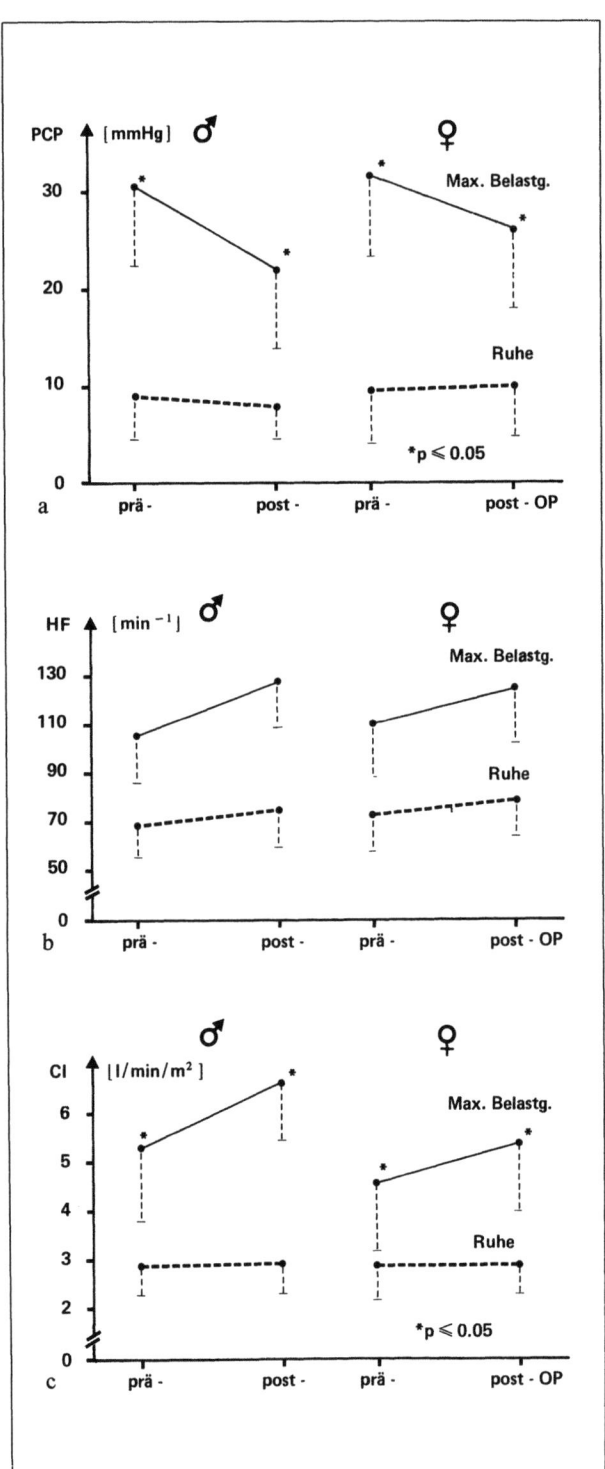

Abb. 6. Hämodynamische Parameter (a: pulmonal-kapillarer Verschlußdruck, b: Herzfrequenz, c: Cardiac-Index) vor und nach der Operation in Ruhe und unter Belastung.

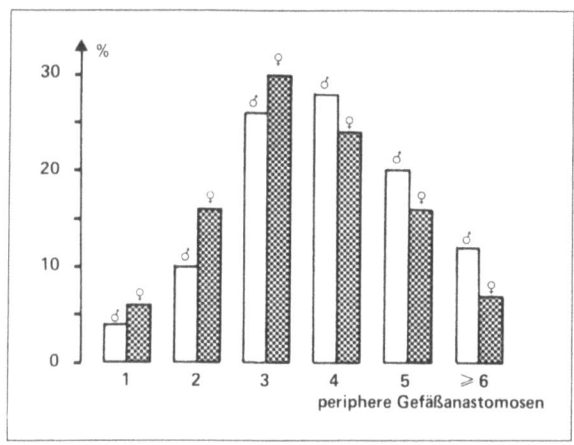

Abb. 7. Verteilung der Häufigkeit der Bypassanschlüsse an den Koronarien.

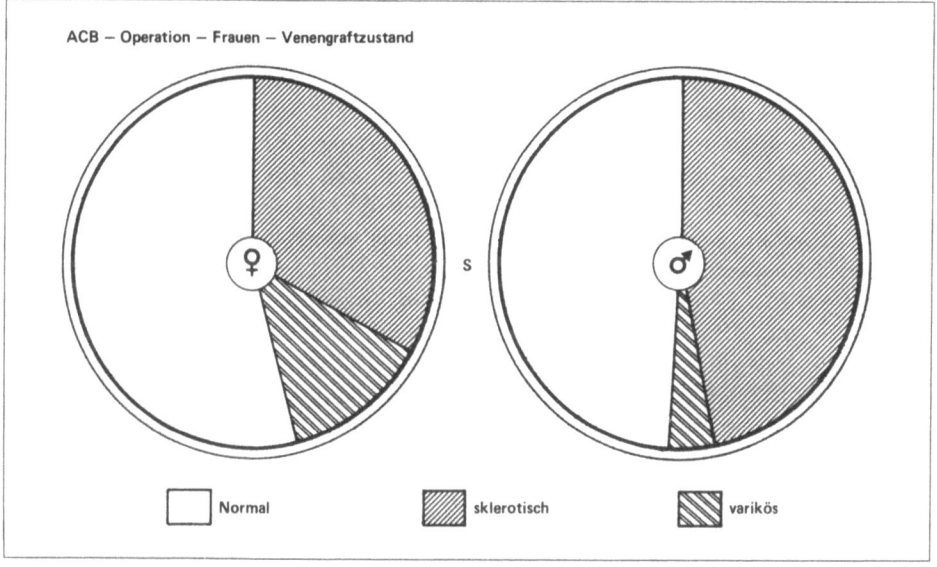

Abb. 8. Intraoperative Beurteilung der Bypassvenen.

Tabelle 3. Intraoperative Beurteilung der Koronardurchmesser (ACB-OP-Frauen)

♀: 3,02 mm	♂: 3,05 mm
<0,2 mm	
9 Patienten	10 Patienten

139

Diskussion

Die Ergebnisse hinsichtlich der Operationsletalität stehen im Gegensatz zu den Befunden der CASS-Studie. In dieser werden keine Angaben über die Operationsqualität gemacht. Es bleibt unklar, ob eine möglichst vollständige Revaskularisation der koronarkranken Herzen erfolgte; es wurde auch weder festgestellt noch ist es vorstellbar, daß in den beteiligten 15 Zentren ein gleiches Operationskonzept bestand (2). Während in unserem Patientengut die durchschnittliche Anastomosenzahl bei 3,5 Anastomosen je Patient liegt, sind meistens geringere Anastomosenraten in den einzelnen Veröffentlichungen zu finden: 2,2 Anastomosen im Zeitraum nach 1978, 1,6 Anastomosen pro Patient im Zeitraum ab 1973 (5). Es ist daraus zu vermuten, daß im hier untersuchten Kollektiv eine bessere Myokarddurchblutung erzielt wurde, als bei den zur multizentrischen Analyse herangezogenen Gruppen. Abgesehen davon ist es eher unwahrscheinlich, daß über den Zeitraum der Studie das Operationsvorgehen der beitragenden Gruppen gleichartig beibehalten worden ist. Wenn es zuträfe, daß Frauen kleinere Herzkranzarterien besitzen, dann wäre aus chirurgisch-technischer Sicht vorstellbar, daß häufig stenosierte und für das Myokard bedeutsame Herzkranzarterien aus Sorge um die Kleinheit des Gefäßes nicht anastomosiert wurden. Damit wären bei einer solchen Patientin schlechtere Revaskularisationsverhältnisse geschaffen worden, als bei einem vergleichbaren Patienten mit weitlumigen Koronarien. Derartige uneinheitliche Handhabung bei Revaskularisationsoperationen könnte eine Begründung für Unterschiede der Operationsergebnisse und auch der Letalität sein; weniger aber, daß die Anatomie der Frau im Allgemeinen anders dimensioniert ist als beim Mann. Den pathophysiologischen Regeln der Koronarischämie folgend, erscheint es uns ein vordergründiges Behandlungsziel, das ischämische Myocardareal in jedem Fall mit einem Bypass zu versorgen, auch wenn die Anastomosierung technisch mühsam erscheint und größeren Zeitaufwand oder Hilfsmittel erfordert.

Allgemein wird die Ventrikelfunktion als ein gewichtiger Prediktor für die Operationsmorbidität und -letalität angesehen. Nach der CASS-Studie zeigen koronarkranke Frauen eine geringfügige bessere Ventrikelfunktion als Männer. Demnach dürfte zu erwarten sein, daß bei einer möglichst vollständigen Revaskularisation der weiblichen Herzen die Frau im Durchschnitt sogar günstigere Karten hinsichtlich der Operationsergebnisse besitzt als ihr männlicher Leidensgenosse.

Präoperative Unterschiede zwischen Männern und Frauen bestehen nicht nur hinsichtlich der körperlichen (und kardialen) Dimensionierung, sondern vor allem bezüglich der kardialen Leistungsfähigkeit. Sie bedürfen wohl keiner weiteren Diskussion. Hier gelten nicht nur geschlechtsspezifische Argumente, sondern auch der Trainingszustand, unterschiedliche präoperative körperliche Belastungsgewohnheiten und ähnliches. Dementsprechend ist der in beiden Gruppen, durch die Operation zwar gleichartig erzielte Leistungsgewinn der Patienten, zu relativieren.

Bei Aussagen über Größenverhältnisse der Koronarien unterliegt man offensichtlich einem Eindruck, wie auch oft Sorgen um ungünstigere Venenverhältnisse bei Frauen auf eine Fehleinschätzung der Situation beruhen. Die vorliegende Analyse zeigt, daß zwar Varizen bei Frauen in der Tat häufiger auftreten, makroskopisch aber sind erkennbare Skleroseerscheinungen der Venen bei Männern eher vorhanden. Beides sind pathomorphologische Veränderungen der Koronar-Bypässe, über die es keine Wertung gibt. Wenn man der Erkenntnis folgt, daß die Spätverschlußrate von Bypässen in enger Be-

140

ziehung zu pathomorphologischen Vorschäden stehen, dann besteht aufgrund unserer Analysen Chancengleichheit zwischen Männern und Frauen hinsichtlich von Bypassverschlußraten.

Die zwischen Männern und Frauen verschiedenen Ergebnisse der koronaren Bypasschirurgie sind vermutlich auf operationstechnische Belange zurückzuführen. Multizentrische Studien (CASS), die mit dem ausschließlichen Ziel der statistischen Beweisführung durchgeführt werden, berücksichtigen nicht die unterschiedlichen Verteilungen chirurgisch-operativer Arbeitsweisen. Nicht standardisierbar, demnach nicht vergleichbar sind die Einschätzbarkeit des operativ Machbaren, die technische Perfektion, das Wagnis auch kleine Koronarien zu anastomosieren, und Konzepte wie z. B. „möglichst umfassend" ischämische Myocardareale zu revaskularisieren. Sofern der statistischen Beweisführung ein höchster Stellenwert eingeräumt worden ist, dürften aufgrund der CASS bei der Stellung der Operationsindikation für koronarkranke Frauen unter Umständen schwerwiegende Fehleinschätzungen aufgetreten sein.

Zusammenfassung

Unterstützt von den Ergebnissen multizentrischer Studien findet die Meinung Verbreitung, daß durch koronare Bypassoperationen bei Frauen im Vergleich zu Männern schlechtere Ergebnisse erzielt werden.
In der Analyse des vorliegenden Krankengutes werden die Daten von 217 koronaroperierten weiblichen Personen denen einer zufällig zusammengestellten gleichgroßen Population von Männern gegenübergestellt. Weder die Früh- und Spätsterbequote, noch die hämodynamischen Parameter nach erfolgreicher Operation unterscheiden sich zwischen den beiden Gruppen. Es wird außerdem gezeigt, daß das Kaliber der zu anastomosierenden Herzkranzarterien sowie die Zahl der implantierten Bypässe nicht unterschieden sind, ferner ist die Häufigkeit von makroskopisch-pathologisch veränderten Venensegmenten gleichartig verteilt.
Aufgrund der Analyse des vorliegenden Patientengutes kann bei Frauen im Vergleich zu Männern kein ungünstigerer Verlauf nach einer koronaren Bypassoperation festgestellt werden.

Danksagung

Die statistische Auswertung wurde dankenswerter Weise von Herrn Dr. P. Betz und Mitarbeitern durchgeführt.

Literatur

1. Bolooki H, Vargas A, Green R et al. (1975) Results of Direct Coronary Artery Surgery in Women. J Thor Cardiov Surg 69:271
2. Davis KB (1983) Operative Mortality in the CASS Registry. In: Hammermeister KE (ed) Coronary Bypass Surgery. Praeger Publication
3. Fisher LD, Kennedy JW, Daviv KD et al. (1982) Association of sex, physical size, and operative mortality after coronary artery bypass in the Coronary Artery Surgery Study (CASS). J Thor Cardiov Surg 84:334

4. Golding LR, Groves LK (1976) Results of coronary artery surgery in women. Cleve Clinic Q 43:113
5. Hall RJ, MacArthur AE, Gray A (1983) Coronary artery bypass: long-term follow-up of 22,284 consecutive patients. Circulation 68 (Suppl II):20
6. Langou RA, Wiley JC, Petuzzi PN et al. (1978) Predictors of operative mortality for coronary bypass grafting in patients with ischaemic heart disease. Jale Biol Med 51:27
7. Myers WO, Marshfield WI, Davis KB et al. (1985) Surgical Survival in the Coronary Artery Surgery Study (CASS) Registery. Ann Thor Surg 40:245
8. Sheldon WC, Rincon G, Pichard AD et al. (1975) Surgical treatment of coronary artery disease. Pure graft operations, with a study of 741 patients followed 3–7 years. Prog Cardiovasc Dis 18:237
9. Tyras DH, Barner HB, Kaiser GC et al. (1978) VL: Myocardial revascularization in women. Ann Thor Surg 25:449

Transluminale koronare Angioplastik – Akut- und Langzeitergebnisse bei weiblichen und männlichen Patienten

C. Vallbracht, M. Kaltenbach und G. Kober

Einleitung

Seit Durchführung der ersten transluminalen Ballondilatation einer Herzkranzgefäß-verengung 1977 durch Andreas Grüntzig (3) hat das Verfahren rasche weltweite Verbreitung gefunden und ist heute neben der medikamentösen Behandlung und der Bypasschirurgie als dritte Therapieform der koronaren Herzkrankheit etabliert.
Die technische Entwicklung mit Herstellung besserer Führungskatheter, neuer Materialien für die Ballonhülle, die Belastungen bis zu 14 kg/cm² standhalten und insbesondere die von Simpson und Grüntzig 1982 (4, 16) angegebenen steuerbaren Ballonsysteme haben zu einer Ausweitung der Indikation geführt.
So sind heute die ursprünglich definierten Voraussetzungen für einen Akuterfolg, wie proximal gelegene, kurzstreckige, konzentrische und nicht verkalkte Stenosen in geraden Gefäßsegmenten bei Eingefäßerkrankungen und kurzer Dauer der Angina pectoris (5) zwar immer noch mit den höchsten Akuterfolgsraten verbunden. Der Anteil peripher oder in Seitenästen lokalisierter Stenosen, Stenosen bei Mehrgefäßerkrankungen und längerstreckiger, exzentrischer Stenosen nimmt jedoch stetig zu. In einzelnen Zentren machen Mehrfachdilatationen in verschiedenen Gefäßbereichen inzwischen bis zu 50% der Gesamteingriffszahlen aus (6).
In Frankfurt wurden seit 1977 über 1500 Angioplastien durchgeführt. Der Anstieg der Eingriffszahlen verlief dabei annähernd parallel zur Koronarchirurgie; der vielfach vermutete Rückgang der Bypassoperationen ist nicht eingetreten (Abb. 1).
Seit Sommer 1984 wird in Frankfurt ausschließlich die sogenannte Langdrahttechnik eingesetzt, bei der die Sondierung der Stenose zunächst nur mit einem 3 m langen Spezialführungsdraht mit Kugelspitze erfolgt (9). Dieser Führungsdraht ist mittels eines kleinen Torquers, der seitlich auf den Draht aufgebracht werden kann, steuerbar. Erst nach Plazierung der Drahtspitze im peripheren Abschnitt des Koronargefäßes wird ein Ballonkatheter über den Draht vorgeschoben. Vorteile dieser Technik sind – neben der Verringerung der Gefahr von Gefäßwandverletzungen durch die Kugelspitze – die einfache Möglichkeit des Austauschens von Ballonkathetern unterschiedlicher Größen (in unserem Patientengut in etwa 10% erforderlich) und die jederzeit gute Kontrastmitteldarstellung des Gefäßverlaufes und der Stenose bei liegendem Führungsdraht (Abb. 2a–e).
Bei Lokalisation der Stenose im Abgang eines bedeutenden Seitenastes droht, insbesondere wenn dieser ebenfalls proximal hochgradig eingeengt ist, der Verschluß dieses Gefäßes (13). Diese Situation kann sich z. B. im Ramus interventricularis anterior im Abgang großer diagonaler Äste ergeben. Hier kann die Technik mit 2 Drähten über den gleichen 9f-Führungskatheter sinnvoll eingesetzt werden, wobei ein eventuell auf-

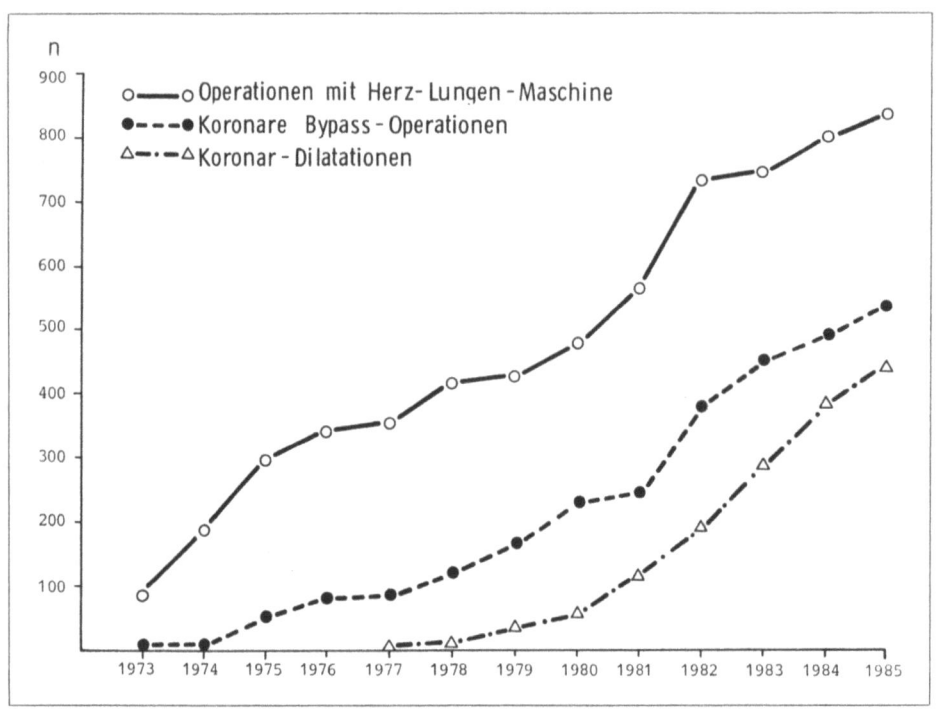

Abb. 1. Entwicklung von Bypasschirurgie und Koronardilatation in Frankfurt.

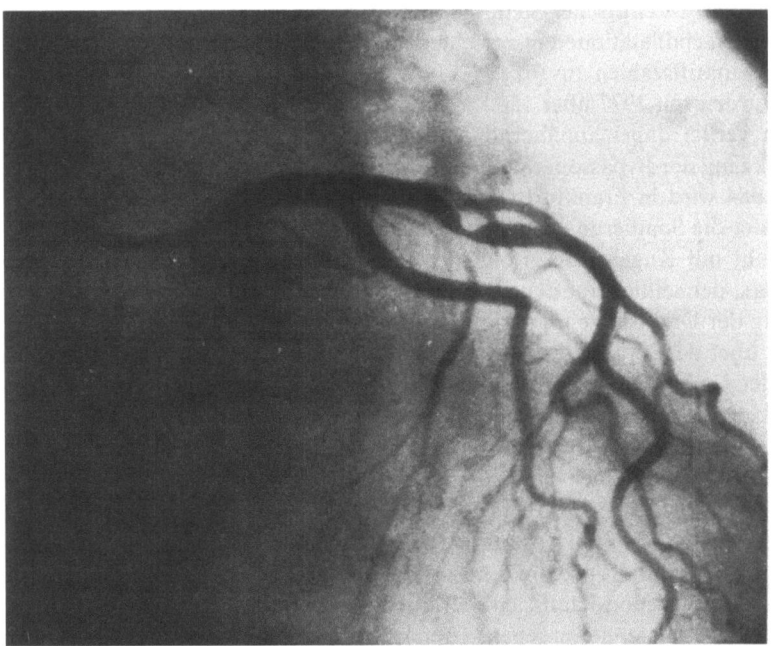

Abb. 2a. Exzentrische, 80%ige kurzstreckige Ria-Stenose.

144

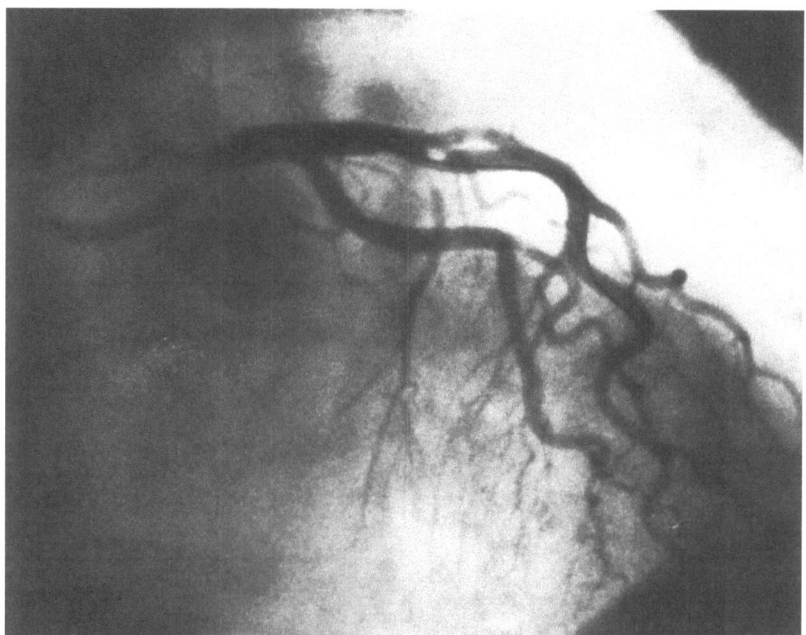

Abb. 2b. Der Führungsdraht hat die Stenose passiert und liegt im peripheren Abschnitt des Gefäßes. Die Kontrollangiographie dokumentiert die korrekte Lage.

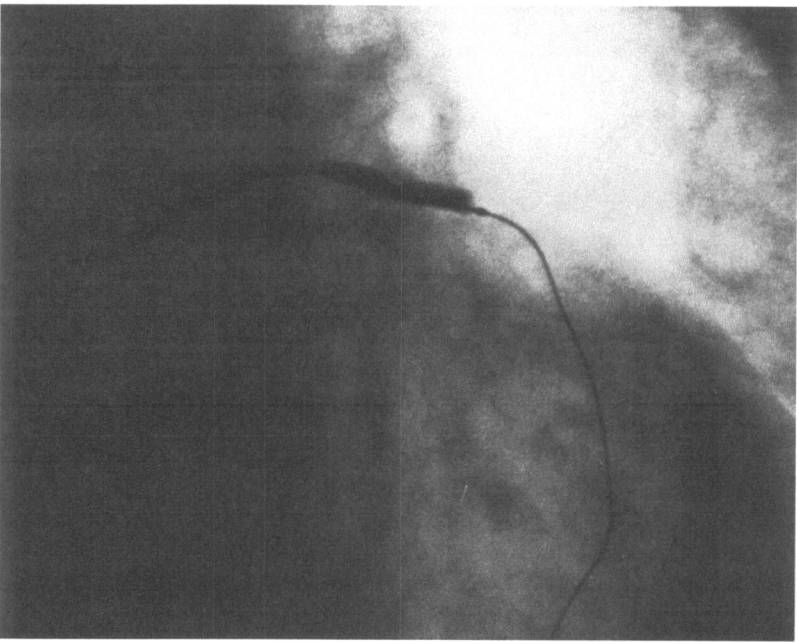

Abb. 2c. Mehrfache Ballondilatation im Stenosebereich. Häufig erkennt man zu Beginn die Lage der Stenose an einer Einkerbung des Ballons.

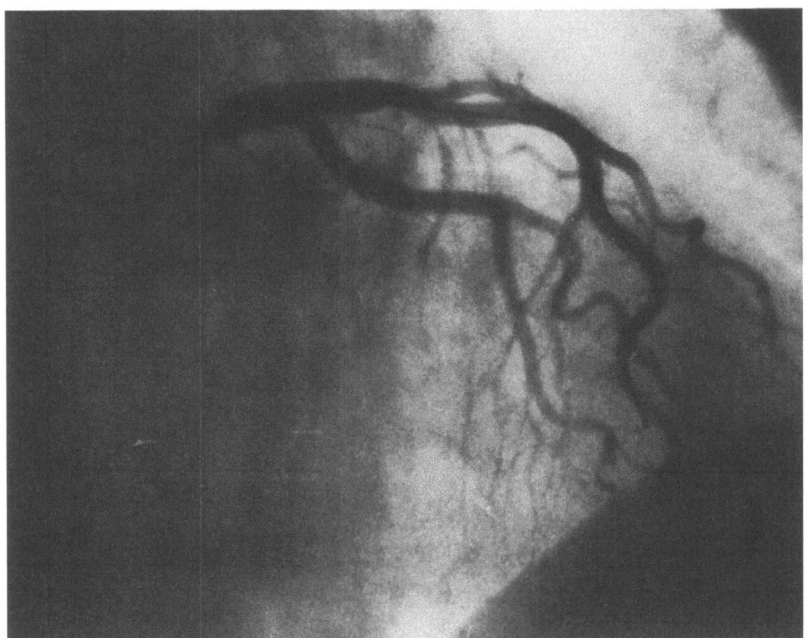

Abb. 2 d. Nach Rückzug des Ballonkatheters erfolgt bei noch liegendem Führungsdraht die erste Kontrollangiographie. Diese zeigt ein gutes Akutresultat.

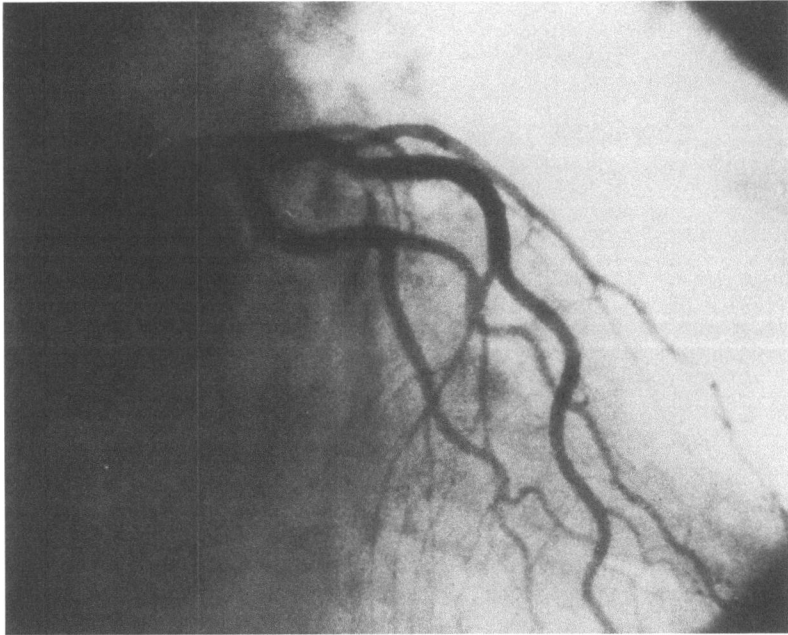

Abb. 2 e. Nach Rückzug des Führungsdrahtes nochmalige Nachangiographie. Im Dilatationsbereich sind nur noch Wandunregelmäßigkeiten zu erkennen.

tretender Verschluß jeweils über den liegenden Draht erneut mit einem Ballonkatheter passiert werden kann.

Bei Auftreten eines Gefäßverschlusses durch Dissektion kann ein dünner Perfusionskatheter über den Draht eingeführt werden, über den die Versorgung des verschlossenen Gebietes mit arteriellem Eigenblut bis zur Implantation eines funktionsfähigen Bypasses (Notfalloperation) sichergestellt werden kann.

Im folgenden soll über Akut- und Langzeitergebnisse aus unserem Patientengut berichtet werden, wobei Unterschiede zwischen weiblichen und männlichen Patienten besondere Berücksichtigung finden werden.

Patientengut

Bezogen auf 1000 Eingriffe lag der Anteil weiblicher Patienten in Frankfurt bei 13% und zeigte über die Jahre seit Beginn nur geringe Schwankungen (11). Zur genaueren Beschreibung wurde einer Gruppe von 54 im Zeitraum von Januar 1984 bis August 1985 dilatierten Frauen als Kontrollgruppe jeweils der darauffolgende männliche Dilatationspatient gegenübergestellt.

Zwischen beiden Gruppen bestanden keine signifikanten Unterschiede im mittleren Alter, in der Zahl der anamnestisch abgelaufenen Myokardinfarkte oder der Dauer der Angina pectoris vor Dilatation. Auffällig war ein signifikant höherer Anteil von Mehrgefäßerkrankungen bei den Männern, ein Befund, der auch von anderen Arbeitsgruppen mitgeteilt wurde (1), (Tabelle 1).

Bei der Analyse der Risikofaktoren ergab sich ein signifikanter Unterschied in den Rauchgewohnheiten; alle anderen Risikofaktoren waren gleich verteilt (Tabelle 2).

Tabelle 1.

	Frauen (n = 54)	Männer (n = 54)	
Mittleres Alter	54,9 Jahre (33–75 Jahre)	55,2 Jahre (36–75 Jahre)	n.s.
Anteil der Mehrgefäßerkrankungen	17 (31,5%)	28 (51,9%)	$p < 0,05$
Infarkt abgelaufen	23 (42,6%)	26 (48,1%)	n.s.
Dauer der Angina vor Dilatation	$\bar{x} = 10,5$ Monate	$\bar{x} = 9,5$ Monate	n.s.

Tabelle 2.

	Frauen (n = 54)	Männer (n = 54)	
Zigarettenraucher	18 (33,3%)	46 (85,1%)	$p < 0,01$
Hypertonie	24 (44,4%)	20 (37,0%)	n.s.
Diabetes mellitus	7 (13,0%)	5 (9,3%)	n.s.
Übergewicht	21 (38,8%)	19 (35,2%)	n.s.
Fettstoffwechselstörung	16 (29,6%)	18 (33,3%)	n.s.

Akutergebnisse

Die Akuterfolgsrate, definiert als mindestens 20%ige Minderung der Lumeneinengung, stieg über die Jahre rasch an und liegt heute im Gesamtpatientengut zwischen 85 und 90% (11). Die Rate der Hauptkomplikationen mit Verschluß des dilatierten Gefäßes, zumeist durch Dissektion der Intima mit Lumenverlegung, die die notfallmäßige Bypassoperation erforderlich macht, blieb dagegen – bedingt durch die wachsende Zahl komplizierterer Befunde – in etwa konstant um 5%.

Bei der Analyse der beiden Gruppen zeigten sich keine Unterschiede in der Akuterfolgsrate; die Komplikationen dagegen traten in der Gruppe der weiblichen Patienten deutlich häufiger auf, wenn auch diese Tendenz nicht die statistische Signifikanz erreichte (Tabelle 3).

Die u. U. sehr ausgedehnten Dissektionen mit dennoch erhaltenem guten Fluß sind dabei in der Regel nicht als schwerwiegend einzustufen, da das Langzeitergebnis erfahrungsgemäß gut ist. Bei den kompletten Verschlüssen bzw. Dissektionen mit erheblicher Flußbehinderung spielt die Zeit bis zur Reperfusion und das Vorhandensein bzw. Fehlen von Kollateralen die entscheidende Rolle. Die Zahl der trotz umgehender Bypassoperation hierbei auftretenden Infarkte war bisher mit fast 70% sehr hoch. Hier kann die bereits erwähnte intrakoronare Perfusion möglicherweise eine Änderung bewirken (Abb. 3 a–c).

Langzeitergebnisse

Bei den Nachuntersuchungen nach erfolgreicher Dilatation wird neben der angiographischen Kontrolle besonderer Wert auf das funktionelle Ergebnis gelegt. Dabei spielen wie auch in der Indikationsstellung neben der Symptomatik Belastungsuntersuchungen, besonders das Belastungs-EKG, eine wichtige Rolle. Eine typische Angina pectoris bestand vor Dilatation bei 34 (63%) der weiblichen und 41 (76%) der männlichen Patienten. Der Anteil einer im Belastungs-EKG auslösbaren eindeutigen Ischämiereaktion lag in beiden Gruppen bei 76%.

Am Tag nach dem Eingriff trat noch bei 9 (17%) Frauen und 12 (22%) Männern unter Belastung eine Angina pectoris auf; bei 15 (28%) Frauen und 18 (33%) Männern war weiterhin eine meist geringere Ischämiereaktion nachweisbar, die durch zusätzlich bestehende Stenosierungen in anderen Koronarästen erklärbar war.

Tabelle 3.

	Frauen (n = 54)	Männer (n = 54)	
Akuterfolg	44/54 = 81,5%	45/54 = 83,4%	n.s.
Komplikationen			
Dissektion ohne Flußbehinderung	7 (13,0%)	3 (5,5%)	n.s
Verschluß	5 (9,3%)	2 (3,7%)	n.s.
Notfall-Bypass-OP	3 (5,6%)	2 (3,7%)	n.s.
Infarkt	4 (7,4%)	2 (3,7%)	n.s.
Todesfälle	1	1	n.s.

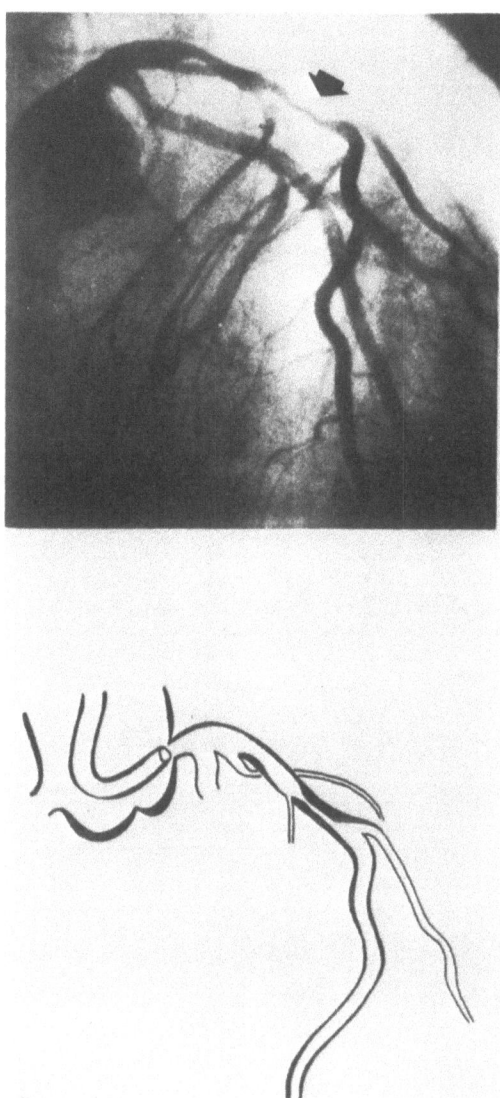

Abb. 3a. Längerstreckige, 80%ige Stenose im Übergang vom proximalen zum mittleren Abschnitt des Ramus interventricularis anterior.

Rezidive traten ganz überwiegend in den ersten 3 Monaten nach Dilatation auf, der Häufigkeitsgipfel lag bei 4–8 Wochen. Zu 80% waren sie am Wiederauftreten der Symptomatik und/oder Ischämiereaktion erkennbar. Der Vergleich der untersuchten Gruppen zeigte eine deutliche Tendenz zu einem besseren Langzeitergebnis mit niedrigeren Rezidivzahlen bei den Frauen (Tabelle 4).

Bezogen auf das Gesamtkollektiv wurden 48% der Rezidivstenosen erneut dilatiert, in 13% wurde eine Bypassoperation durchgeführt und bei 39% wurde bei fortbestehender klinischer und funktioneller Besserung konservativ weiterbehandelt (17). Der relativ

149

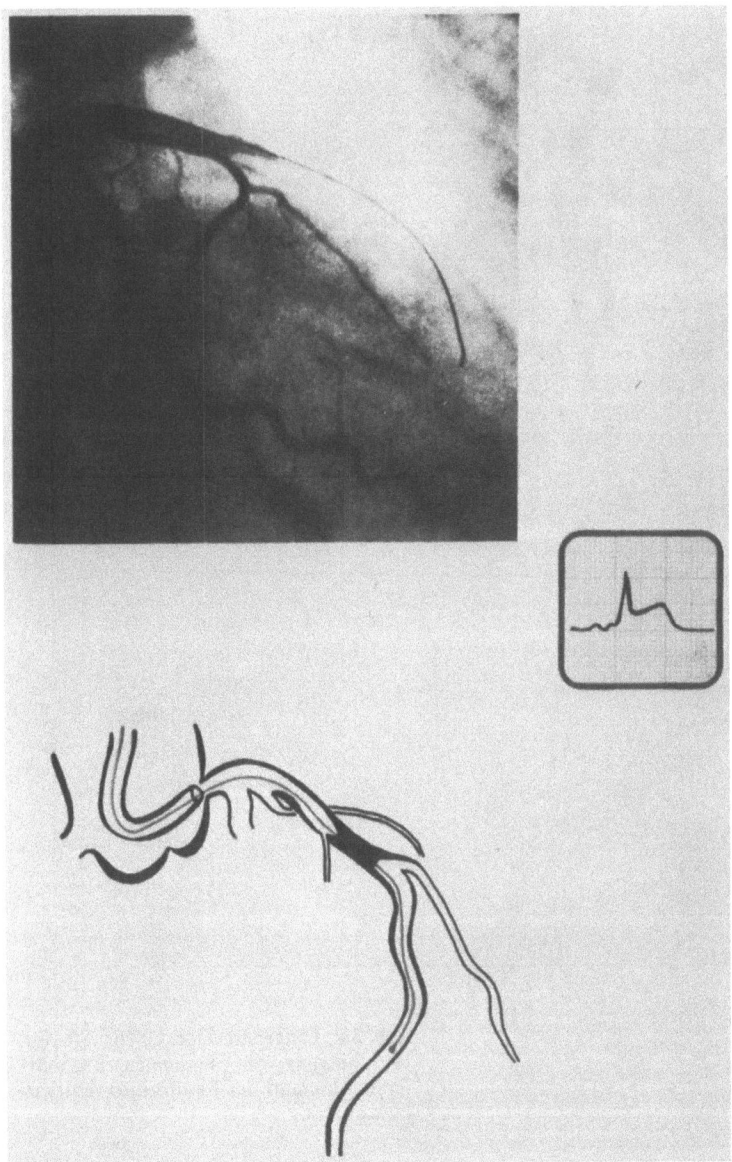

Abb. 3b. Die Kontrollangiographie nach Dilatation zeigt den Verschluß des Gefäßes im Dilatationsbereich. Im EKG bestand eine ST-Hebung, der Patient klagte über erhebliche Angina pectoris.

Tabelle 4.

	Frauen (n = 54)	Männer (n = 54)	
Nachangiographierate	39/44 = 88,6%	40/45 = 88,8%	n.s.
Rezidiv	5 (13%)	9 (22,5%)	n.s.

150

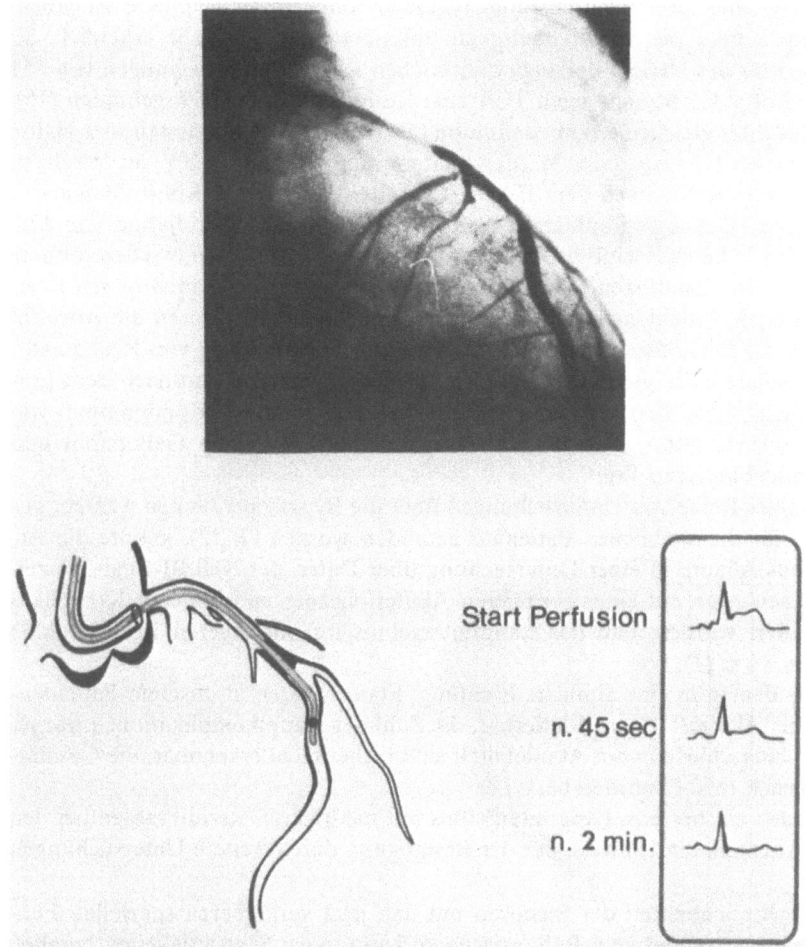

Abb. 3c. Über den liegenden Führungsdraht wurde ein Perfusionskatheter eingewechselt. Die Kontrastmittelinjektion über den Perfusionskatheter dokumentiert die korrekte Lage distal des Verschlusses. 45 Sekunden nach Perfusionsbeginn beginnt sich das EKG zu normalisieren, nach 2 Minuten sind die Veränderungen weitgehend zurückgebildet. Gleichzeitig berichtete der Patient über den Rückgang der Beschwerden.

große Anteil konservativ behandelter Patienten kann dabei als Hinweis auf die Unzulänglichkeit der bisher üblichen rein angiographischen Rezidivdefinitionen angesehen werden.

Diskussion

Acht Jahre nach Beginn der Ballondilatation von Kranzarterienstenosen ist das Verfahren weltweit in der Therapie der koronaren Herzkrankheit etabliert.

Bei Akuterfolgs- und Komplikationsraten bestehen weltweit vergleichbare Angaben, die Mitteilungen über die Rezidivhäufigkeit differieren dagegen ganz erheblich. So wurde im Register des NHLBI bei angiographischen Kontrolluntersuchungen von 557 Patienten im Mittel 6,5 Monate nach TCA eine Rezidivrate von 33,6% gefunden (15). Bei Verwendung der gleichen Rezidivdefinition (also Verlust von mindestens der Hälfte des ursprünglichen Gewinns oder Wiederzunahme um mindestens 30% im Vergleich zur Situation unmittelbar nach dem Eingriff) konnten wir bei 439 Kontrollangiographien und einer Nachangiographierate von 94% lediglich eine Rezidivrate von 17% nachweisen. Ein höheres Rezidivrisiko zeigte sich für Bypassstenosen, wiedereröffnete Verschlüsse und Redilatationen (10). Als mögliche Ursachen dieser niedrigeren Rezidivrate in unserem Patientengut kommen neben unbekannten Faktoren die Auswahl der Patienten, die Dilatationstechnik, die erfolgreiche Beeinflussung von Risikofaktoren und insbesondere die medikamentöse Therapie vor, während und nach dem Eingriff in Betracht (10). Letztgenannte besteht bei uns in einer Kombination von 5 × 20 mg Isosorbiddinitrat, 240–480 mg Verapamil bzw. 2 × 50 mg Gallopamil und 1,5 g Acetylsalicylsäure pro Tag.

Nachdem in einer Reihe von Untersuchungen über die Bypassoperationen weniger gute Ergebnisse für die weiblichen Patienten gefunden wurden (2, 12), konnte die Arbeitsgruppe aus Atlanta in einer Untersuchung über Daten des NHLBI-Registers zeigen, daß Frauen zwar mit einer geringeren Akuterfolgsrate und höheren Komplikationsrate dilatiert wurden, daß das Langzeitergebnis mit niedrigeren Rezidivzahlen aber eher besser war (1).

Unsere Daten deuten in eine ähnliche Richtung. Frauen waren in unserem Patientengut mit gleicher Akuterfolgsrate dilatierbar, die Zahl der Hauptkomplikationen war jedoch höher. Unterschiede in der Akutletalität sind bisher nicht erkennbar, die Gesamtletalität liegt nach 1550 Eingriffen bei 0,7%.

Auch wir fanden ein besseres Langzeitergebnis mit niedrigeren Rezidivzahlen bei den weiblichen Patienten, ein Hinweis, der der Bestätigung durch weitere Untersuchungen bedarf.

Nachdem die Erreichbarkeit der Stenosen mit den jetzt verfügbaren speziellen Führungskathetern und steuerbaren Ballonsystemen kaum noch Schwierigkeiten bereitet, stellt die höchstgradige, mit dem Führungsdraht bzw. dem Ballonkatheter nicht zu passierende Stenose die augenblickliche Grenze der Methode dar. Die technische Entwicklung wird hier wohl zu Ballonkathetern geringerer Steife und anders geformten Führungsdrähten führen. Andere Möglichkeiten der Erweiterung höchstgradiger Stenosen befinden sich z. Z. noch in einem frühen Stadium der Erprobung.

Die Indikationsstellung, heute noch vorwiegend von der klinischen Symptomatik und dem Nachweis vitalen Myokards im Versorgungsgebiet abhängig gemacht, dürfte in Zukunft zunehmend auch prognostische Aspekte mit einbeziehen. Ein Beispiel hierfür wäre die Dilatation einer Stenose vor einem Infarktgebiet als mögliches Kollateralengebendes Gefäß bei Auftreten neuer Einengungen in anderen Kranzgefäßästen.

Die z. Z. noch sehr hohe Zahl der bei Gefäßverschluß trotz umgehender Bypassoperation auftretenden Infarkte könnte durch die beschriebene intrakoronare Perfusion verringert werden. Ob es gelingt, hierdurch auch die erhöhte Sterblichkeit bei diesen Notfalleingriffen zu senken, bleibt abzuwarten.

Literatur

1. Cowley MJ, Mullin SM, Kelsey SF, Kent KM, Grüntzig AR, Detre KM, Passanani ER (1985) Sex differences in early and long-term results of coronary angioplasty in the NHLBI registry. Circulation 71:90–97
2. Douglas JS, King SB, Jones EL, Craver JM, Bradford JM, Hatcher CR Jr (1981) Reduced efficacy of coronary bypass surgery in women. Circulation 64 (Suppl II):11
3. Grüntzig A (1978) Transluminal dilatation of coronary artery stenosis. Lancet 1:263
4. Grüntzig AR, Hollman J (1982) Improved primary success rate in transluminal coronary angioplasty using a steerable guidance system. Circulation 66 (Suppl II):330 (Abstract)
5. Grüntzig AR, Senning A, Siegenthaler WE (1979) Nonoperative dilatation of coronary artery stenoses. N Engl J Med 301:61–68
6. Hartzler GO (1983) Percutaneous transluminal coronary angioplasty in multivessel disease. Cathet Cardiovasc Diagn 9:537
7. Holmes DR, Vliestra RE, Smith HC et al. (1984) Restenosis after percutaneous transluminal coronary angioplasty (PTCA): A report from the PTCA registry of the National Heart, Lung and Blood Institute. Am J Cardiol 53:77C–81C
8. Hopf R, Kunkel B, Schneider M, Kaltenbach M (1985) Koronarperfusion bei akutem Gefäßverschluß im Rahmen der transluminalen Koronarangioplastik (TCA). Z Kardiol 74:580–584
9. Kaltenbach M (1984) Neue Technik zur steuerbaren Ballondilatation von Kranzgefäßverengungen. Z Kardiol 73:669–673
10. Kaltenbach M, Kober G, Scherer D, Vallbracht C (1985) Recurrence rate after successful coronary angioplasty. Eur Heart J 6:276–281
11. Kober G, Vallbracht C, Lang H, Bussmann W-D, Hopf R, Kunkel B, Kaltenbach M (1985) Transluminale koronare Angioplastik 1977–1985 Erfahrungen bei 1000 Eingriffen. Radiologe 25:346–353
12. Loop FD, Golding LR, MacMillan JP, Cosgrove DM, Lytle BW, Sheldon WC (1983) Coronary artery surgery in women compared with men: analysis of risks and long-term results. Am J Cardiol 1:383
13. Meier B, Grüntzig AR, King SB, Douglas JS jr, Hollman J, Ischinger T, Aueron F, Galan K (1984) Risk of side branch occlusion during coronary angioplasty. Am J Cardiol 53:10
14. Meier B, Grüntzig A (1984) Resultate der transluminalen Koronardilatation. DMW 109:675–677
15. NHLBI Percutaneous transluminal coronary angioplasty registry. November 1983
16. Simpson JB, Baim DS, Robert EW, Harrison DC (1982) A new catheter system for coronary angioplasty. Am J Cardiol 49:1216–1222
17. Vallbracht C, Giesecke A, Kaltenbach M, Kober G (1985) Zur Vorhersagbarkeit von Rezidiven nach transluminaler coronarer Angioplastie. Z Kardiol 74 (Suppl. 3):174 (Abstract)

Die kardiale Belastbarkeit der koronarkranken Frau in der Bewegungstherapie

H. Weidemann und K. Meyer

In der Literatur über Belastungsuntersuchungen an Herzinfarktpatienten während Rehabilitation wird fast ausschließlich über Männer berichtet, Frauen werden nur spärlich erwähnt (4, 8, 13, 14, 15, 32, 41). Während im Prinzip über die unterschiedliche körperliche Leistungsfähigkeit von gesunden Frauen und Männern sowohl bei Untrainierten als auch bei Trainierten Klarheit besteht (1, 5, 11, 12, 19, 23, 24, 31, 37, 38) ist ein Mangel an Daten über die geschlechtsbedingten Leistungsunterschiede bei Frauen mit koronarer Herzkrankheit nicht zu übersehen.

Für die Bewegungstherapie, bei der meist vereinzelte Frauen in größeren Männergruppen behandelt werden müssen (6, 14, 15, 41), ist die Kenntnis von Basiswerten über die Belastbarkeit der koronarkranken Frauen erforderlich.

Bei Untersuchungen über die koronare Herzkrankheit fanden Autoren an Frauen am ehesten Interesse im Zusammenhang mit einer unterschiedlichen Spezifität des Belastungs-EKG gegenüber Männern (10, 12, 16, 43). Es finden sich auch tabellarische Angaben über in der Praxis bewährte Richtwerte für alters- und geschlechtsbezogene Soll-Leistungen in der kardiologischen Funktionsdiagnostik, zum Beispiel für Stufentests (11, 30) oder für Fahrradergometertests (11, 31). Mit nur wenigen Ausnahmen (14, 15) stützen sich jedoch die Literaturangaben für die Dosierung der Bewegungstherapie in der Rehabilitation der Koronarkranken (4, 8, 13, 17, 34, 41, 42) oder die Empfehlungen für die ambulanten Koronargruppen (6, 7, 9, 32) fast ausschließlich auf männliche Patientengruppen.

Mellerowicz und Meller (18) haben zahlreiche Vergleichsuntersuchungen über die biologischen Grundlagen von Leistung und Training bei Frauen und Männern zusammenfassend ausgewertet und, ausgehend von einer zwischen 20 und 40% eingeschränkten Dauerleistungsfähigkeit des Herz- und Kreislaufsystems der Frau, die optimale Trainingsquantität von Frauen in Dauerleistungen durchschnittlich mit 60 bis 80% derjenigen von Männern angegeben.

Um die Größenordnung zu charakterisieren, innerhalb derer sich im Vergleich zu gesunden weiblichen Normalpersonen und Sportlerinnen rehabilitatives Training mit Koronarpatientinnen bewegt, soll eine Zusammenfassung älterer eigener sportmedizinischer Untersuchungsergebnisse des maximalen Sauerstoffpulses mit neueren Ergebnissen von Nowacki über Sauerstoffpulswerte widergegeben werden. Gegenübergestellt werden Sauerstoffpulswerte, die in eigenen Untersuchungen bei Koronarpatientinnen am Ende einer stationären Rehabilitation während 15minütigen Fahrradergometertrainings registriert wurden (Abb. 1).

Noch wichtiger als diese Abgrenzung der Belastungswerte von koronarkranken Frauen gegenüber Sportlerinnen ist der Vergleich der symptomlimitierten maximalen Ergometerleistungsfähigkeit zwischen koronarkranken Frauen und koronarkranken Männern.

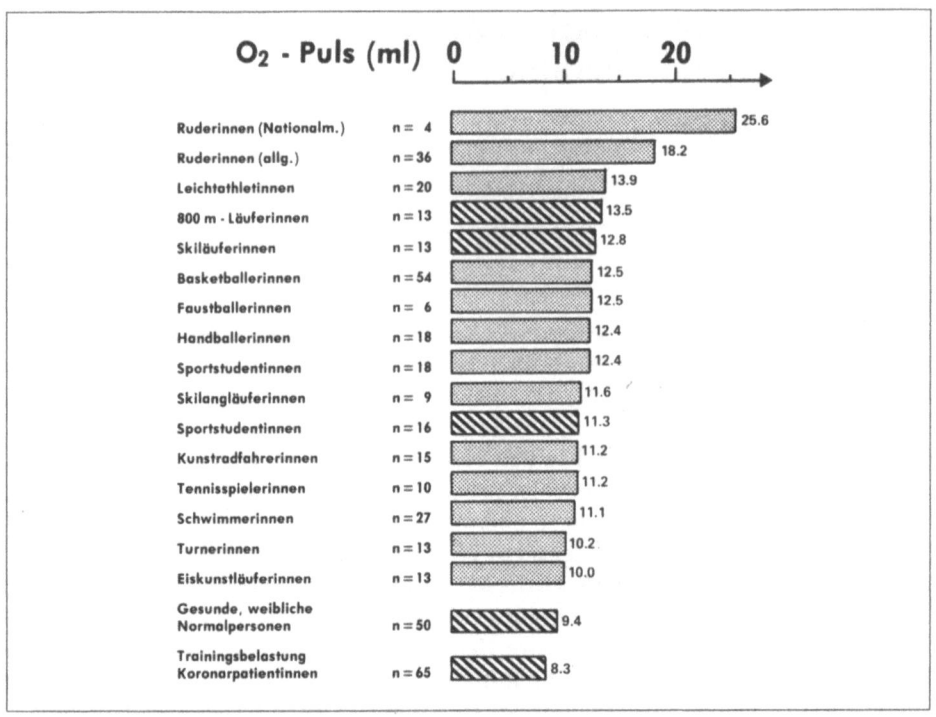

Abb. 1. Maximale O_2-Pulswerte von Sportlerinnen und weiblichen Normalpersonen im Vergleich zum O_2-Puls während 15 Min. Fahrradergometertraining von Koronarpatientinnen. (Nach Werten von Nowacki, 1983 = ▨ und Weidemann et al., 1969 u. 1983 = ▨)

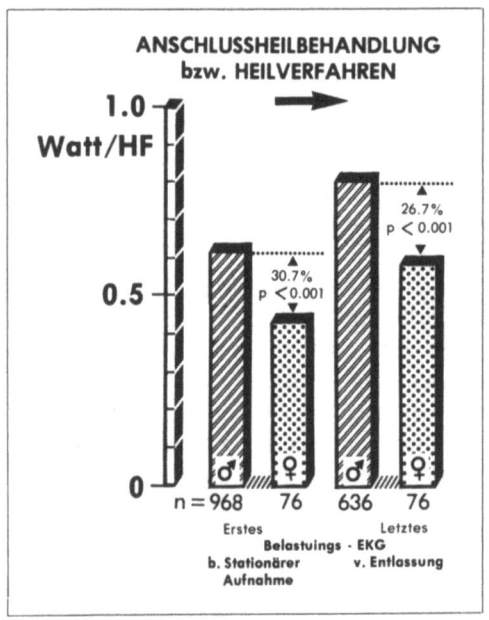

Abb. 2. Vergleich des durchschnittlichen, symptomlimitierten maximalen Watt-Pulses von koronarkranken Frauen und Männern (Weidemann, H. et al., DMW, 108; 11, 1983).

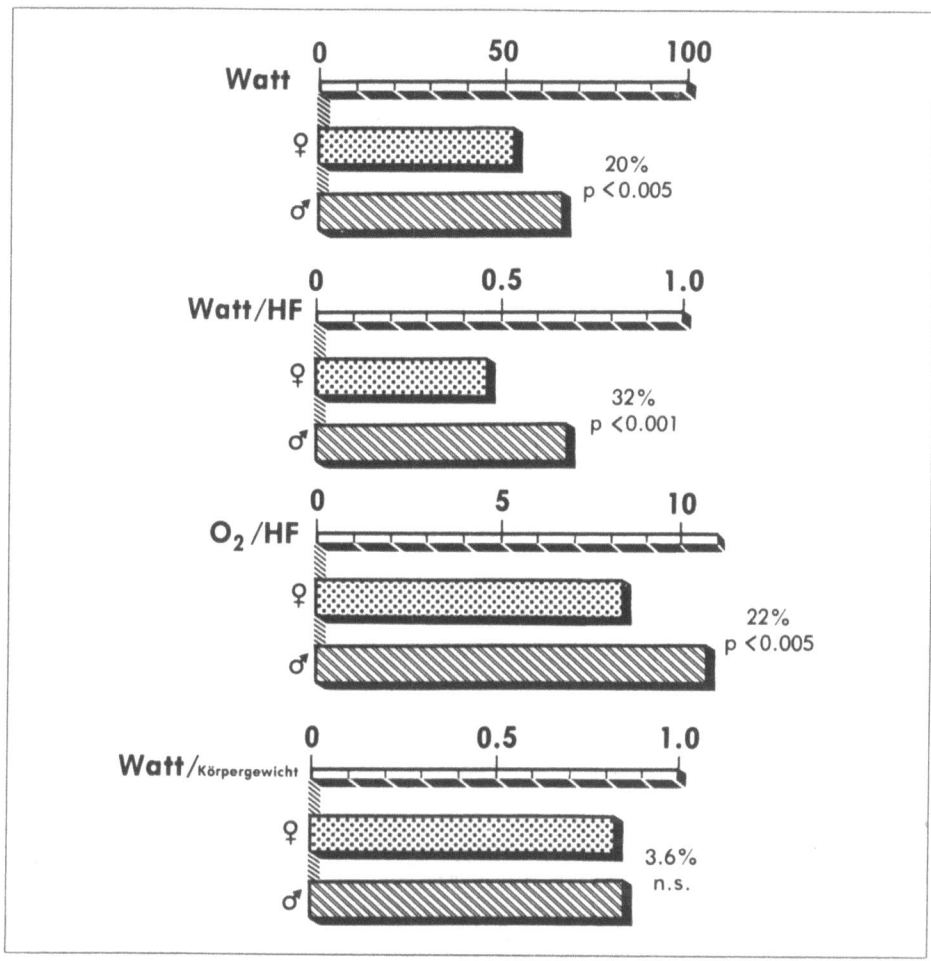

Abb. 3. Vergleich der absoluten und relativen (körpergewichtsbezogenen) durchschnittlichen Trainingsbelastungen (Fahrradergometer) in der letzten Therapiewoche (Anschlußheilbehandlung bzw. Heilverfahren) bei koronarkranken Frauen (n = 65) und Männern (n = 476), (Weidemann, H. et al., DMW, 108, 11, 1983).

Wir haben in einer früheren Arbeit mehrere Kollektive koronarkranker Frauen untersucht und mit koronarkranken männlichen Vergleichpersonen verglichen, über die hier zusammenfassend berichtet werden soll (Abb. 2). Sowohl beim ersten Belastungs-EKG bei stationärer Aufnahme als auch beim letzten Belastungs-EKG vor Entlassung nach Anschlußheilbehandlung bzw. Heilverfahren wegen koronarer Herzkrankheit zeigten die Ergebnisse des symptomlimitierten maximalen Wattpulses zwischen Frauen und Männern signifikante Unterschiede von 30,7% bzw. 26,7%.

In dieser Arbeit wurden auch die absolut und relativ auf das Körpergewicht bezogenen durchschnittlichen Trainingsbelastungen am Ende einer mehrwöchigen Anschlußheilbehandlung bzw. eines Heilverfahrens zwischen Frauen und Männern vergleichend

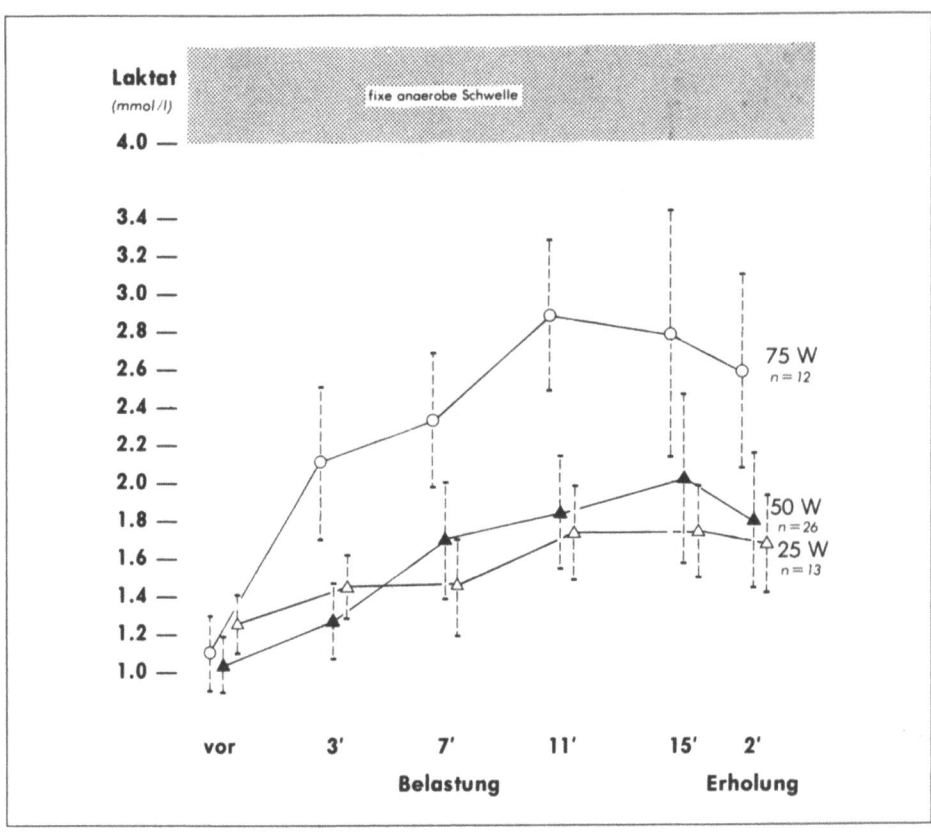

Abb. 4. Laktatwerte von 51 koronarkranken Frauen (Herzinfarkt, Bypassoperierte) während Ergometertraining auf unterschiedlichen Belastungsstufen.

untersucht. Es ergaben sich auch bei den Trainingsbelastungswerten Unterschiede von 20% für die Wattleistung, 22% für den Sauerstoffpuls und 32% für den Wattpuls. Wurden die Trainingsbelastungen jedoch auf kg Körpergewicht umgerechnet, so lagen sie für Frauen und Männer mit nur 3,6% Unterschied fast auf einem gemeinsamen Niveau (Abb. 3).

Bei 51 konsekutiv stationär behandelten koronarkranken Frauen haben wir in der letzten Behandlungswoche die arteriellen Laktatwerte während Fahrradergometertraining untersucht (Abb. 4). Die Laktatwerte auf den einzelnen Wattstufen liegen, wenn sie nicht auf das Körpergewicht bezogen werden, geringfügig höher als die vergleichbaren Werte von Männerkollektiven, die wir untersucht haben, erreichen aber in keinem Fall die fixe anaerobe Schwelle von 4 mmol Laktat.

Damit ergeben sich zusammenfassend vier übergeordnete Gesichtspunkte:

a) Sowohl die Leistungswerte des symptomlimitierten maximalen Ergometertests als auch die Trainingsbelastungswerte der koronarkranken Frauen unterschieden sich um ein Viertel bis ein Drittel von den Werten vergleichbarer koronarkranker Männer.

158

b) Die relativen, körpergewichtsbezogenen Trainingsbelastungswerte differierten zwischen Frauen- und Männerkollektiven praktisch nicht.

c) Im Training mit koronarkranken Frauen ist ein deutlicher Abstand zu Trainingswerten von Gesunden und Sportlerinnen zu beachten.

d) Bei Koronarpatientinnen kann in der Bewegungstherapie bei gleicher Watt/kg-Belastung wie bei männlichen Patienten auf die Laktatbestimmung verzichtet werden.

Unsere Untersuchungen zeigen, daß Ergebnisse einer die geschlechtsbedingten Unterschiede (1, 2, 5, 18, 19, 22, 23, 24, 26, 27, 28, 38) berücksichtigenden Belastungsuntersuchung eine adäquate Einstufung und Belastung in der Bewegungstherapie von Frauen mit koronarer Herzkrankheit gewährleisten können. Die Anwendung einer symptomlimitierenden orientierenden Ergometrie (20, 30), wie wir sie bei der Aufnahmeuntersuchung der Patientinnen und Patienten durchführen, hat sich bewährt. Bei weiteren Kontrolluntersuchungen mit Ergometrie und/oder Einschwemmkathetermessungen kann im Verlaufe einer Behandlung die individuelle Beurteilungsbasis für die Belastbarkeit in der Bewegungstherapie und im Arbeitsalltag verbreitert werden (3, 33, 34, 35, 36, 40). In der Praxis hat sich die vereinfachte Methode der Registrierung des Sauerstoffpulses aufgrund tabellarischer Sauerstoffaufnahmewerte (25) oder die Registrierung des Watt-Pulses (21, 25) als ausreichend erwiesen.

Die prozentualen Unterschiede für diese Leistungsparameter zwischen den von uns untersuchten Patientinnen mit koronarer Herzkrankheit und den männlichen Vergleichsgruppen liegen genau in der Größenordnung, die aus den oben zitierten Literaturangaben, insbesondere den Untersuchungen von Mellerowicz und Mitarbeitern (18) für weibliche Normalpersonen zu erwarten sind. Die Werte für die körpergewichtsbezogenen Wattleistungen, die für Männer und Frauen gleich sind und damit einen die Sexualdifferenzen berücksichtigenden Belastungsgrad dokumentieren, liegen im Bereich von 0,75 bis 1 Watt/kg Körpergewicht. Patientinnen mit einer solchen Belastbarkeit können unter Zugrundelegung des körpergewichtsbezogenen Belastungsverfahrens für den Rehabilitationssport mit Frauen, wie er vor allem von Nowacki und Mitarbeitern (7, 23) angegen wird, als geeignet für den Übergang in ambulante koronare Trainingsgruppen angesehen werden.

Literatur

1. Astrad PO Sport, Alter und Geschlecht. Sportmedizinische Schriftenreihe (Wander), Heft 5
2. Astrand PO (1960) Aerobic work capacity in men and women with special reference to age. Acta Physiol Scand 49 (Suppl): 169
3. Attar H (1980) Auswahlkriterien der Herzfunktionsdiagnostik für die Dosierung der Herz-Kreislaufbelastung in der Therapie von Herzinfarktrehabilitanden im Spätheilverfahren. Inauguraldissertation, Freiburg
4. Buchwalsky R (1981) Somatische Gesichtspunkte in der Bewegungstherapie. In: Hopf R, Kaltenbach M (Hrsg) Bewegungstherapie für Herzkranke. Urban und Schwarzenberg, München Wien Baltimore, S 150
5. Christensen EH, Högberg H (1958) Verh Dtsch Ges Kreisl-Forsch 24:60
6. Dennhardt W (1975) Organisationsform und Ergebnisse beim „Hamburger Modell". In: Donat K (Hrsg) Kardiologische Prävention und Rehabilitation am Wohnort. Perimed, Erlangen, S 45

7. Ditter H, Nowacki P (1980) Auswirkungen eines ½jährigen Rehabilitationstrainings von Herz-infarktpatienten am Wohnort auf ihre kardiorespiratorische Leistungsfähigkeit. In: Nowacki P, Böhmer D (Hrsg) Sportmedizin – Aufgaben und Bedeutung für den Menschen in unserer Zeit. Thieme, Stuttgart New York, S 316
8. Drews M, Drews A, Barmeyer J (1981) Der Einfluß eines stationären Heilverfahrens mit 4wö-chiger Bewegungstherapie auf das Herz-Kreislaufverhalten von 600 männlichen Infarktpa-tienten. Herz/Kreislauf 7:342
9. Flöthner R, Rost R, Traenckner K (1981) Ambulante Koronargruppen. Empfehlungen des Deutschen Sportärztebundes zur Leitung ambulanter Koronargruppen. Perimed, Erlan-gen, S 13
10. Fox III SM, Gazes PC, Blackburn HW, Bruce RA, Campney HK, Master AM, Mattingly ThW, McDonough JR, Sheffield LT (1969) Exercise and stress testing work-shop report. JSC Med Ass 65 (Suppl 1):74
11. Kaltenbach M (1974) Die Belastungsuntersuchung von Herzkranken. Boehringer, Mann-heim, S 46
12. Kaltenbach M, Samek L (1980) Bewertung des Belastungs-EKG. In: Kaltenbach M, Ros-kamm H (Hrsg) Vom Belastungs-EKG zur Koronarangiographie. Springer, Berlin Heidelberg New York, S 37
13. König K (1977) Der Effekt einer Bewegungstherapie im Rahmen einer Anschlußheilbehand-lung sowie eines Spätheilverfahrens, erzielt während 4–6wöchigem Aufenthalt in einem Reha-bilitationszentrum. In: Schettler G, Horsch A, Mörl H, Orth H, Weizel A (Hrsg) Der Herzin-farkt. Schattauer, Stuttgart New York, S 567
14. Kubicek F (1973) Das Spätschicksal von Kranken mit Herzmuskelinfarkt im Hinblick auf kli-nischen Verlauf und Berufsleben. In: Roskamm H, Reindell H (Hrsg) Langzeittherapie und Rehabilitation des chronisch kranken Herzens. Boehringer, Mannheim, S 23
15. Kubicek F, Kiss E (1972) Erste Ergebnisse einer ambulanten Rehabilitationsbehandlung von Kranken nach Myocardinfarkt. Wien med Wochenschr 122:609
16. Mattingly ThW (1973) Deutung des Belastungselektrokardiogramms. Beurteilung ischämi-scher Veränderungen bei Frauen. In: Semple T (Hrsg) Herzinfarkt, Verhütung, Rehabilitation. Boehringer, Mannheim, S 137
17. Matzdorff F (1975) Herzinfarkt, Prävention und Rehabilitation. Urban und Schwarzenberg, München Berlin Wien, S 232
18. Mellerowicz H, Meller W (1972) Training. Biologische und medizinische Grundlagen und Prinzipien des Trainings. Springer, Berlin Heidelberg New York, S 57
19. Musshoff K, Reindell H, Steim H, König K (1959) Die Sauerstoffaufnahme pro Herzschlag (O_2-Puls) als Funktion des Schlagvolumens, der arteriovenösen Differenz des Minutenvolu-mens und des Herzvolumens. Z Kreisl-Forsch 48:225
20. Niederberger M (1982) Prinzipien der Ergometrie. Teil I. Physiologische Grundlagen und Me-thodik. Herz 1:20
21. Niederberger M (1982) Prinzipien der Ergometrie. Teil II. Beurteilungskriterien. Herz 1:20
22. Nöcker J (1971) Sexualdifferenzen in den Organleistungen. In: Nöcker J (Hrsg) Physiologie der Leibesübungen. Enke, Stuttgart, S 404
23. Nowacki P (1983) Frau und sportliche Leistung – begrenzende kardiale Faktoren. In: Medan HJ, Nowacki P (Hrsg) Frau und Sport. Perimed, Erlangen S 30–35
24. Reindell H, König K, Roskamm H (1967) Das Herzvolumen und seine Beziehungen zu funk-tionellen Maßen. In: Reindell H, König K, Roskamm H (Hrsg) Funktionsdiagnostik des ge-sunden und kranken Herzens. Beziehungen zwischen Herzgröße und Leistung. Thieme, Stutt-gart, S 38
25. Reindell H, König K, Roskamm H (1967) Zur Frage einer Vereinfachung der Methode. In: Reindell H, König K, Roskamm H (Hrsg) Funktionsdiagnostik des gesunden und kranken Herzens. Beziehungen zwischen Herzgröße und Leistung. Thieme, Stuttgart, S 233
26. Roskamm H, Reindell H (1977) Die Herzinsuffizienz. Versuch einer klinischen Stadieneintei-lung. In: Reindell H, Roskamm H (Hrsg) Herzkrankheiten. Springer, Berlin Heidelberg New York, S 383
27. Roskamm H, Reindell H, König K (1966) Die körperliche Belastbarkeit in den einzelnen Alters-stufen. Körperliche Aktivität und Herz- und Kreislauferkrankungen, J. A. Barth, München, S. 86

160

28. Roskamm H, Reindell H, Musshoff K, König K (1961) Die Beziehungen zwischen Herzgröße und Leistungsfähigkeit bei männlichen und weiblichen Sportlern im Vergleich zu männlichen und weiblichen Normalpersonen. III. Mitteilung Arch Kreisl-Forsch 35:67
29. Sauerbier J (1980) Auswahlkriterien der Herzfunktionsdiagnostik für die Dosierung der Herz-Kreislaufbelastung in der Therapie von Herzinfarktrehabilitanden im direkten Anschlußheilverfahren. Inauguraldissertation, Freiburg
30. Semple, T (1973) Herzinfarkt. Verhütung, Rehabilitation. Die physiologischen Grundlagen des körperlichen Trainings. Rehabilitationsausschuß der internen Gesellschaft für Kardiologie. Boehringer, Mannheim, S 47
31. Schmidt FL (1973) Herzschlagfrequenz und Leistung. Karger, Basel, S 107
32. Schnellbacher K, Roskamm H, Weidemann H, Bergmann R, Buchwalsky R, Barmeyer J, Reindell H (1972) Effekte langzeitigen körperlichen Trainings auf den Verlauf der koronaren Herzkrankheit. Münch med Wochenschr 114:1343
33. Weidemann H (1973) Das Einschwemmkatheterverfahren in der Beurteilung von Koronarkranken. In: Roskamm H, Reindell H (Hrsg) Das chronische kranke Herz. Schattauer, Stuttgart, S 347
34. Weidemann H (1980) Grundlagen der Bewegungstherapie bei der koronaren Herzkrankheit – Indikation und Kontraindikation. In: Lang E (Hrsg) Koronare Herzkrankheit. Springer, Berlin Heidelberg New York, S 77
35. Weidemann H, Attar H, Sauerbier J, Biesterfeld H (1977) Evaluation of microcatheterization. Data for the workload in physical training programs after myocardial infarction. Cardiology 62:115
36. Weidemann H, Attar H, Sauerbier J, Biesterfeld H (1977) Zur Berücksichtigung des „ischämischen Faktors" während der Rehabilitation des Herzinfarktpatienten. Herz/Kreislauf 11:629
37. Weidemann H, Nöcker J (1965) Herzinfarkte in der Bevölkerung einer Industriegroßstadt. Studie über Häufigkeit, Alters- und Geschlechtsverteilung und Soziologie. Münch med Wochenschr 107:2297
38. Weidemann H, Roskamm H, Gammelin L, Thiele S, Reindell H (1969) Vergleichsuntersuchungen über die Leistungsbreite des Herz-Kreislaufsystems bei Hochleistungssportlerinnen, Sportstudentinnen und weiblichen Normalpersonen. Sportarzt und Sportmedizin 11:425
39. Weidemann H, Sauerbier J, Attar H (1980) Therapie mit Isosorbiddinitrat im chronischen Herzinfarktstadium in Abhängigkeit vom Ergebnis einer Einschwemmkatheter-Ergometerbelastung. Med Welt Stuttgart 31:1485
40. Weidemann H, Sauerbier J, Attar H (1981) Limitierung der Bewegungstherapie und Digitalistherapie im chronischen Herzinfarktstadium in Abhängigkeit von Hämodynamik und Herzgröße. Herzmedizin 4:17
41. Weidener J (1974) Quantität und Qualität des Trainings bei Koronarinsuffizienz und nach Herzinfarkt. In: Mellerowicz H, Weidener J, Jokl E (Hrsg) Rehabilitative Kardiologie. Dosiertes Training und Leistungsmessung. Karger, Basel, S 118
42. Wieland R (1980) Ergebnisse einer Anschlußheilbehandlung nach Herzinfarkt. Inauguraldissertation, Freiburg
43. Wink K (1982) Stellenwert der Ergometrie in der Diagnostik der Koronarinsuffizienz. Klinikarzt 11:239

Rehabilitives Training mit Frauen nach Herzinfarkt

A. Drews, E. Lönne, D. Rothmaier

Einleitung

Bewegungstherapie hat heute in der Infarktrehabilitation wegen der positiven Effekte auf die Herzkreislaufanpassung, die körperliche Belastbarkeit, den Stoffwechsel und wegen der psychosozialen Wirkungen einen anerkannten Stellenwert (1, 2–9, 12–15, 25, 26).

Obwohl ein Drittel der Infarktpatienten im Krankenhaus Frauen sind, gibt es in der Literatur nur wenige Arbeiten über kardiale Belastbarkeit und rehabilitatives Training von weiblichen Infarktpatienten (8, 24–26). Zur stationären Anschlußheilbehandlung kamen bis 1981 relativ wenig Frauen (25). Im eigenen Infarktkrankengut 1971–1980 waren 7% Frauen, darunter nur 22 AHB-Patientinnen. Ihre Zahl hat in den letzten Jahren zugenommen (26). 1985 kamen in unsere Klinik 66 Frauen zur stationären Infarktnachbehandlung, davon 47 als AHB.

Die folgenden Aussagen beziehen sich auf Befunderhebungen des letzten Jahres und Erfahrungen mit AHB-Frauen seit 1983; Bewegungstherapie in gemischten Gruppen (Frauen/Männer) wird in unserem Zentrum seit gut 25 Jahren praktiziert (3–8).

In diesem Beitrag sollen zwei Aspekte erörtert werden:

1. Nach welchen Kriterien erfolgt die Zuordnung der überwiegend über 55 Jahre alten Infarktfrauen in die Übungs- und Trainingsgruppen?
2. Welche Bewegungsprogramme für die gemischten Herzgruppen mit durchschnittlich ⅓ Frauen und ⅔ Männer haben sich bewährt?

Patientengut

Das Kollektiv umfaßt 66 Frauen im Postinfarktstadium, darunter 4 mit Doppelinfarkt, 27 mit Vorderwandinfarkt (davon 13 intramural) und 22 mit Hinterwandinfarkt; koronarografiert waren 25, davon 15 vor bzw. nach aortokoronarem Venenbypass.

Zur Auswertung bzw. zur Auswahl der Therapie wurden 4 Untergruppen gebildet:

1. Spätrehabilitation (= SH), n = 19, Alter 37–69 Jahre ($\bar{X}$ 57), mittlere Körperlänge 162 cm, mittleres Gewicht 66,9 kg, 6 unter 55 J., 10 über 55 J., 3 über 65 J
   Anschlußheilbehandlung (= AHB), n = 47, die nach Alter und Belastbarkeit eingeteilt wurden:
2. AHB I, n = 10, 45–55 Jahre ($\bar{X}$ 50,3), Länge 163 cm, Gewicht 66,7 km, 10 unter 55 J.;
3. AHB II, n = 17, Alter 56–76 Jahre ($\bar{X}$ 63,5), Länge 164 cm, Gewicht 68 kg; kardiale Belastbarkeit $\geqq$ 1 W/kg Gewicht, 12 über 55 J., 5 über 65 J.;
4. AHB III, n = 20, Alter 56–77 Jahre ($\bar{X}$ 66,1), Länge 159 cm, Gewicht 64,6 kg; kardiale Belastbarkeit 0,50–0,75 W/kg P, 10 über 55 J., 10 über 65 J.

Im Gesamtkollektiv waren nur 16 Frauen (= 24,2%) jünger als 55 Jahre, 32 Patientinnen (= 48,5%) 56–65 Jahre, 18 Patientinnen (= 27,3%) über 65 Jahre. – Das relativ hohe Lebensalter ist für die Einschätzung eines geschlechtsspezifischen Unterschiedes der Leistungsfähigkeit bezüglich Zuordnung in gemischte Bewegungsgruppen (Frauen/ Männer) wichtig.

Kriterien für die Gruppeneinteilung

Die Feststellung der kardialen/körperlichen Belastbarkeit ist eine wesentliche Voraussetzung für ein risikoarmes Training, wobei die Kontraindikationen zu beachten sind (4–7, 9, 13, 15, 16).
Nach welchen Befunden erfolgt die Zuordnung?

1. Trainingsgruppe E1, 2:
- Ereignis (Infarkt, Bypass) über 4 Wochen zurück
- Eingefäßerkrankung
- Ventrikelfunktion leicht gestört
- Keine Belastungskoronarinsuffizienz (± AP) bei 75 W $\geq$ 1 W/kgP
- Ventrikuläre ES Lown 0–I
- Lebensalter bis 55 Jahre.
  Die Zuordnung zu E1 oder E2 hängt von der tolerierten Belastung, vom allgemeinen Kräftezustand, vom Körpergewicht und von der Bewegungsbereitschaft ab.
2. Übungsgruppen F1–3
- Ereignis (Infarkt, Bypass) weniger als 4 Wochen zurück
- Mehrgefäßerkrankung
- Ventrikelfunktion mehr als leicht gestört
- Belastungskoronarinsuffizienz (± AP) bei 75–50 W = 1 W/kgP
- Ventrikuläre ES Lown II (III)
- Lebensalter über 55 Jahre (F2), über 60 Jahre (F3); (weitere Faktoren s. Zusatz bei Trainingsgruppen).

In der Abb. 1 ist die ergometrische Mindestbelastbarkeit in bezug zum Körpergewicht für die einzelnen Gruppen, die durchschnittliche Trainings/Übungsdauer pro Tag in Stunden und die relative Trainingsintensität dargestellt.

Geschlechtsspezifische Differenzen der Belastbarkeit

Frauen im Alter von 20–50 Jahren haben gegenüber gleichaltrigen Männern eine um 25–30% geringere Ausdauerfähigkeit (11, 19, 20). Die kardiopulmonale Leistungsfähigkeit geht aber beim Mann mit dem Lebensalter schneller zurück und liegt im 7. Jahrzehnt um etwa ⅓, bei der Frau nur um ¼–⅕ unter den Maximalwerten. Die Werte nähern sich also nach dem 60. Lebensjahr bis auf etwa 10% an. Für die lokale, aerobe Muskelausdauer ist für bestimmte Muskelgruppen die Trainierbarkeit bei Frauen sogar besser (11). – Durch das geringere Körpergewicht liegt der Sauerstoffbedarf für gleiche Lauf- und Gehbelastungen bei Frauen um etwa 10% niedriger. Für gymnastische Formen der Bewegungstherapie haben Frauen eher Vorteile in Bezug auf Gelenkigkeit, Geschicklichkeit und Gewandtheit (11, 17, 20).

164

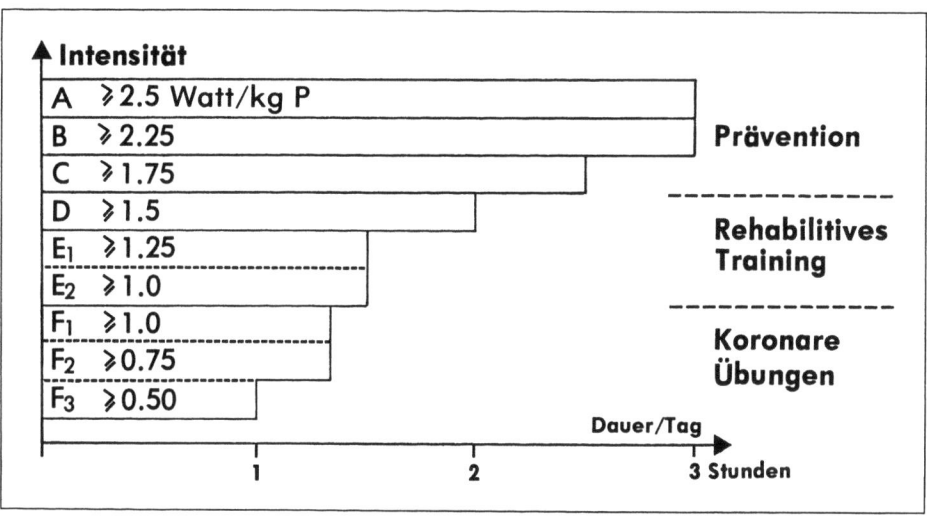

Abb. 1. Therapie-Gruppen der HKK Mettnau; Mindestbelastbarkeit in Watt pro kg Gewicht (W/kg P), tägliche Trainingsdauer in Stunden und relative Intensität der Gruppentherapie.

Tabelle 1. Vergleich von weiblichen und männlichen Postinfarktpatienten in der Spätrehabilitation (6, 8); Parameter vor/25 Tage nach Bewegungstherapie; Mittelwerte für maximale Wattleistung pro kg Gewicht (W/kgP), maximaler Wattpuls (W/HF), maximaler Sauerstoffpuls (O_2P) und relative Differenzen Frauen/Männer in %

	n	W/kgP		W/HF		O_2P	
		vor	nach	vor	nach	vor	nach
Frauen (x̄ 57 Jahre)	57	0,83 –	1,01	0,50 –	0,60	8,6 –	9,9
Männer (x̄ 59 Jahre)	166	0,92 –	1,18	0,66 –	0,83	11,1 –	12,9
Differenz [%]		9,80 –	14,40	24,30 –	27,70	22,5 –	23,3

Welche Differenzen ergeben sich nun für Frauen nach Herzinfarkt gegenüber gleichaltrigen Männern? In der Tabelle 1 sind Vergleichswerte für die maximale ergometrische Wattleistung in Bezug auf das Gewicht (W/kg P), auf die Herzfrequenz (W/HF) und den maximalen Sauerstoffpuls (O_2P) vor und nach 25 Tagen Bewegungstherapie in der Infarkt-Spätrehabilitation (6, 8) enthalten. Die Unterschiede der Parameter zugunsten der Männer betragen: 9,8–14,4% (W/kg P), 24,3–27,7% (W/HF) und 22,5–23,3% (O_2P) und liegen damit etwas unter den Vergleichszahlen von Weidemann (24). Für die Bewegungstherapie in koronaren Übungsgruppen (F) bzw. Trainingsgruppen (E/D) ohne anhaltende, kontinuierliche Ausdauerbelastungen sind diese geschlechtsspezifischen Unterschiede von geringer Bedeutung, zumal sie durch Geschicklichkeit und Gewandtheit in der Gymnastik seitens der Frauen zum Teil ausgeglichen werden. Bei richtiger Einstufung nach der kardialen Belastbarkeit und Beachtung von Körpergewicht und eventuellem „Vortraining" haben wir in den gemischten Gruppen (Frauen/Männer) bei Infarktpatienten, aber auch bei älteren Nichtinfarktpatienten keine Probleme, mit

Ausnahme von Ballspielen, die aber in den Infarktgruppen nur als kleine Spiele ohne Wettbewerb in Frage kommen.

Bewegungstherapie

Das Bewegungsprogramm für die Infarktpatienten umfaßt ein individuell dosiertes Ergometertraining, eine Gruppengymnastik, Gehbelastungen in der Ebene mit unterschiedlicher Dauer und selbst gewähltem Tempo, für Geeignete Wassergymnastik und Schwimmübungen, Teilnahme an der Wanderung in der Trainingsgruppe E (1 × pro Woche etwa 60 min), und für die Rehabilitanden der Gruppen E/D eine leichte Morgenübung (12 min) ohne Ausdauerbeanspruchung.

Einen Überblick der Teilnehmerzahlen der Infarkt-Untergruppen am Bewegungsprogramm und die mittlere ergometrische Trainingsbelastung zu Beginn und ab 4. Woche gibt die Tabelle 2. Alle 66 Frauen nahmen an der Gymnastik, 83% am Ergometertraining, 38% an der Wassergymnastik und 62% an den Wanderungen teil.

Ergometertraining

Es wurde auf Fahrradergometern im Sitzen, mit EKG-Überwachung und Frequenzprotokoll, am Vormittag absolviert, Dauer 20 Minuten. Die maximale Belastung lag 25–50 W unter der symptomlimitierten Belastungsstufe beim Leistungstest.
– Teilnehmer aus Gr. SH (n = 19): 18 Patientinnen, 1 Ausschluß wegen Herzinsuffizienz; durchschnittliche Belastung zu Beginn 29,5 W, letzte Woche 49 W; 16 Patientinnen wurden höher belastet, davon 7 bis 75 W.

Tabelle 2. Bewegungsprogramme für Infarktpatienten der HKK Mettnau; Beteiligung der Frauen nach Untergruppen: SH = Spätrehabilitation, AHB = Anschlußheilbehandlung, unterteilt nach Alter und Belastbarkeit

Gruppe	n	Ergometer-training $\bar{x}$ [Watt] (20 min)	Gymnastik (30 min)	Wasser-gymnastik (25 min)	Wandern (1 × / Woche)
SH (57 Jahre)	19	18 29,5–49	8 – F – 4 9 – E – 13 2 – D – 2	2 – F 11 – E	16
AHB I (< 55 Jahre)	10	8 26,5–57,7	6 – F – 5 3 – E – 3 1 – D – 2	5 – E	7
AHB II (> 55 Jahre)	17	17 15–45	17 – F – 13 0 – E – 4	3 – F 3 – E	17
AHB III (> 55 Jahre)	20	12 12–24	20 – F – 20	1 – F	1
Gesamt	66	55	66	25	41
100%		83	100	38	62

- Von AHB I (n = 10) nahmen 8 teil; 2 wurden wegen Herzinsuffizienz bzw. Wundheilungsstörung nach Bypassoperation ausgeschlossen. Belastungstoleranz zu Beginn im Mittel 26,5 W, letzte Woche 57,7 W, dabei tolerierten 3 Pat. 75 W.
- Von AHB II (n = 17) konnten alle teilnehmen, mit Belastung von durchschnittlich 15 W zu Beginn und in der letzten Woche 45 W; 12 Pat. tolerierten zuletzt 50 W, aber keine 75 W.
- Aus der AHB III (n = 20) fielen 8 Patientinnen aus, davon 3 wegen Herzrhythmusstörung, 3 wegen Herzinsuffizienz und 2 aus anderen Gründen. Anfangstoleranz im Mittel 12 W, zuletzt 24 W; 8 Patientinnen steigerten sich von 12,5 W auf 25–40 W.

Die Anfangsbelastungen wurden oft bewußt gering gehalten, so daß die Steigerung gegenüber der letzten Woche nicht mit der Leistungsverbesserung identisch ist. Eine höhere Belastungstoleranz nach Training ist aber für die Gruppen SH bis AHB II sicher. Die oben genannten Belastungswerte dieser Gruppen entsprechen den von Weidemann (24) publizierten.

Gymnastik

Speziell die Gruppengymnastik soll bei Infarktpatienten nicht nur funktionelle, sondern auch psychologische und pädagogische Zielsetzungen haben: Förderung der Entängstigung, bessere Selbsteinschätzung; sie soll einen neuen Bezug zum Körper, zur Gruppe und zur Umwelt schaffen. Angestrebt wird eine Verhaltensänderung hinsichtlich Lebensführung, Leistungsverhalten und Rollendenken. Entscheidend hierfür ist ein Unterrichtsstil, der situationsangepaßt und flexibel ist und Raum für Selbsterfahrung und Interaktionen gibt (10, 12, 13, 16–18). Diese Ziele können mit einer Zweckgymnastik, die auf den Bewegungs- und Halteapparat ausgerichtet ist, nicht erreicht werden. Die Übungsstunde muß durch Spielformen, freie Bewegungsaufgaben, Körperwahrnehmung und Gruppengespräche ergänzt werden. Neben einer Funktionsgymnastik ohne oder mit kleinen Geräten bietet sich auch Gymnastik mit Musik – richtige Auswahl und geschickte Tempowahl vorausgesetzt – an (21).
Den Stundenaufbau für die koronaren Übungsgruppen F 1–3 gibt die Tabelle 3 wieder. Inhalt und Zielsetzung erfolgen in Anlehnung an das Kölner Modell (16, 17). – Die Gymnastik in diesen Übungsgruppen beginnt nachmittags ab 14.30 Uhr (F1), 15.30 Uhr (F2) bzw. 16.00 Uhr (F3); 8–12 Teilnehmer, davon durchschnittlich ⅓ Frauen. Die Dauer liegt bei 30–40 Minuten, die effektive Übungszeit bei 20–30 Minuten.
Die Beanspruchungen nehmen von F3 nach F1 zu, so daß alle AHB-Patienten mit geringer Belastbarkeit in F3 beginnen. Neben den koronaren Übungsgruppen gibt es 3 Trainingsgruppen für Herzpatienten (E2, E1 u. D). Der Stundenaufbau ist ähnlich wie bei den Übungsgruppen, enthält aber mehr bzw. längere Belastungen für die Muskelausdauer und ein etwas höheres Tempo.
Die 66 Infarktfrauen wurden wie folgt zugeordnet:
- Von 19 der Gr. SH begannen 8 in F, 9 in E und 2 in D; nach 3 Wochen waren noch 4 in F, 13 in E und unverändert 2 in D.
- Von den AHB I wurden 6 in F, 3 in E und 1 Pat. in D eingeordnet, ab 3./4. Woche waren 5 in F, 3 in E und 2 in D.
- Die 17 Frauen der AHB II begannen alle in F (1–3), nur 4 konnten nach 3 Wochen der E-Gruppe zugeteilt werden.

Tabelle 3. Stundenaufbau für koronare Übungsgruppen (F 1–3) mit Inhalt, Zielsetzung und Dauer (in Anlehnung an das Kölner Modell (12, 16, 17))

	Inhalte	Zielsetzung	Zeit
Aufwärmen	Kontakt-, Begrüßungsspiele Dynamische Übungen Lockerungs- und leichte Dehnübungen Atemübungen	Psychisches Einstimmen Herz/Kreislauf anregen Muskeln, Bandapparat „erwärmen" Ventilationsverbesserung	5–10 min
Hauptteil	Funktionelle Gymnastik Geschicklichkeitsübungen Entspannungsübungen spielerisch-kreative Bewegungsaufgaben, Atemübungen	Dehnen, Kräftigen, Lockern, Beweglichmachen, lokale Muskelausdauer Koordinationsschulung Körperwahrnehmung Interaktionen Ventilationsverbesserung	15 min
Spiele	Spielformen kleine Ballspiele nach modifizierten Regeln	Koordinationsschulung Motivation Gruppendynamik	–10 min
Standardübungen	Dehnübungen der ventralen/dorsalen Beinmuskeln	Beseitigung der Kontraktions-rückstände	3–5 min
Gruppengespräch	–	Hilfe zur Selbsthilfe	–10 min

– Die nur gering belastbaren Frauen in AHB III (n = 20) blieben in der Gr. F3, nur 2 Patientinnen kamen in F2.

Trotz der z. T. erheblichen kardialen Leistungseinschränkungen gab es in den drei Jahren mit koronarer Übungsbehandlung und auch bei den koronaren Trainingsgruppen seit 1972 keinen ernsten Zwischenfall.

Wassergymnastik

Sie findet nur ab Gruppe E aufwärts Anwendung und erfolgt nachmittags, für die Infarktpatienten der Gr. E ab 15.45 Uhr, im Bewegungsbad (1,20–1,60 m Tiefe) bei 27 °C Wassertemperatur, Dauer 20–25 Minuten, 4× wöchentlich. Dabei werden verschiedene Bewegungsübungen am Beckenrand, im Gehen und Stehen, auch kleinere Schwimmübungen durchgeführt. Dauerschwimmen gibt es in E nicht, auch in D werden nur kürzere Strecken in langsamem Tempo zurückgelegt, da bekanntlich die Anstrengungen beim Schwimmen objektiv höher liegen (Herzfrequenz!) als von den meisten Patienten empfunden wird (23). Auf die besondere Gefährdung von Patienten mit Neigung zu Rhythmusstörungen wird seit Jahren hingewiesen (9, 12, 16, 22, 23), ernste Zwischenfälle sind aber bei Ausschluß solcher Risikopatienten (Bandspeicher-EKG, Ergometrie, Telemetrie) selten. Wir hatten bei der Wassergymnastik in 15 Jahren kei-

168

nen Zwischenfall. Voraussetzung zur Teilnahme ist eine ausreichende kardiale Belastbarkeit, das Fehlen ventrikulärer Arrhythmien (Lown III–V) bei der obligatorischen Schwimmtelemetrie und die Bereitschaft der Patienten zur Teilnahme.

An der Wassergymnastik beteiligten sich:

- Gr. SH: von 19 nahmen 11 teil, weitere 2 Patientinnen 1–2× /Woche;
- Gr. AHB I: von 10 Frauen regelmäßig 5;
- Gr. AHB II: von 17 machten nur 3 Frauen mit, weitere 3 nur 1× /Wo.
- Gr. AHB III: keine der 20 Frauen nahm teil.

Insgesamt machten 19 Frauen regelmäßig Wassergymnastik und leichte Schwimmübungen, 6 weitere gingen ein- bis zweimal wöchentlich zu den Übungen; das sind 38% des Kollektivs gegenüber 57% Frauen in der Spätrehabilitation in unserer ersten Studie (8).

Wandern/Gehen

Gruppenwanderungen werden einmal wöchentlich, für die Gruppen E und D getrennt, in Begleitung von Ärzten und Bewegungstherapeuten durchgeführt; Dauer 60 (E) bzw. 90 Min (D), nur leichte Steigerungen und vor allem in E auch langsames Tempo (~3 km/h). Voraussetzungen zur Teilnahme: ergometrische Mindestbelastung $\geqq 1$ W/ kg P ohne Ischämie/AP, ohne ernste Rhythmusstörungen und bei subjektivem Wohlbefinden. Eine Teststrecke von 2 km im ebenen Therapiegelände muß vorher in etwa 30 Minuten problemlos bewältigt werden.

Insgesamt nahmen 41 Frauen (=62%) des Infarktkollektivs teil. Zwischenfälle traten nicht auf. – Fast alle Infarktpatienten machten tägliche Spaziergänge von 30–60 Minuten im Therapiegelände.

Im Rahmen des rehabilitiven Trainings mit vorwiegend älteren AHB-Frauen kann ein reines, effektives Ausdauertraining (12, 13, 16–20), z. B. Dauerlauf, wegen der noch relativ geringen Belastbarkeit und der kurzen Zeit nach dem Ereignis (Infarkt, Bypassoperation) nicht durchgeführt werden.

Übungsbehandlung und leichte Trainingstherapie in gemischten Gruppen mit etwa gleich belastbaren Frauen/Männern sind sehr gut durchführbar und haben sich bewährt. Die Übungen und Belastungen müssen richtig ausgewählt, abwechslungsreich und pädagogisch geschickt angeboten werden, dabei sind erfahrene Bewegungstherapeuten Voraussetzung. Auf dem Wege zur angestrebten Verhaltensänderung der Patienten ist eine enge Zusammenarbeit Arzt–Patient–Therapeut ausschlaggebend (10).

Literatur

1. Berg A (1985) Einfluß der ambulanten Bewegungstherapie (Herzgruppe) auf Herz-Kreislauf- und Stoffwechselgrößen bei Patienten mit Zustand nach Myokardinfarkt. Herz/Kreislauf 10:522–528
2. Berg A (1985) Fitness in der Herzgruppe. Sport u. Gesundheit 2:32–34
3. Drews A, Halhuber MJ (1970) Erfahrungen mit der Bewegungstherapie bei chronisch Herzkranken. Internist 11:200–211
4. Drews A (1971) Rehabilitation von Infarktpatienten durch Gruppentraining. Ärztl Praxis 92:4259–4262

5. Drews A, Drews S (1981) Ergometrische Methodik zur Bestimmung der Trainingsdosierung von Postinfarktpatienten. 4. Int Symposion f Ergometrie, Berlin
6. Drews M, Drews A, Barmeyer J (1981) Der Einfluß eines stationären Heilverfahrens mit 4wöchiger Bewegungstherapie auf das Herzkreislaufverhalten von 600 männlichen Infarktpatienten. Herz/Kreislauf 7:342–348
7. Drews A, Drews S, Halhuber MJ, Hofmann H, Michel D (1985) Bewegungstherapie in der Früh- und Spätrehabilitation von Infarktpatienten. In: Hollmann W (Hrsg) Zentrale Themen der Sportmedizin. Springer, Berlin Heidelberg New York Tokio, S 379–400
8. Drews A, Drews S (1985) Rehabilitatives Training mit Frauen im Postinfarktstadium. In: Franz IW, Mellerowics H, Noack W (Hrsg) Training und Sport zur Prävention und Rehabilitation in der technisierten Umwelt. Springer, Berlin Heidelberg New York Toyko, S 679–684
9. Halhuber MJ (1982) Rehabilitation des Koronarkranken. Perimed, Erlangen
10. Halhuber C (1985) Rollenverständnis Arzt-Patient-Bewegungstherapeut. Sport u. Gesundheit 2:36–38 u 3:28–30
11. Hollmann W, Mader A (1980) Das körperliche Leistungsvermögen der Frau im Sport. Mat Med Nordmark 32:117–137
12. Hollmann W, Lagerstrom D, Liesen H, Heck H, Dufaux B, Mader A (1981) Training in der Rehabilitation des Herzinfarktpatienten (Kölner Modell). In: Halhuber C (Hrsg) Ambulante Koronargruppen. Perimed, Erlangen, S 73–85
13. Hollmann W, Rost R, Dufaux B, Liesen H (1983) Prävention und Rehabilitation von Herz-Kreislaufkrankheiten durch körperliches Training. Hippokrates, Stuttgart
14. Kindermann W (1983) Stellenwert der Bewegungstherapie für die koronare Herzkrankheit. Med Welt 34:487–490
15. König K, Ruck M, Brusis O (1977) Der Effekt körperlichen Trainings im Rahmen der Frührehabilitation nach Herzinfarkt. Herz/Kreislauf 9:192–203
16. Lagerstrøm D, Rösch H, Wicharz J (1980) Trainingsgrundlagen, Trainings- und Programmaufbau. In: Brusis O, Weber K (Hrsg) Handbuch der Koronargruppenbetreuung. Perimed, Erlangen, S 155–207
17. Lagerstrøm D (1981) Grundlagen der Bewegungs- und Sporttherapie bei koronarer Herzkrankheit. Pharma Schwarz, Monheim
18. Liesen H, Lagerstrøm D (1976) Ein körperliches Aufbautraining bei ungeübten älteren Menschen. Geriartrie 6:147–148
19. Liesen H, Dufaux B, Heck H, Mader A, Rost R, Lötzerich S, Hollmann W (1979) Körperliche Belastung und Training im Alter. Dtsch Z Sportmed 7:218–225
20. Mellerowics H, Meller W (1984) Training. Springer, Berlin Heidelberg New York
21. Rothmaier D (1985) Gymnastik nach Musik für Herzpatienten und Senioren. Sport u Gesundheit 2:11–15
22. Samel L, Kirste D, Roskamm H, Stürzenhofecker P, Prokop J (1977) Herzrhythmusstörungen nach Herzinfarkt. Beziehungen zur Bewegungstherapie, zu funktionellen und morphologischen Variablen. Herz/Kreislauf 9:641
23. Völker K (1985) Schwimmen mit Herzgruppen. Herz, Sport u Gesundheit 3:20–21
24. Weidemann H, Attar H, Sauerbier J (1983) Kardiale Belastbarkeit und Trainingsbelastung von Frauen mit koronarer Herzkrankheit. Dtsch Med Wochenschr 11:407–413
25. Weidemann H, Fińberg J (1983) Mehrjährige Verlaufsbeobachtung der medizinischen und beruflichen Rehabilitation nach Herzinfarkt bei Frauen im Vergleich zu Männern. Herz/Kreislauf 3:83–93
26. Weiß B, Donat K, Ziegler WJ (1983) Langzeitbeobachtung nach Herzinfarkt. Herz/Kreislauf 11:550–556

Besonderheiten psychosomatischer Konfliktverarbeitung bei Frauen in der Vorphase eines akuten Myokardinfarktes

K. H. Ladwig, T. Faus-Keßler

Männlich und weiblich ist die erste Unterscheidung, die Sie machen, wenn Sie mit einem anderen menschlichen Wesen zusammentreffen, und Sie sind gewohnt, diese Unterscheidung mit unbedenklicher Sicherheit zu machen. Die anatomische Wissenschaft teilt ihre Sicherheit in einem Punkt und nicht weit darüber hinaus. (...) Kann es vielleicht die Psychologie?

S. Freud, GW XV, S. 120 f.

Einleitung

Die psychosomatische Forschung hat wesentlich seltener *geschlechtsspezifische* Differenzen in der Prävalenz und Ausprägung psychisch mitverursachter Erkrankungen ermitteln können, als man gemeinhin annehmen könnte. So konnten für funktionelle Syndrome im gastrointestinalen Bereich keine Häufigkeitsunterschiede zwischen Frauen und Männern ermittelt werden (19); gleiches gilt für psychosomatische Aspekte bei Morbus Crohn, und selbst bei der Colitis ulcerosa gibt das epidemiologische Material der verbreiteten Auffassung nicht recht, daß diese eine ausschließliche Erkrankung junger Frauen sei (3). Auch da, wo sich zwischen den Geschlechtern ein Unterschied in Inzidenz und Prävalenz abzeichnet – einige Untersuchungen deuten beispielsweise darauf hin, daß Frauen häufiger an funktionellen kardiovaskulären Erkrankungen leiden als Männer – ist die Datenqualität solcher Untersuchungen in der Regel unzureichend, um sie für eine spezifische Geschlechtsausprägung generalisieren zu können. Nach der Lehrbuchauffassung der klinischen Psychologie gibt es keine Hinweise auf eine geschlechtsspezifische Differenzierung von psychoneurotischen Entwicklungen. L. J. Pongratz beispielsweise faßt als Resultat von Untersuchungen zur Geschlechtsspezifität der Neurose zusammen, daß „die Bedeutung der Geschlechtsunterschiede schwer zu belegen" sei (S. 171). Er macht darauf aufmerksam, daß – selbst wenn ein Geschlecht von Neurosen stärker befallen wäre – wir kein Recht hätten, diesen Befund auf geschlechtsspezifische Gene zurückzuführen. „Viel näher liegt nämlich die soziokulturelle Erklärung. So könnte in unserer Gesellschaft die Neurose des Mannes mit dem vielfachen Leistungsstreß, die Neurose der Frau mit ihrem oft unerfüllten Lebenskreis in einen einleuchtenden Zusammenhang gebracht werden" (18).

Daß mit geschlechtsspezifischen Besonderheiten in der psychosomatischen Konfliktbearbeitung nicht zu rechnen sei, ist unserer Auffassung nach ein einigermaßen überraschendes Resultat, sind doch die Unterschiede zwischen den Geschlechtern in ihrer Erlebniswelt, in ihrem Verhalten und ihrer Emotionalität scheinbar handgreiflich; sind doch – jedenfalls was Geschlechtsunterschiede im kardiovaskulären Bereich betrifft –

Tabelle 1. Kollektive Krankheitslasten durch ischämische Herzerkrankungen bei Männern und Frauen im Jahre 1978

		Männer	Frauen
Anzahl der Todesfälle	absolut	76 629	64 899
	Prozent von allen Todesursachen	21,6	17,6
Anzahl der Krankenhaustage	absolut (in 1000)	1 277	948
	Prozent von allen Diagnosen	5,2	3,4
Anzahl der verlorenen Lebensjahre	absolut	814 798	573 099
	Prozent von allen Todesursachen	17,2	13,2

Tabelle 2. Risikofaktorenverteilung bei Männern und Frauen (nach 2)

Lebensalter (Jahre)	n	Zigaretten-rauchen (%)	Über-gewicht (%)	Hyper-tonie (%)	Hypercholesterinämie (%)
Männer					
35	1999	52,1	20,6	6,6	3,7
36–45	1825	40,5	38,2	16,1	11,1
45	1804	37,4	45,7	25,5	15,6
Alle	5622	43,6	34,3	15,7	9,9
Frauen					
35	1165	45,6	21,0	2,8	1,4
36–45	6661	27,7	40,4	14,4	7,2
45	785	20,1	54,5	30,6	22,2
Alle	2611	33,4	36,0	14,1	9,1

die harten Daten der Mortalitätsstatistik über viele Jahre eindeutig und konstant (4). Die Tabelle 1 zeigt die kollektiven Krankheitslasten durch ischämische Herzerkrankungen für das Jahr 1978. Die Daten belegen den genannten geschlechtsspezifischen Unterschied und dokumentieren zugleich, mit welchem gesundheitspolitisch bedeutsamen Problem wir bei diesem Krankheitsbild konfrontiert sind.

Schließlich sprechen auch eine Anzahl von Untersuchungen über die Häufigkeit von klassischen Risikofaktoren konsistent für Unterschiede in der Ausprägung dieser Faktoren zwischen Frauen und Männern. (Tabelle 2), (2) – insbesonders dann, wenn man die Geschlechter nach Altersklassen differenziert.

Daß es in dem sensiblen Bereich der psychosozialen Konfliktverarbeitung und emotionalen Reaktivität bisher nicht gelungen ist, konsistente geschlechtsspezifische Besonderheiten herauszuarbeiten, kann daran liegen, daß es diese tatsächlich nicht gibt. Es kann aber auch daran liegen, daß bisher nicht oder nicht gezielt genug nach solchen Unterschieden gefragt worden ist. Es kann schließlich auch daran liegen, daß – und darauf hat Sigmund Freud bereits 1904 aufmerksam gemacht – „die Begriffe ‚männlich' und ‚weiblich', deren Inhalt der gewöhnlichen Meinung so unzweideutig erscheint, in der Wissenschaft zu den verworrensten gehören . . ." (10). Noch in seiner zwei Dekaden später gehaltenen Vorlesung über ‚die Weiblichkeit' mußte Freud die Schwierigkeit konzedieren, den Begriffen „männlich" und „weiblich" einen psychologischen Inhalt zu geben. Die gewöhnliche Zuweisung von „männlich" für ‚aktiv' und „weiblich" für ‚passiv' erschien ihm als unzweckmäßig, und er hielt es für falsch, „den Charakter des Männlichen auf das Moment der Aggression zu reduzieren" (11). Selbst auf dem Gebiet des menschlichen Sexuallebens wäre es nach Freuds Auffassung unzulässig, das männliche Benehmen durch Aktivität, das weibliche durch Passivität zu charakterisieren. „Je weiter Sie sich dann vom engeren sexuellen Gebiet entfernen, desto deutlicher wird jener ‚Überdeckungsfehler'. Frauen können große Aktivitäten nach verschiedenen Richtungen entfalten, Männer können nicht mit ihresgleichen zusammenleben, wenn sie nicht ein hohes Maß von passiver Gefügigkeit entwickeln" (11). Tatsächlich sind bis heute solche „Überdeckungsfehler" als stereotype Etikettierungen von „männlich" und „weiblich" stabil geblieben. J. Fahrenberg et al. (8) konnten als Facetten einer typisch männlichen und einer typisch weiblichen Selbstschilderung deutlich gegensätzliche Charakterisierungen ermitteln (Skala FPI M):

Maskulinität

Aktive Durchsetzung, selbstbewußt, unternehmenslustig, zuversichtlich, einsatzbereit; ausgeglichene Stimmungslage, wenig körperliche Beschwerden, wenig psychosomatische Allgemeinstörungen; etc.

Feminität

Zurückhaltung, schüchtern, u. U. gehemmt; niedergedrückte Stimmung; leicht enttäuscht oder verzagt; wenig Zuversicht oder Selbstvertrauen; körperliche Beschwerden; psychosomatische Allgemeinstörungen (Pulsunregelmäßigkeiten; Schwindelgefühl; kalte Hände, Füße; Verstopfung; Licht- und Geräuschempfindlichkeit); oft abgespannt; matt und erschöpft.

Das stereotype, konventionelle Bild von „Maskulinität" mit den Hauptkomponenten Lebhaftigkeit, Durchsetzung und Robustheit (8) ist über viele Jahrzehnte konstant geblieben, wobei als Grundlage dieser Urteilsstabilität – in der Terminologie von S. Freud – der „Einfluß der sozialen Ordnungen nicht zu unterschätzen" ist, „die das Weib gleichfalls in passive Situationen drängen" (11). Es ist nun nicht auszuschließen, daß solche stabilen Stereotype einen dominierenden Einfluß auf Selbst- und Fremdwahrnehmungen und auf konkretes Folgeverhalten haben.

Problemstellung

In jüngerer Zeit hat sich die klinische Forschung verstärkt um einen interdisziplinären Zugang zur Vorphase der koronaren Herzkrankheit (KHK) bemüht. Ausprägung und prognostische Bedeutung psychosomatischer Komplikationen scheinen mit dem Näherrücken speziell des akuten Myokardinfarktes deutlich anzusteigen (1, 21). Zwar kann das Infarktereignis durch thrombotische Komplikationen oder alphaadrenerge Entzügelung der affizierten Gefäßwand rasch, nahezu übergangslos erfolgen – klinisch wesentlich häufiger als allgemein vermutet ist jedoch eine mehrmonatige Phase, in der deutliche Warnsignale für die sich abzeichnende Folgeerkrankung gegeben werden (12). Auch bei einem prodromallosen Patienten kann angezweifelt werden, ob dieser, wie M. J. Halhuber zu bedenken gibt, „nicht doch relativ häufig Vorzeichen hat, aber sie bei sich übersieht, überspielt und verleugnet" (12).

In einer präventiv angelegten diagnostisch-therapeutischen Handlungskette ist eine systematische Erforschung dieser Prodromalphase – die in ihrer zeitlichen Ausdehnung in der Literatur uneinheitlich von 24 Monate bis 14 Tage zum akuten Ereignis definiert wird – von besonderer Bedeutung für die rechtzeitige Erkennung von Personen mit hohem Erkrankungsrisiko und für eine patientengerechte Nachsorge nach Krankheitseintritt. In diesem Zusammenhang ist es denkbar, daß die oben diskutierten stabilen Geschlechtsstereotypen in vielfältiger Weise einen schädigenden Einfluß haben, wenn sie als *implizite* (also nicht bewußt gemachte) Handlungsstrategie auf der Seite des Patienten und bei Krankheitseintritt auch auf der Seite des Arztes existieren. Am deutlichsten wird dies, wenn man sich vergegenwärtigt, daß das eben beschriebene Maskulinitätskonzept deutliche Ähnlichkeiten mit dem als koronargefährdend eingestuften Typ-A-Verhaltensmuster (14) besitzt, das durch ein Netzwerk von Verhaltensweisen gekennzeichnet ist, welches aus intensivem, andauerndem Antrieb zum Erfolg, ständigem Wunsch nach Anerkennung, ehrgeizig-konkurrierendem Verhalten etc. zusammengesetzt ist. Werden also die Männer Opfer ihrer eigenen stereotypen Selbstattributierung von Verhaltensweisen?

Weitere Fragen betreffen die Selbst- und Fremdwahrnehmung von belastenden Lebenssituationen und die Wahrnehmung von herzbezogenen Schmerzen, die unter dem Gesichtspunkt eines symptomgeleiteten Beginns diagnostischen Handelns von lebensentscheidender Bedeutung sein können. Neigen Männer mehr als Frauen dazu, alltägliche Belastungssituationen zu verleugnen? Sind Frauen sensibler in der Schmerzwahrnehmung? Muß der Arzt in der Akutklinik in seiner Anamnese mit solchen geschlechtsspezifischen Unterschieden rechnen? Die Literatur zu diesem Problemfeld ist nicht sehr erhellend – wir führten aus diesem Grund im Rahmen einer sekundären Datenanalyse eine Pilotstudie durch, deren Ergebnisse zu Hypothesen führen sollen, die die Basis einer klinischen, möglichst prospektiv angelegten Studie sein können.

Hypothesen und Patientenauswahl

In einer retrospektiv angelegten Fallkontrollstudie wurden bei Patienten mit KHK folgende Hypothesen geprüft:
1. Selbst- und Arzturteil in Bezug auf belastende Lebensereignisse („Streß") zeigen keine geschlechtsspezifischen Besonderheiten.
2. Das Ausmaß der prämorbiden hyperaktiven und depressiven Verhaltensanteile zeigt keine geschlechtsspezifischen Besonderheiten.
3. Die herzbezogene Schmerzwahrnehmung in belastenden Alltagssituationen in der KHK-Vorphase zeigt keine geschlechtsspezifischen Besonderheiten.

Die Datenanalyse wurde an einem multizentrisch erhobenen Patientenkollektiv durchgeführt, das an anderer Stelle ausführlich dargestellt worden ist (16). Für diese Pilotstudie kamen 112 männliche und 18 weibliche KHK-Patienten in die Analyse. Neben den üblichen kardiologischen Einschlußkriterien war eine definierte Berufstätigkeit Voraus-

Tabelle 3. Geschlechtsspezifische Verteilung bei der KHK-Untersuchungsgruppe (n/%)

a) für Alter und Berufszugehörigkeit

	Alter ($\bar{x}$)	Angestellte	Arbeiter
Männer (n = 118)	51 Jahre	50/45%	30/27%
Frauen (n = 18)	53 Jahre	13/72%	4/22%

b) für die KHK-Risikofaktoren

	Hypercholesterin	Nikotin	Hypertonie	Adipositas
Männer (n = 118)	46/41%	66/59%	39/35%	31/28%
Frauen (n = 18)	6/33%	6/33%	3/17%	5/28%

setzung dafür, in die Studie aufgenommen zu werden. In Tabelle 3 ist diese Gruppe in ihrer Berufszugehörigkeit sowie in ihrer Alters- und Risikofaktorenverteilung dargestellt. Zusätzlich wurden für das Fallkontrollstudiendesign eine Gruppe von Gesunden (57 Männer, 7 Frauen) und eine Gruppe von Dyskardiepatienten (28 Männer, 16 Frauen) einbezogen. Für die Datenerhebung[1] wurde ein Fragebogeninventar (STI) verwendet, in dessen Hauptteil belastende Alltagssituationen und mögliche Folgereaktionen (differenziert in Items zur kognitiven Verarbeitung; zu somatischen Reaktionen und zu emotionaler Befindlichkeit) abgefragt werden (Einzelheiten der Testentwicklung siehe 16).

Ergebnisse

a) Selbst- und Arzturteil. Dem Patienten wurde ohne weitere Erklärung die Frage vorgelegt, ob er in den letzten zwei Jahren vor Ausbruch der Erkrankung den Eindruck hatte, vergleichsweise stark unter Streß zu stehen. Der behandelnde Klinikarzt wurde gebeten, im Rahmen der Risikofaktorendiagnostik auch die Streßbelastung des Patienten mit Ja oder Nein zu bewerten.

Wie der Tabelle 4 zu entnehmen ist, zeichnet sich in der KHK-Gesamtgruppe, was die Randsummen betrifft, fast ein inverses Bewertungsmuster, eine 3:1 Regel, ab: In ¾ der Fälle können die Ärzte keine Streßbelastung feststellen – während die Patienten umgekehrt in mehr als ¾ der Fälle angaben, streßbelastet zu sein. Dieses Bewertungsmuster ist unabhängig von Alter und Diagnosegruppe und zeigt nur eine geringe Interaktion mit der Berufsgruppenzugehörigkeit.

---

[1] Die statistische Auswertung erfolgte im Medis-Institut der Gesellschaft für Strahlen- und Umweltforschung, in München-Neuherberg (GSF).

Tabelle 4. Selbst- und Arzturteil über die prämorbide Streßbelastung für die KHK-Gruppe (n = 130)

Arzturteil	Selbsturteil		
	nein	ja	gesamt
nein	14 (15%)	79 (85%)	93 (100%)
ja	6 (16%)	31 (84%)	37 (100%)

Tabelle 5. Selbst- und Arzturteil über die prämorbide Streßbelastung für die KHK-Gruppe, getrennt nach Geschlecht

Arzturteil	Selbsturteil					
	Männer			Frauen		
	nein	ja	gesamt	nein	ja	gesamt
nein	11 (14%)	67 (86%)	78 (100%)	3 (20%)	12 (80%)	12 (100%)
ja	4 (12%)	30 (88%)	34 (100%)	2 (67%)	1 (33%)	3 (100%)

Stratifiziert man jedoch diese Daten nach Geschlecht, so ergibt sich ein deutlicher Unterschied in der Zusammenhangsstruktur zwischen Selbst- und Fremdurteil. In 31% der Fälle „bestätigt" der Arzt das männliche Patientenurteil für die Selbstzuweisung von Streß und widerspricht bei den männlichen Patienten, die eine Streßbelastung verneint haben, in 27% der Fälle.

Bei Frauen widerspricht er hingegen häufiger dem negativen Urteil (40%), als er das positive Urteil „bestätigt" (8%). Wegen der kleinen Fallzahl erreicht die Verschiedenheit der Assoziation keine statistische Signifikanz. Für das Gesamtkollektiv konnten wir diesen Unterschied aber auf dem 5%-Niveau sichern. Er erwies sich als unabhängig von Alter und Diagnose. Männer weisen nach diesen Daten einen signifikant anderen Zusammenhang zwischen Selbst- und Fremdurteil auf als Frauen (Interaktionseffekt).

b) Psychosomatisches Risikoprofil: Den Patienten wurde ein Fragebogen vorgelegt, der anhand berufsbezogener Alltagssituationen streßinduzierte Funktionsabläufe ermittelt. Die Inhaltsanalysen der vier faktorenanalytisch gewonnenen Faktoren ergaben folgendes Bild:

F1 – Depressivität:

Moderator: Gefühl der Insuffizienz

Folgeverhalten: Antriebsreduktion (innerlich abgespannt, müde, zerrädert), Konzentrationsschwäche; Entschlußhemmung: muß sich überwinden, mit etwas anzufangen; verliert sich in Gedanken; Gedankenkreisen; Angstgefühle vorherrschend.

F2 – Hyperaktivität:

Moderator: ärgerliche Gereiztheit
Folgeverhalten: Konfliktregelung nicht entlastend; keine Delegation von Arbeit; kein kooperierendes Verhalten; keine konstruktive Auseinandersetzung mit Kollegen; Tempo; läßt Mahlzeiten ausfallen; ich-zentriertes Weltbild, komplementär wird Umwelt als insuffizient erlebt, als Hemmnis für den reibungslosen Arbeitsablauf.

F3 – Schmerz

F4 – Hyperaktivität:

Moderator: Angst zu Versagen
Folgeverhalten: hyperaktive Anspannung; positivgewendete Belastungswahrnehmung in Verbindung mit Versagungsangst; vital geäußerte Angst, andere zu enttäuschen; Vergleich der eigenen Leistung mit denen der anderen; ständig präsentes Gefühl in der Arbeitsplatzkonkurrenz zu versagen; Überkompensation von Mißerfolgserwartungen (?).

Die Faktorenwerte wurden den einzelnen Untersuchungsgruppen zugeordnet, und die Signifikanzprüfung der Mittelwertunterschiede (t-Test) bestätigte bedeutsame Mittelwertunterschiede zwischen Infarktpatienten und gesunder Kontrollgruppe. Nur F4 (ängstliche Anspannung) erwies sich als mäßig trennend.
Die Geschlechtsdifferenzierung ergibt nur wenige auf dem 5%-Niveau signifikante Unterschiede. Diese Unterschiede sind:
– bei den Koronarpatienten zeigen Frauen eine deutlich höhere Schmerzperzeption als Männer; Männer haben eine Tendenz zur stärkeren Ausprägung von F4 (Angst zu versagen) als Frauen (Abb. 1);
– bei Patienten mit Dyskardie (Abb. 2) zeigen Frauen höhere depressive Verhaltensanteile und eine Tendenz zur ausgeprägteren Schmerzwahrnehmung als Männer;
– bei der gesunden Kontrollgruppe zeigen Frauen eine höhere Tendenz zu F4 (Angst zu versagen) als Männer (Abb. 3).
Betrachtet man die Faktorenprofile für diese drei Gruppen zusammen, so zeigt sich bei Männern sehr deutlich eine ähnliche Kurvenform (Abb. 4), während bei Frauen gruppenspezifisch unterschiedliche Profile (Abb. 5) ermittelt werden können.

c) *Schmerzperzeption:* Die herzbezogene Schmerzperzeption erwies sich als der einzige trennende Faktor im psychosomatischen Risikoprofil für die KHK-Gruppe. Wir schenkten diesem Faktor daher abschließend besondere Aufmerksamkeit und prüften mittels einer Regressionsanalyse, ob es, differenziert nach Geschlecht, einen linearen Zusammenhang zwischen Alter und Schmerzperzeption gibt. Das Ergebnis läßt zwei Schlußfolgerungen zu: a) Der Korrelationskoeffizient R ist für die männliche Untergruppe auf dem 5% Niveau signifikant von O verschieden; das heißt, es gibt eine lineare Beziehung zwischen Alter und Schmerzperzeption: Je älter der KHK-Patient ist, desto häufiger nimmt er in der Vorphase des akuten KHK-Ereignisses herzbezogene

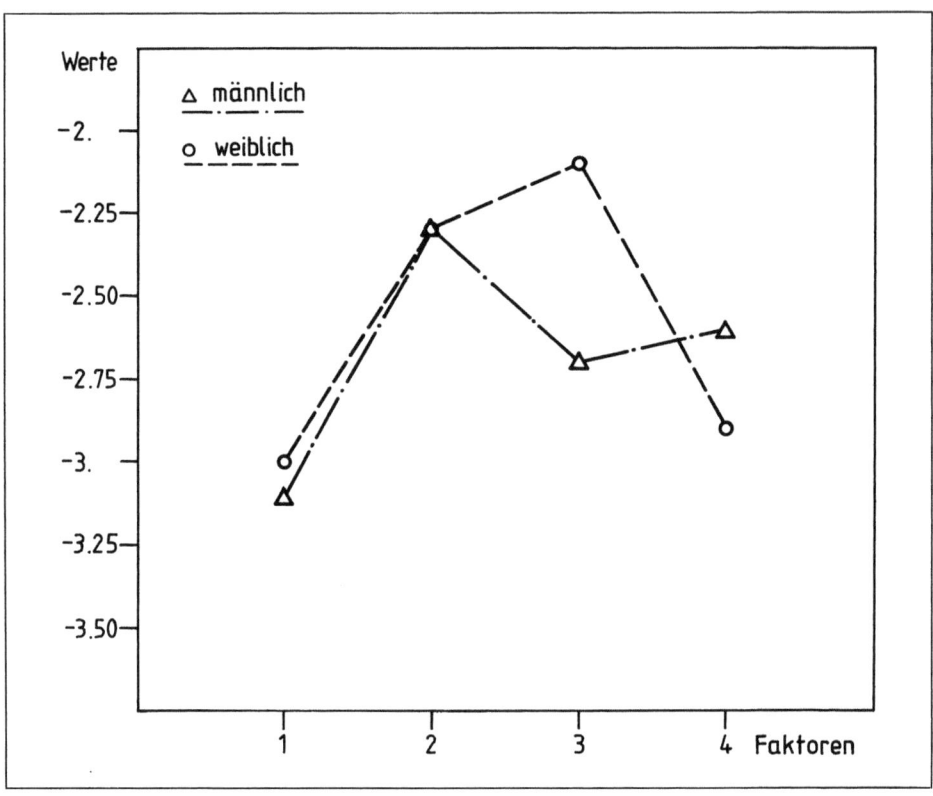

Abb. 1. Profilverlauf bei Patienten mit koronarer Herzkrankheit: Vergleich von Männern und Frauen.

Schmerzen wahr. Der Achsenverlauf der Regressionsgeraden für die weibliche KHK-Gruppe ist parallel dem Verlauf der männlichen KHK-Gruppe.

Auch die weiblichen KHK-Patienten nehmen mit zunehmendem Alter mehr Schmerzen wahr. Jedoch bestand ein signifikanter Unterschied im Niveau der Schmerzwahrnehmung in Belastungssituationen, der über alle Altersstufen stabil blieb. Das bedeutet zusammenfassend, daß nach diesen Daten die Schmerzperzeption von KHK-Patienten im alltäglichen Belastungssituationen in der Vorphase des akuten Ereignisses altersabhängig ansteigt; daß dieser Effekt gleichermaßen für Frauen und Männer gilt, daß aber das Perzeptionsniveau bei Frauen konstant für alle Altersgruppen höher liegt als bei Männern.

Diskussion der Ergebnisse

Die hier vorgestellten Daten stammen aus einer retrospektiven Patientenbefragung, die durch die Erinnerungsabhängigkeit der Aussagen über die Vorgeschichte und durch eine mögliche „krankheitskonforme Umdeutung" (17) der prämorbiden Lebensumstän-

178

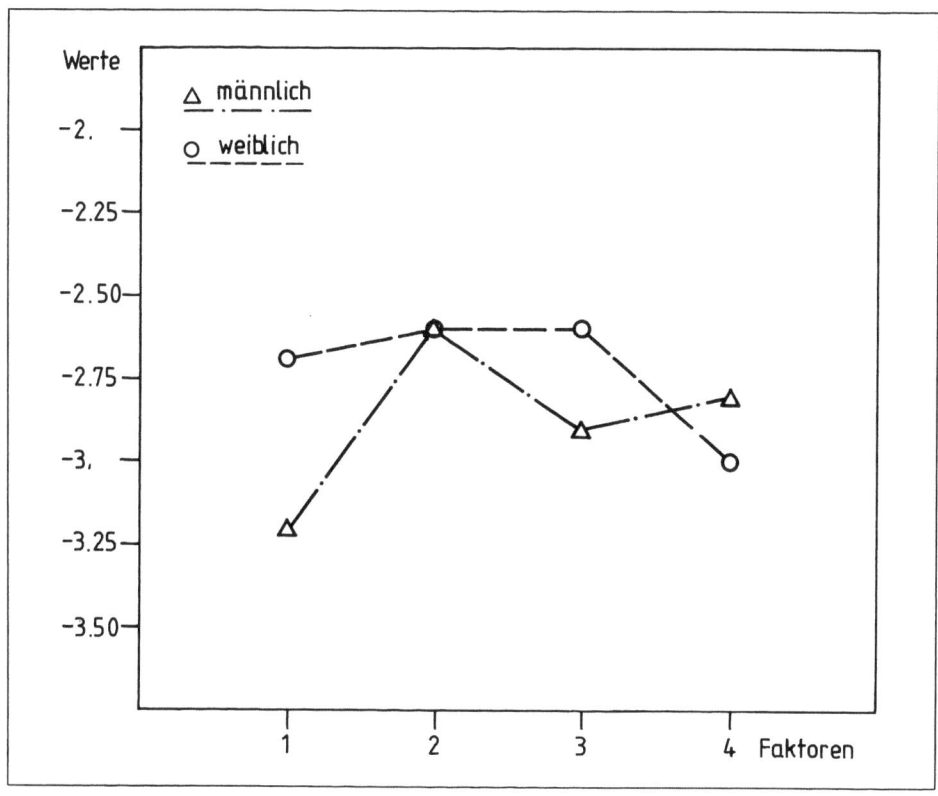

Abb. 2. Profilverlauf bei Patienten mit Dyskardie: Vergleich von Männern und Frauen.

de limitiert ist. Durch die Wahl des Befragungszeitpunktes nach Ablauf des akuten An-
passungs- und Verarbeitungsmechanismus des krisenhaften Lebensereignisses KHK
und durch eine verhaltensnahe Befragung, die auf allgemeine Einstellungsstatements
verzichtet, kann diese Begrenzung nur zum Teil relativiert werden. Zum zweiten ist der
Datenumfang der hier vorgestellten Analyse zu gering, um wirklich verallgemeine-
rungsfähige Aussagen zu machen. Dennoch erlauben die Ergebnisse eine Reihe von
vorläufigen Aussagen zu geschlechtsspezifischen Besonderheiten in der Prodromalphase einer KHK, die für die Anamnese der KHK-Patienten von Bedeutung sind:
1. Selbst- und Arzturteil. Die hohe Selbstattributierung von Streß durch den Patienten
entspricht den Beobachtungen anderer Autoren, die übereinstimmend die domi-
nierende Rolle des Streßkonzeptes als subjektive Krankheitserklärung insbesondere im
Herz-Kreislauf-Bereich empirisch nachweisen konnten (5, 9, 20). Bei der korrespondie-
renden Beurteilung der Streßbelastung durch den Klinikarzt fällt neben dem inversen
Bewertungsmuster der Umstand auf, daß die angegebene Häufigkeit auf einem vergleichbaren Niveau wie die anderen (klassischen) Risikofaktoren liegt und zum zweiten, daß die Diagnose des Klinikarztes offensichtlich frei von stereotypen Etikettierungen ist, nach denen Männer gegenüber Frauen als streßbelasteter gelten und entspre-

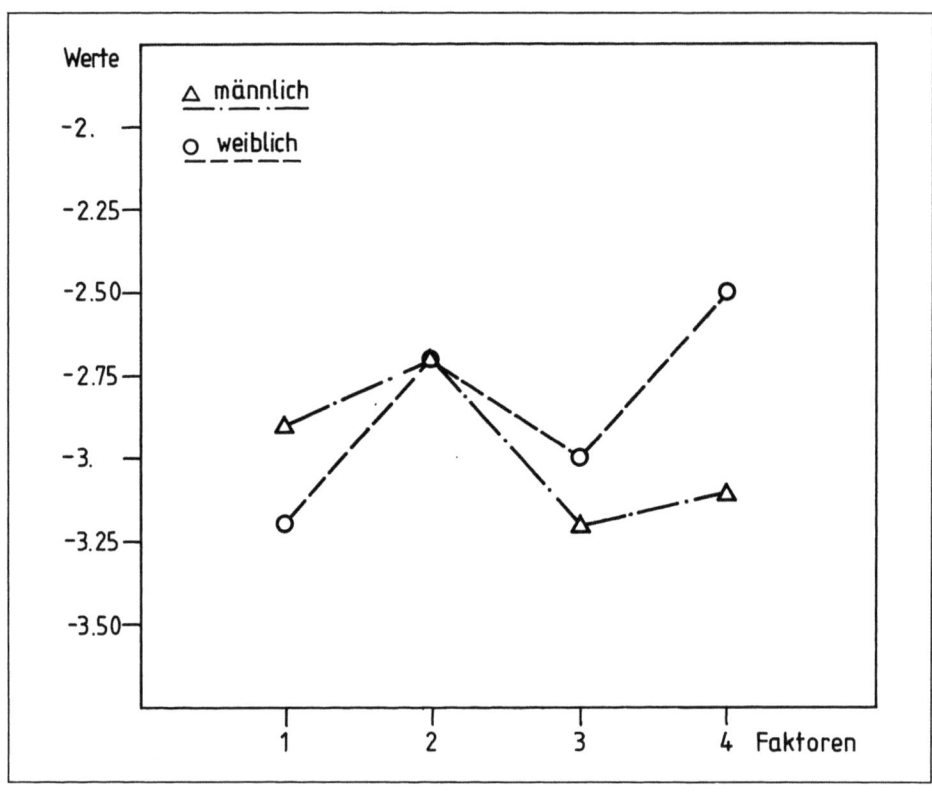

Abb. 3. Profilverlauf bei Gesunden: Vergleich von Männern und Frauen.

chend beurteilt werden. Nimmt man das Arzturteil als valides Außenkriterium, dann weisen die weiblichen KHK-Patienten die Tendenz auf, ihre berufliche Belastungssisituation eher zu bagatellisieren als zu übertreiben.

2. Psychosomatisches Risikoprofil: Das Risikoprofil mit den Faktoren F1 („Depressivität"); F2 („ärgerliche Gereiztheit"); F4 („hyperaktive Verleugnung") rechtfertigt die Vermutung, daß das Risikoverhalten von KHK-Patienten nicht monokausal mit Hyperaktivität zu bestimmen ist, sondern mit einer differenziellen Psychodynamik, die auch scheinbar sich ausschließende Momente von Agitiertheit und Depression einschließt, zu rechnen ist. Das Gruppenprofil von Infarktpatienten ist von dem Gruppenprofil einer gesunden Kontrollgruppe deutlich verschieden. Einen ebenso deutlichen Unterschied zwischen den Geschlechtern konnten wir für die KHK-Gruppe nicht finden. Der streßinduzierte Funktionsablauf auf belastende Alltagssituationen zeigt für die KHK-Gruppe keine Geschlechtsspezifität. Nach diesen Daten hatte Freud recht, als er sagte, daß es unzulässig sei, männliches Verhalten mit Agression (i. S. v. Agitiertheit) und weibliches Verhalten mit Passivität (i. S. von Depressivität) zu identifizieren.

Vergleicht man dieses Ergebnis mit dem Resultat der Framingham Heart Study (13), so ergibt sich eine erstaunliche Parallele im Resultat. In der Framingham Heart Study

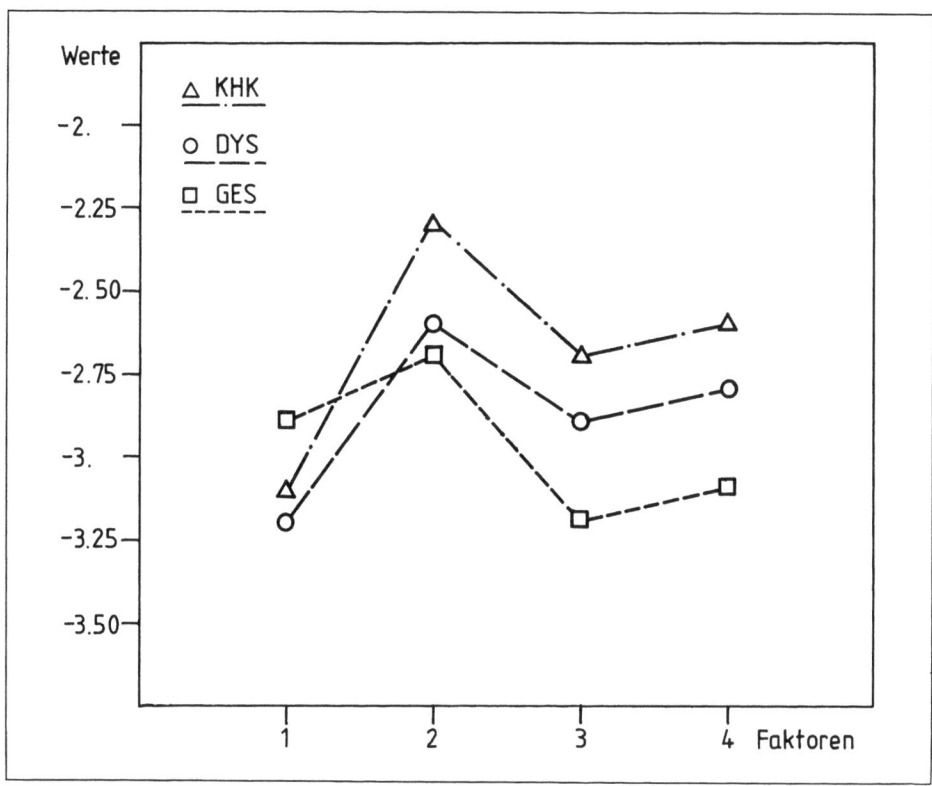

Abb. 4. Profilverlauf bei Frauen: Vergleich von Frauen mit KHK, mit Dyskardie und gesunder Kontrollgruppe.

wurde die 8-Jahres-Inzidenz einer KHK-freien großen Kohorte überprüft. Unter den psychosozialen Meßinstrumenten waren Verhaltensskalen (emotional lability; ambitiousness; non easy goingness; Type-A-Behavior-Pattern) und Beanspruchungsskalen (tension state, daily stress, anxiety symptoms; anger symptoms). Die 8-Jahres- Inzidenz von KHK zeigte bei Männern keine Korrelation zu Persönlichkeitsvariablen außer für Angstsymptome bei Männern über 65 Jahre. Die Analyse bei Frauen zeigte, daß die Anpassungsskala (tension scale) prädiktiv für Frauen im Alter von 45 bis 54 Jahre und daß Anspannung/Angst prädiktiv für ältere Frauen war. Bei Hausfrauen waren Anspannung, emotionale Labilität und Angstsymptome Prädiktoren für KHK – aber: für berufstätige Frauen verschwand diese Assoziation.

Die Berufstätigkeit assimiliert offenbar geschlechtsspezifische Unterschiede im psychodynamischen Geschehen. Die existenzsichernde Lebenssituation hat demnach einen größeren Einfluß auf risikoreiche Reaktionstendenzen als die Geschlechtstypisierung. In unserem Datenmaterial, in dem Berufszugehörigkeit Einschlußkriterium war, zeigte das Gruppenprofil einen signifikanten Unterschied zwischen KHK-Gruppen und Gesunden, aber nicht zwischen männlichen und weiblichen KHK-Patienten.

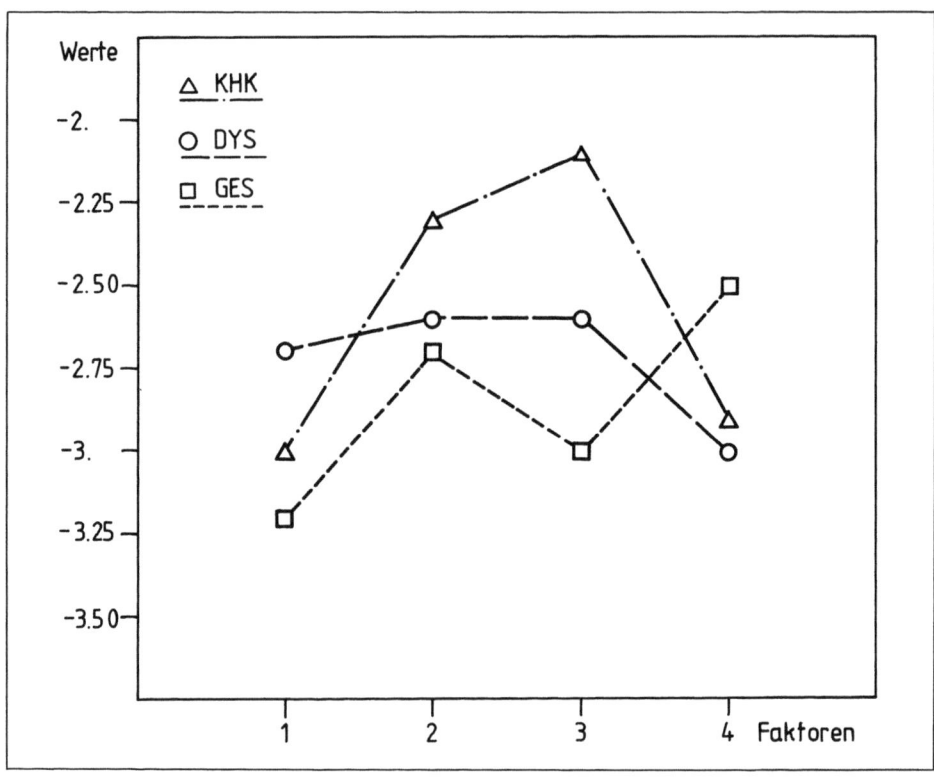

Abb. 5. Profilverlauf von Männern: Vergleich von Männern mit KHK, mit Dyskardie und gesunder Kontrollgruppe

3. Schmerzperzeption. Die Anamnese pektanginöser Beschwerden gehört zu den anamnestischen Leitsymptomen einer kardiologischen Abklärung (15). Dennoch ist den subjektiven Komponenten der Schmerzwahrnehmung bisher nur geringe Aufmerksamkeit gewidmet worden. C. Droste hat darauf aufmerksam gemacht, daß es keine 1 : 1 Beziehung zwischen den objektiven Schmerzursachen und der subjektiven Schmerzreaktion eines Patienten gibt. Nach seinen Ergebnissen tritt das Symptom Schmerz uneinheitlich und mit großer Variationsbreite auf (6).

Zwei Resultate lassen sich dennoch klar herausstellen: 1. Die Schmerzperzeption zeigt einen deutlichen Anstieg mit dem Alter; 2. Frauen sind schmerzsensitiver als Männer. Über die Objektivität dieser Befunde können wir keine Aussage machen; das heißt wir wissen nicht, ob ältere Menschen und Frauen tatsächlich einen größeren Anteil schmerzenden Myokards haben als jüngere Menschen und Männer. Es ist jedoch nicht auszuschließen, daß das eingangs diskutierte Maskulinitätskonzept (s. auch 7) und so etwas wie ein „Unverwundbarkeits-Narzißmus" des Jüngeren die unterschiedliche Ausprägung pektanginöser Beschwerden modulieren.

Literatur

1. Alonzo AA, Simon AB, Feinleib M (1975) Prodromata of myocardial infarction and sudden death. Circulation 52:1056–1062
2. Assmann G, Schulte H (1984) HDL-Cholesterin und HDL-Apolipoprotein A-I und Kardiovaskuläre Risikofaktoren. In: Ladwig KH (Hrsg) Herz-Kreislauf-Prävention. Methodische Probleme, Risikofaktoren und Früherkennung. Urban & Schwarzenberg, München Wien Baltimore, S 57–78
3. Beaumont PJV, Bearwood CJ, Russell GFM (1972) The occurence of the syndrome of anorexia nervosa in male subjects. Psychological medicine 2:216–231
4. Brecht JG, Schäfer Th (1985) Strategische Aspekte der Früherkennung von Herz- und Kreislauferkrankungen. Dornier System-Bereich Planungsberatung. Friedrichshafen
5. Croog SH, Lerine S (1969) Social status and subjection perception of 250 men after myocardialinfarction. Public Health Rep 84:989–997
6. Droste C (1985) Subjektive Komponeten pektanginöser Beschwerden. In: Langosch W (Hrsg) Psychische Bewältigung der chronischen Herzerkrankung. Springer, Berlin Heidelberg New York Tokyo, S 148–158
7. Droste C, Roskamm H (1983) Experimental pain measurement in patients with asymptomatic myocardial ischemia. J Am Coll Cardiol 1/3:940–945
8. Fahrenberg J, Selg H, Hampel R (1973) Das Freiburger Persönlichkeitsinventar FPI. Verlag für Psychologie, Hogrefe, Göttingen, 2. Auflage, S 67
9. Fahrenberg J, Myrtek M, Trichtinger J (1985) Die Krankheitsursache aus der Sicht des Koronarpatienten. In: Langosch W (Hrsg) Psychische Bewältigung der chronischen Herzerkrankung. Springer, Berlin Heidelberg New York Tokyo, S 32–40
10. Freud S (1972) Drei Abhandlungen zur Sexualtheorie. Gesammelte Werke V. 5. Auflage, S. Fischer, Frankfurt/M., S 121
11. Freud S (1972) Neue Folge der Vorlesung zur Einführung in die Psychoanalyse. Gesammelte Werke XV. 5. Auflage, S. Fischer, Frankfurt/M., 45:122–123
12. Halhuber MJ (1982) Rehabilitation des Koronarkranken. Perimed, Erlangen
13. Haynes SG, Feinleib M, Kannel WB (1980) The relationship of psychosocial factors to coronary heart disease in the Framingham study. III. Eight-year incidence of coronary heart disease. Am J Epidemiol 111:37–58
14. Jenkins CD (1982) Psychosocial risk factors for coronary heart disease. Acta Med Scand Suppl 660:123–136
15. Kassenärztliche Vereinigung Westfalen-Lippe (KVWL) (1985) Stufendiagnostik. Ein Weg zur rationellen und wirtschaftlichen Diagnostik. (2. überarbeitete Auflage) Dortmund
16. Ladwig KH (1986) Kardiovaskuläre Hyperreaktivität und Depression. Differentielle Psychosomatik der koronaren Herzerkrankung (Reihe Gesundheitssystemforschung). Springer, Berling Heidelberg New York Tokyo
17. Nitsch J (1981) Streßtheoretische Modellvorstellungen. In: Nitsch J (Hrsg) Streß: Theorien, Untersuchungen, Maßnahmen. Huber, Bern Stuttgart Wien
18. Pongratz LJ (1973) Lehrbuch der Klinischen Psychologie. Psychologische Grundlagen der Psychotherapie. Verlag für Psychologie, Hogrefe Göttingen, S 170–171
19. Schüffel W, Uexküll v Th (1981) Funktionelle Syndrome im gastrointestinalen Bereich. In: Uexküll v Th (Hrsg) Lehrbuch der psychosomatischen Medizin. 2. durchgs. Aufl. Urban und Schwarzenberg, München Wien Baltimore, S 476–484
20. Shekelle RB, Lin SC (1978) Public beliefs about causes and prevention of heart attacks. JAMA 240:756–758
21. Sjögren A, Erhardt LR, Theorell T (1979) Circumstances around the onset of a myocardial infarction. A study of factors relevant of the perception of symptoms and to the delay in arriving at a coronary care unit. Acta Med Scand 205:287–292

Sozialmedizinische Analyse zur Herzinfarkt-Rehabilitation bei Frauen

G. Wille, W. Müller-Fahrnow

Für die in der Verwaltung eines großen Rentenversicherungsträgers tätigen Ärzte ist es eine der wichtigsten Aufgaben, medizinische Hilfestellung für das Zustandekommen einer stationären Heilbehandlung zu geben. Die Grundsätze „Rehabilitation geht vor Rente" und „Den richtigen Patienten zum richtigen Zeitpunkt in die richtige Rehabilitationseinrichtung" für jeden Versicherten in gleicher Weise zu gewährleisten, ist ohne Zweifel eine entscheidende Voraussetzung für den Erfolg medizinischer Rehabilitation. Im folgenden soll versucht werden, dem Puzzle von diagnostischen, therapeutischen und organisatorischen Erfahrungen aus der Einzelfallbearbeitung einen statistischen Rahmen zu geben.

Bereits vor Jahren vermuteten wir, daß sich bei der koronaren Herzkrankheit der Frau in Rehabilitation und Rente manches anders verhält als bei den Männern (3, 13, 28). In verschiedenen Stichprobenuntersuchungen konnte jetzt einigen Vermutungen konkreter nachgegangen werden, und wie immer, wenn Neugier am Werke ist, den Weg zwischen Befunden, Befindlichkeit und sozialmedizinischen Kriterien zu suchen, ergeben sich am Ende Antworten, es stellen sich jedoch auch gleichzeitig neue Fragen. Dennoch: „Die Frau, das unbekannte Wesen"? Es soll gezeigt werden, daß es für die BfA so unbekannt nicht mehr ist.

Zunächst ein Blick auf die Herzinfarkt-Mortalitätsraten in der Bundesrepublik Deutschland (18, 19). Es werden drei wesentliche Entwicklungen der herzinfarktbedingten Sterblichkeit deutlich (Abb. 1):

– Für den Zeitraum von 1970 bis 1980 insgesamt ein steigender Trend bei den Herzinfarkttodesraten beider Geschlechter, der seitdem leicht abgeschwächt ist. Bei Männern zuletzt sogar leicht rückläufige Tendenzen.

– Bei Frauen nimmt die Herzinfarktsterblichkeit im Beobachtungszeitraum 1970–1984, bezogen auf das Niveau von 1970, erheblich stärker zu als bei Männern.

– Nach wie vor deutliches Überwiegen der männlichen Herzinfarkttodesfälle, wobei sich jedoch das Verhältnis zunehmend zuungunsten der Frauen verändert.

An welcher Stelle ist nun die Rentenversicherung von einer Zunahme der koronaren Herzkrankheit, wie sie sich in der Entwicklung der Herzinfarkt-Todesraten widerspiegelt, in besonderem Maße betroffen?*

* *Anmerkung:*
Wegen der unterschiedlichen Dokumentationsbedingungen bei der Verschlüsselung der koronaren Herzkrankheit einschließlich des Herzinfarktes in den Erhebungen des Statistischen Bundesamtes und der Rentenversicherungsträger wurde für die Todesursachenstatistik der akute Herzmuskelinfarkt (1968–1984) und für die Reha- und Frührentenstatistiken die gesamte Gruppe der koronaren Herzkrankheit (1970–1981) betrachtet (2).

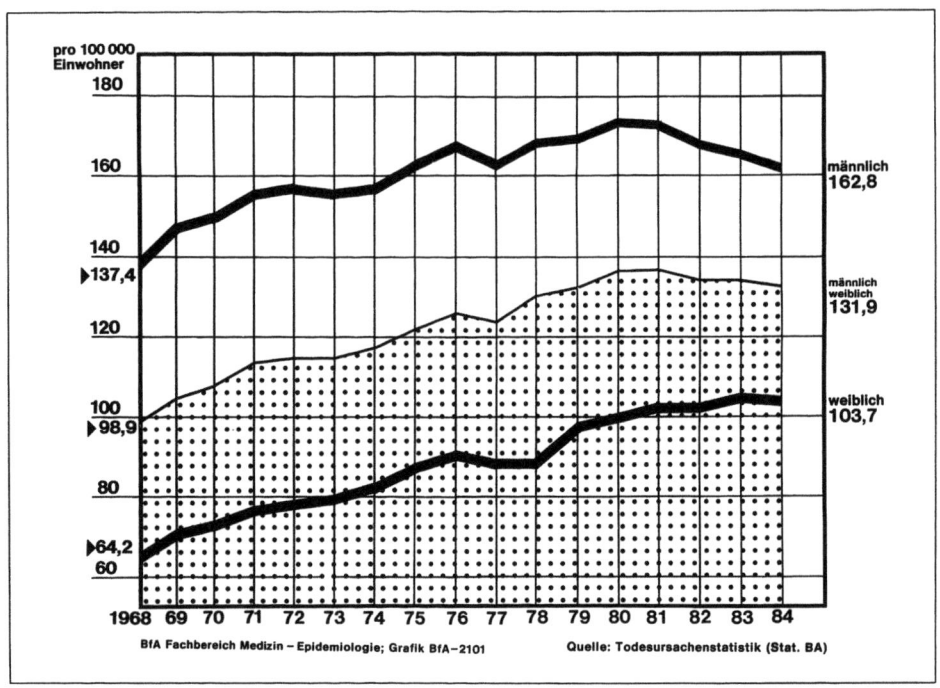

Abb. 1. Herzinfarkt-Tote in der Bundesrepublik Deutschland.

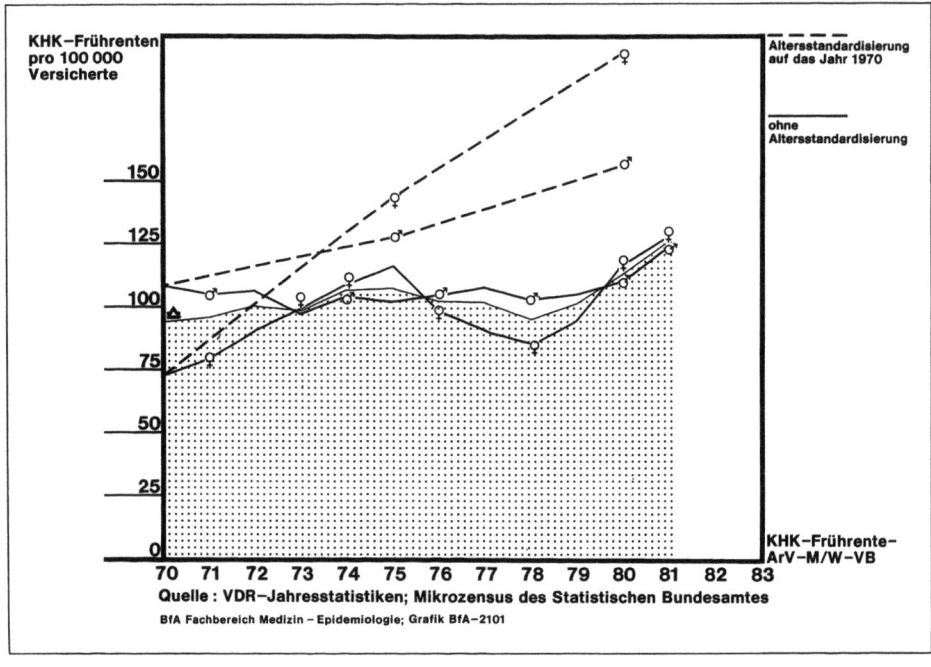

Abb. 2. KHK-Frührentner mit Arbeiterrentenversicherung.

Zunächst seien die Patienten aus der Gruppe (I) genannt, die der tödliche Infarkt mitten im Erwerbsleben ereilt hat, ohne daß zuvor – sei es aus Indolenz, Verdrängung oder Fehlen von Krankheitszeichen (6, 7, 16) – eine stationäre Heilbehandlung stattgefunden hätte. Diese Gruppe von KHK-Patienten erscheint nicht in den diagnosebezogenen Statistiken, sie tritt nur indirekt, z. B. durch Rentenzahlungen an Hinterbliebene, in Erscheinung.

Die zweite, vermutlich sehr viel größere Gruppe (II) von Koronarkranken geht im Regelfall via Anschlußheilbehandlungs-Verfahren nach der Krankenhausakutbehandlung in die Rehabilitationsklinik und bleibt nach Abschluß der Maßnahme – je nach KHK-Schweregrad, Alter, Geschlecht und sozialer Situation (4, 10, 11, 14, 25, 26) – im Erwerbsleben.

Als Gruppe III sind die noch im erwerbsfähigen Alter frühberenteten KHK-Patienten zu nennen, die zuvor eine Rehabilitationsmaßnahme erhalten haben (III a) oder ohne stationäre Heilbehandlung berentet worden sind (III b).

Im folgenden soll die zahlenmäßige Entwicklung der Gruppen II (KHK-Rehabilitanden) und III (KHK-Frührentner im Zeitraum 1970–1981) dargestellt werden.

Analysiert man die wegen KHK gewährten Frührenten getrennt nach Arbeiter- und Angestelltenversicherung und Geschlecht, so ergeben sich für den Zeitraum von 1970 bis 1981 (20–24) in den vier Einzelgruppen unterschiedliche Entwicklungen, die sich noch ausgeprägter darstellen, wenn man eine Standardisierung auf die Altersverteilung des Versichertenbestandes aus dem Jahre 1970 vornimmt.

In der Arbeiterrentenversicherung steigt der Anteil der Frührenten wegen KHK bei Männern und Frauen an, bei den Frauen jedoch wesentlich stärker (Abb. 2).

Wie sieht das nun in der Angestelltenversicherung aus? Hier ist ebenfalls ein Anstieg der Frührenten bei beiden Geschlechtern zu verzeichnen (Abb. 3), bei Männern aber in geringerem Maße als bei Frauen und insgesamt auf einem niedrigeren Niveau als in der Arbeiterrentenversicherung. Ursache dafür ist sowohl die schwerere körperliche Arbeit in den Arbeiterberufen als auch die Tatsache, daß seit Anwendung der konkreten Betrachtungsweise aufgrund der Rechtsprechung in den Jahren 1969 und 1976 nicht nur die medizinische Leistungsfähigkeit zugrunde gelegt wird: Bereits bei einer Minderung der Leistungsfähigkeit auf 6 Stunden muß zusätzlich die Arbeitsmarktsituation auf vorhandene Teilzeitarbeitsplätze geprüft werden.

Wie steht es mit der Rehabilitation von Versicherten mit koronarer Herzkrankheit in beiden Versicherungszweigen? In der Arbeiterrentenversicherung sind die Rehabilitationsmaßnahmen bei Männern unter Berücksichtigung der Altersstandardisierung von 1970 bis 1980 nahezu konstant, bei den Frauen ist eine Abnahme zu verzeichnen (Abb. 4).

Anders in der Angestelltenversicherung: Bei Männern ist eine deutliche Zunahme zu beobachten, bei Frauen bleibt die Zahl der Maßnahmen nahezu konstant auf einem niedrigen Niveau (Abb. 5).

Während die Inanspruchnahme von Rehabilitationsmaßnahmen aufgrund koronarer Herzkrankheit bei angestellten Männern unseren Erwartungen entspricht, findet sich insbesondere bei den Frauen und den Versicherten in der Arbeiterrentenversicherung trotz steigender KHK-Inzidenz ein Trend von der Rehabilitation weg zur Frühberentung hin. Da kaum anzunehmen ist, daß sich das Krankheitsbild der koronaren Herzkrankheit so entscheidend ungünstig verändert hat, daß sich die Sekundär- und Tertiärprävention des Herzinfarktes im Rahmen einer stationären Heilmaßnahme nicht

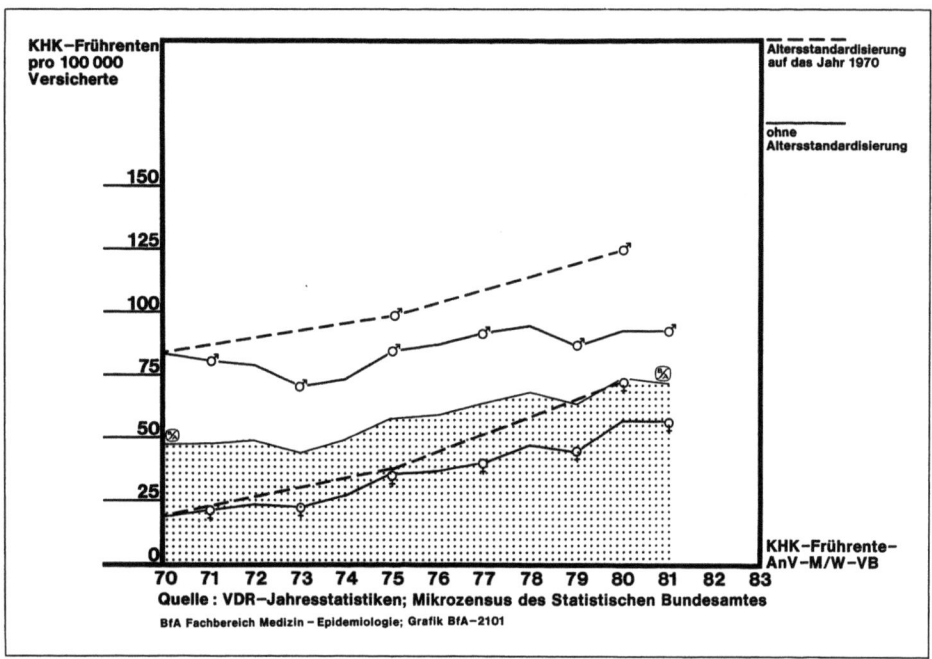

Abb. 3. KHK-Frührentner mit Angestelltenversicherung.

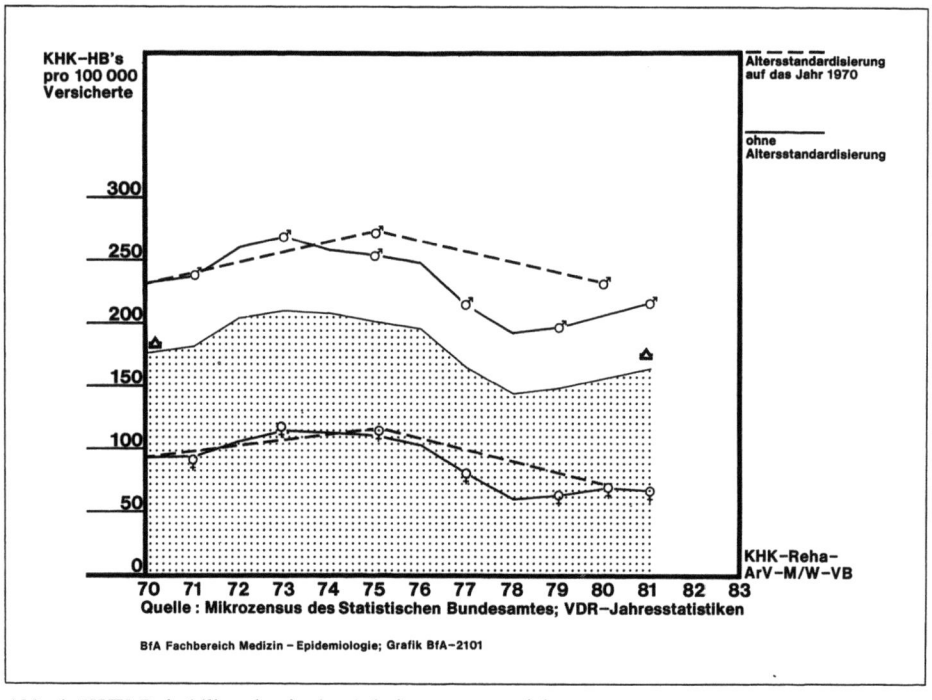

Abb. 4. KHK-Rehabilitanden in der Arbeiterrentenversicherung.

188

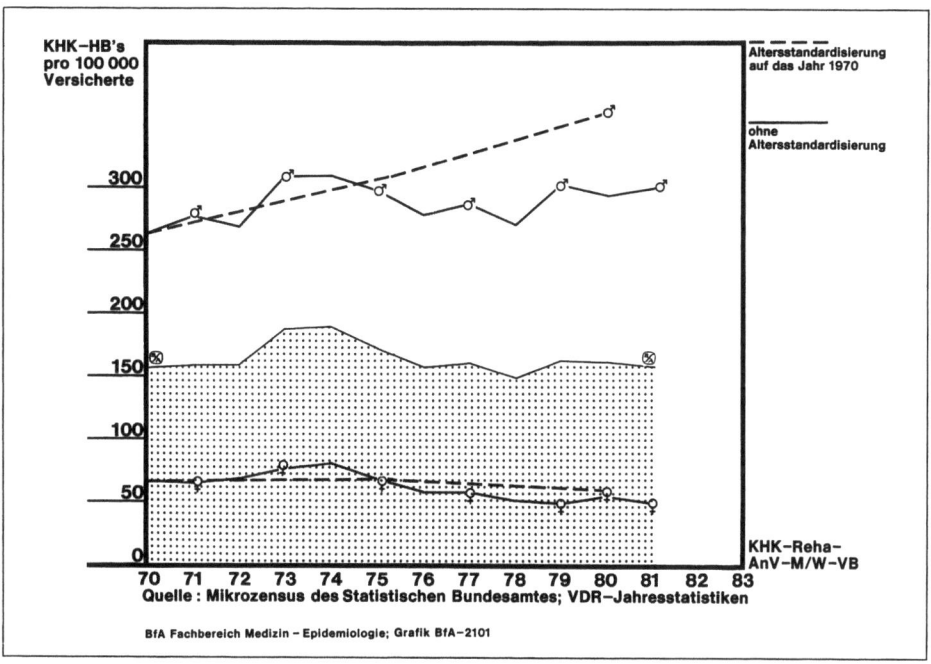

Abb. 5. KHK-Rehabilitanden in der Angestelltenversicherung.

mehr lohnen würde und dafür gleich die Frühberentung erfolgen müßte, ist eine Erklärung außerhalb des medizinischen Ursachenbereichs zu suchen.

Interessant ist in diesem Zusammenhang auch eine Begründung für die Gewährung des vorzeitigen Altersruhegeldes an Frauen (§ 25 Abs. 3 AVG): „Der Gesetzgeber folgte hierbei den Erkenntnissen der Medizin, wonach bei weiblichen Versicherten aufgrund der Doppelbelastung aus Haushaltstätigkeit und Berufsausübung schon zu einem früheren Zeitpunkt als vergleichbar bei männlichen Versicherten der natürliche Altersabbau eintritt und das Ausscheiden aus der Berufstätigkeit rechtfertigt" (15). Wahrscheinlich haben wir es, gerade was die Frauen betrifft, mit einem Bündel von Wirkgrößen zu tun, deren Einzelwertigkeit wir derzeit noch nicht bestimmen können.

Um die wahren Zahlenverhältnisse für die wegen eines Herzinfarktes durchgeführten Rehabilitationsmaßnahmen und gewährten Frührenten richtig bestimmen zu können, genügt es nicht, ausschließlich die erste (= Haupt-) Diagnose als Dokumentationsquelle zu verwenden. Es müssen auch, entsprechend einer multikausalen Auswertung, die Fälle miteinbezogen werden, in denen der Herzinfarkt als „Nebendiagnose" verschlüsselt, die KHK jedoch als Grundkrankheit an erster Stelle dokumentiert ist.

Die multikausale Analyse der Herzinfarktfälle in der Angestelltenversicherung 1984 (Totalerhebung) ergab, daß die Männer mit rund 11 500 stationären Heilbehandlungen die Frauen weit übertreffen (ca. 2500 Maßnahmen). Verglichen mit der unikausalen Auswertung liegen die multikausal gewonnenen Werte um ca. 40% höher (Abb. 6).

Von besonderem Interesse bei den Rehabilitationsmaßnahmen sind die kardiologischen Anschlußheilbehandlungen (AHB). Die erfolgreiche Entwicklung dieser nahtlosen Betreuung von Koronarkranken wird nicht nur in Fachkreisen positiv bewertet (1,

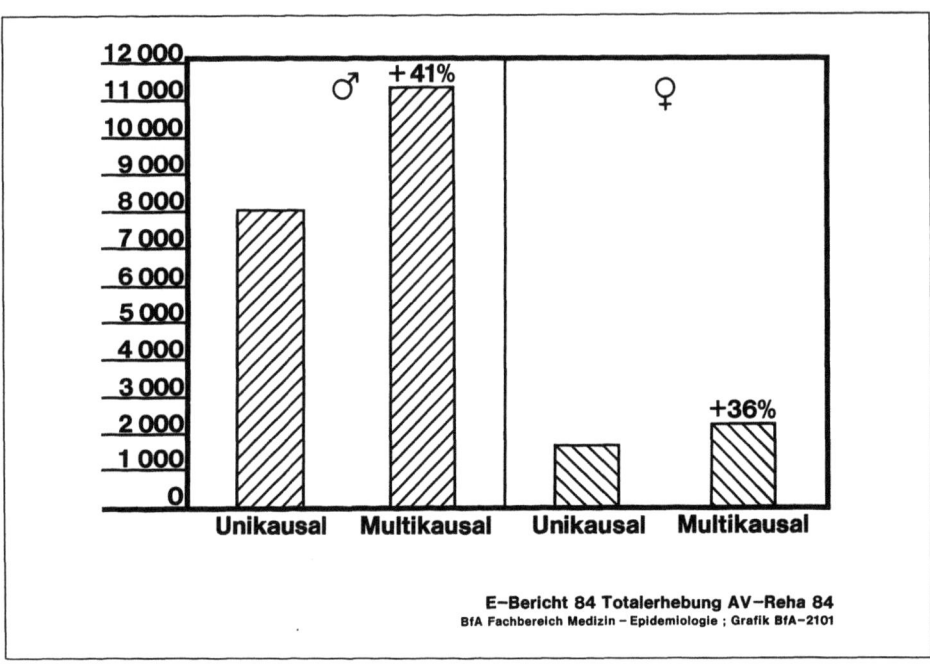

Abb. 6. Der Herzinfarkt in der Rehabilitation – Stationäre Heilbehandlungen 1984.

27) Im Bereich der Angestelltenversicherung ist die Zahl der AHB von 3637 im Jahre 1977 auf 16 061 im Jahr 1985 angestiegen, das entspricht einer Zuwachsrate von 342%. Die Herzerkrankungen und insbesondere der Zustand nach akutem Herzinfarkt stehen weiterhin mit 48% an erster Stelle aller AHB-Indikationen.

Eindrucksvoll ist auch der Anteil der Anschlußheilbehandlungen an der Gesamtheit der stationären Heilbehandlungen, die 1984 wegen eines erlittenen Herzinfarktes durchgeführt wurden: Er liegt für Männer und Frauen gleichermaßen bei 90%. Diese Zahlen sprechen für eine sehr hohe Akzeptanz dieser modernen Rehabilitation.

Neben der Zustimmung des Patienten ist die wichtigste formale Voraussetzung für die Inanspruchnahme einer Anschlußheilbehandlung bei der BfA die Zugehörigkeit zu einem Träger der gesetzlichen Krankenversicherung. Es darf jedoch nicht gleichzeitig ein Versicherungsverhältnis bei der Bundesknappschaft oder einem Träger der Arbeiter-rentenversicherung (Landesversicherungsanstalten, Bundesbahnversicherungsanstalt, Seekasse) bestehen. Andererseits steht aber diesen ausschließlich krankenversicherten Herzinfarktpatienten normalerweise nur dieser Weg über die AHB in die Reha-Klinik offen. Die Freiheit der Wahl zwischen der AHB und der konventionellen stationären Heilbehandlung hat also in erster Linie die Gruppe der bei der BfA Pflicht- und freiwil-lig Versicherten. Erwartungsgemäß sind bei diesen die AHB-Quoten, i. e. der Anteil der AHB an der Gesamtheit der stationären Heilbehandlungen wegen Herzinfarkt etwas niedriger: Männer 88% und Frauen nur 85%.

Bei den beiden folgenden Auswertungen zur AHB-Situation werden nur noch die Ver-hältnisse bei den Pflicht- und freiwillig Versicherten betrachtet. Neben der Frage nach der generellen Akzeptanz der Anschlußheilbehandlungen interessierte die nach der re-

190

gionale Verteilung der AHB-Quoten. Bei einem Vergleich in den nach Postleitzahlen (PLZ) aufgeteilten Gebieten fällt auf, daß zwischen der höchsten Quote – im PLZ-Bereich 1 (Berlin) für Männer und Frauen mit knapp unter 100 Prozent – und der niedrigsten – mit knapp 80 Prozent für Frauen im PLZ-Bereich 8 (München) – Akzeptanzschwankungen von immerhin ca. 20% vorkommen.

Unterteilt man die Rehabilitanden nach dem Familienstand, so ergeben sich hier vor allem bei den Frauen unterschiedliche AHB-Quoten: Die niedrigsten Werte (ca. 75%) finden sich bei den ledigen Frauen, während die verheirateten Männer und Frauen mit knapp 90% insgesamt den höchsten Rang einnehmen. Inwieweit sich hier die soziale Schicht als intervenierende Größe auswirkt, wird noch zu prüfen sein.

Die im folgenden referierten Ergebnisse für 1984 (Totalerhebung, alle Reha-Fälle) beziehen sich wiederum nur auf die Pflicht- und freiwillig Versicherten, jedoch ohne Unterscheidung nach AHB und „normaler" Heilbehandlung. Untersucht wurde zunächst, wie lange und in welchem Prozentsatz die Herzinfarkt-Rehabilitanden vor Beginn der Maßnahme arbeitsunfähig waren. In dieser Berechnung sind auch die Arbeitsunfähigkeitszeiten (AU) enthalten, die durch die Akutbehandlung im Krankenhaus entstehen.

Der hohe Prozentsatz von Patienten mit relativ geringen AU-Zeiten – bei 80% der Männer und 75% der Frauen weniger als 3 Monate – spricht dafür, daß sowohl die Ärzte in der stationären und ambulanten Betreuung als auch alle anderen am Rehabilitationsprozeß Beteiligten die Zeit im Sinne des Patienten nutzen. Nur ca. 11% der Männer und 14% der Frauen waren 3–6 Monate vor Beginn der Maßnahme arbeitsunfähig und nur 5–7% länger als ein halbes Jahr.

Ein weiteres interessantes Ergebnis findet sich in der Beurteilung der Leistungsfähigkeit am Ende der Rehabilitationsmaßnahme: Ca. 65% der Männer, aber nur 50% der Frauen wurden als vollschichtig leistungsfähig angesehen. Zusätzlich waren 7–10% in der Kategorie „unter voll- bis über halbschichtig" leistungsfähig. „Nur" 16–23% wurden zum Ende der Maßnahme als „unter 2 Stunden bzw. gar nicht mehr" leistungsfähig in ihrer letzten beruflichen Tätigkeit eingestuft. Es stellt sich die Frage, ob die abweichende Beurteilung für Männer und Frauen nicht dadurch mitbedingt ist, daß der Arzt in der Behandlungsstätte Befund, Befindlichkeit und psychosoziale Belastungsfaktoren unterschiedlich gewichtet.

Seit Jahren wird von Kritikern der Rehabilitation ganz allgemein der Vorwurf erhoben, daß der Anteil der Frührentner ohne vorangegangene Rehabilitationsmaßnahmen zu hoch sei. Dieser Vorwurf wird aus den jährlich veröffentlichten Frühberentungsstatistiken abgeleitet, in denen die Merkmale „Zahl der Reha-Maßnahmen" und „Rehabilitationsmaßnahmen vor Rentenbeginn" ausgewiesen werden.

Von Schewe ist kürzlich ein Gutachten „Ansätze, Verfahrensweise und Wirkungen der Rehabilitation in der Rentenversicherung – eine quantitative Analyse des Reha-Geschehens und der Einflußfaktoren" (16) vorgelegt worden, in dem sogar vorgeschlagen wird, Rehabilitationsmaßnahmen für Antragsteller auf Rente wegen BU/EU unter 60 Jahren zu verdoppeln oder zu verdreifachen.

Zur Überprüfung der Rehabilitationsquoten, i. e. des Anteils von BU/EU-Rentnern mit vorangegangener Rehabilitationsmaßnahme, wurden aus dem Frührentenzugang von 1982 eine Zufallsstichprobe von 2700 Fällen (alle Diagnosen) und zusätzlich jeweils 150 Männer und Frauen mit der Diagnose Herzinfarkt gezogen.

In Abb. 7 sind die Rehabilitationsquoten für beide Stichproben dargestellt. Zunächst fällt auf, daß der Anteil der männlichen Frührentner mit vorangegangener stationärer

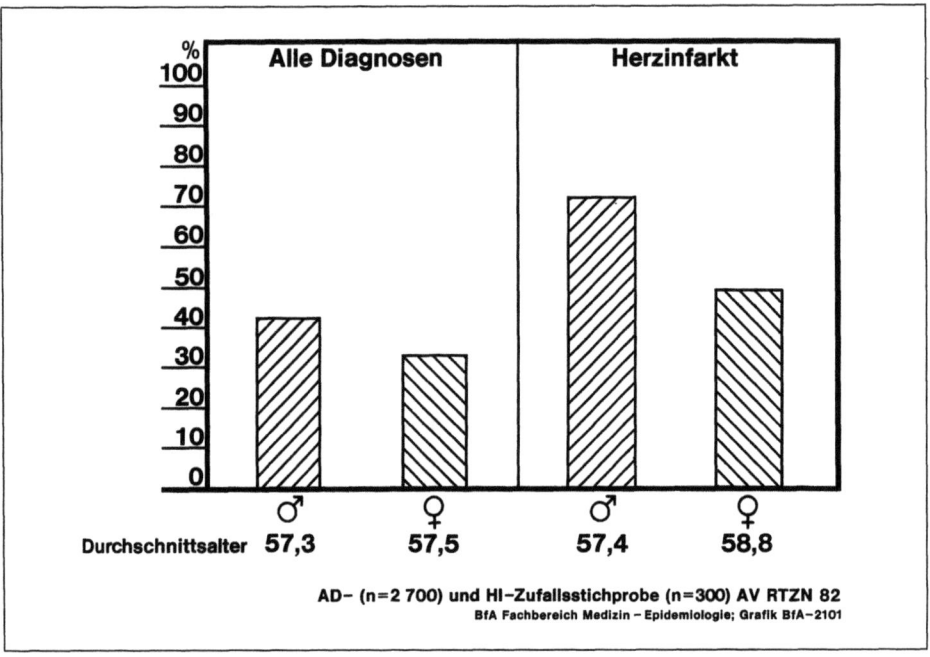

AD- (n=2 700) und HI-Zufallsstichprobe (n=300) AV RTZN 82
BfA Fachbereich Medizin – Epidemiologie; Grafik BfA-2101

Abb. 7. Rehabilitation vor Frührente – Frühberentungen im Jahr 1982.

Heilbehandlung höher liegt als der der Frauen. Besonders deutlich ist der Unterschied bei den Herzinfarkt-bedingten Frührenten: Ca. 70% der Männer, aber „nur" ca. 50% der Frauen waren zuvor in einer Rehabilitationsklinik. Vergleicht man diese Rehabilitationsquoten mit denjenigen aus der unausgelesenen Diagnosenstichprobe, so bleibt dennoch festzuhalten, daß bei den Herzinfarktpatienten insgesamt wesentlich häufiger der Versuch gemacht wird, ein frühzeitiges Ausscheiden aus dem Erwerbsleben durch eine medizinische Rehabilitation zu verhindern.

Weiterhin wurde anhand der 300er-Herzinfarkt-Stichprobe aus dem BU/EU-Rentenzugang von 1982 der Frage nachgegangen, welchen Einfluß die soziale Schicht auf das Rehabilitationsgeschehen vor der Berentung ausübt. Aus den vorhandenen Daten wurde für jeden BU/EU-Rentner in der Form eines Summenscores ein Schichtindex gebildet, der folgende Merkmale einschloß:

– Ausbildung
– Stellung im zuletzt ausgeübten Beruf
– Rentenhöhe.

Der so gebildete Index erlaubt eine Einordnung der betreffenden Fälle hinsichtlich ihrer sozialen Position in der Grundgesamtheit der Frührentner. Anschauliche Beispiele für die so erfolgte soziale Schichtzuweisung sind:

1. Ein Leitender Angestellter mit Abitur, dessen monatliche Rente 2500 DM beträgt, wird der oberen Schicht zugeordnet.
2. Eine Verwaltungsangestellte mit Mittlerer Reife und einer Monatsrente von 1100 DM gehört zur Mittelschicht.

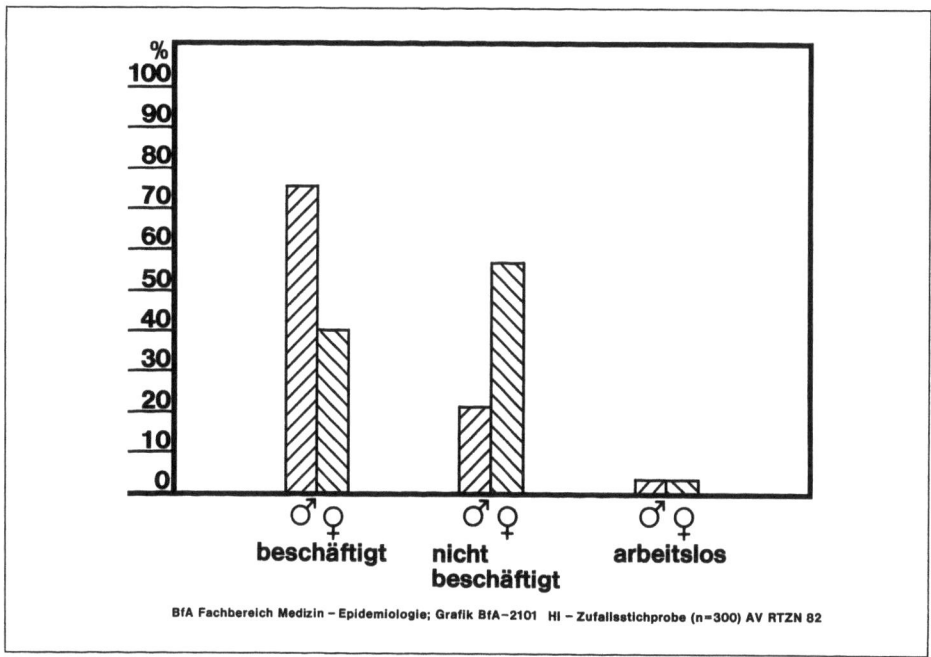

BfA Fachbereich Medizin – Epidemiologie; Grafik BfA–2101   HI – Zufallsstichprobe (n=300) AV RTZN 82

Abb. 8. Beschäftigungsstatus vor der Frührente bei Herzinfarkten – Frühberentungen 1982.

3. Eine Registraturkraft ohne Ausbildung mit Volksschulabschluß und einer monatli-
chen Rente von 900 DM wird der unteren sozialen Schicht zugeordnet.
Die Auswertung ergab, daß bei einem niedrigen Schichtindex fast doppelt soviel Männer wie Frauen Rehabilitationsmaßnahmen vor ihrer Frühberentung in Anspruch nahmen.
Abschließend noch ein interessantes Ergebnis zur Beschäftigungssituation: Ca. 75% der
Männer, jedoch nur 40% der Frauen waren vor der Frühberentung beschäftigt, ca. 5%
waren arbeitslos (Abb. 8).
Eindrucksvoll ist der hohe Prozentsatz der nichtbeschäftigten Frauen. Läßt man einmal
außer acht, daß sich hier auch die 1982 geltenden rentenrechtlichen Bestimmungen
ausgewirkt haben, ist es auch menschlich verständlich, daß diese Gruppe sich verstärkt
bemüht, in den Genuß ihrer meist kleinen Rente zu kommen. Im Schnitt liegt die im
Jahr 1984 gewährte Erwerbsunfähigkeitsrente für eine 55–59jährige Frau bei 567 DM,
für einen Mann immerhin bei 1348 DM.
Was die weitere Entwicklung bei den Frührenten angeht, muß man jedoch wissen, daß
sich aufgrund des Angestelltenversicherungsgesetzes in der ab 31. 12. 1983 geltenden
Fassung einschneidende Änderungen ergeben haben: Anspruch auf Berufs- bzw. Erwerbsunfähigkeitsrente haben nur noch folgende Personengruppen:
1. Pflichtversicherte, die bis zum Eintritt des Herzinfarkts versicherungspflichtig tätig
   waren und die üblichen versicherungsrechtlichen Voraussetzungen erfüllen.
2. Freiwillig Versicherte, die am 01. 01. 1984 die üblichen versicherungsrechtlichen
   Voraussetzungen erfüllen und selber regelmäßig pro Kalendermonat den vorge-
   schriebenen Mindestbeitrag entrichtet haben.

193

Durch diese Beschränkung der BU/EU-Anspruchsberechtigung ist gerade für die Gruppe der o. g. nicht pflicht- bzw. freiwillig versicherten Frauen ein Rückgang bei den Frührentnern zu erwarten.

Im Zentrum des sozialmedizinischen Interesses steht nicht nur die im Vorfeld der Frühberentung stattfindende Rehabilitation, sondern vor allem auch die Prognose nach einer durchgeführten stationären Heilbehandlung. Um diese empirisch zu untersuchen, wurden Daten für insgesamt 739 Männer und Frauen erhoben, die 1979 in einer Rehabilitationsklinik waren. Die männlichen Fälle wurden wegen der großen Zahl von Rehabilitanden in Form einer geschichteten Zufallsstichprobe gezogen; bei den Frauen handelt es sich um eine Totalerhebung. Weitere Bedingungen für die Aufnahme in die Untersuchungsgruppe waren:

- Lebensalter zum Zeitpunkt der stationären Heilbehandlung 40–60 Jahre
- Erste medizinische Rehabilitation nach Herzinfarkt (keine Wiederholungsheilbehandlung!)
- Gesicherter Herzinfarkt (keine Bypassoperation, kein Tod in der Reha-Klinik)
- Pflichtversichert in der BfA.

Der endgültige Umfang der Stichprobe bei den Frauen betrug 375, bei den Männern 364. Die Patienten wurden sämtlich 5 Jahre nachbeobachtet, gerechnet vom Zeitpunkt der Entlassung aus der Reha-Klinik.

Zunächst wurde geprüft, wieviel „Folgemaßnahmen" nach der Primärrehabilitation im Jahr 1979 durchgeführt wurden. Rund 50% der Männer gegenüber ca. 40% der Frauen hatten mindestens eine zusätzliche stationäre Heilbehandlung. Vor allem in der Kategorie „2 und mehr Folgemaßnahmen" waren die Männer stärker vertreten: ein Hinweis darauf, daß uns die Frauen in der Rehabilitation nicht nur primär, sondern auch sekundär verloren gehen.

Obwohl die Verhinderung einer Frühberentung nicht nur von medizinischen Voraussetzungen abhängt – auf die berufs- und arbeitsmarktbezogene Problematik wurde bereits eingegangen – steht sie nach wie vor im Blickpunkt, wenn es um die Erfolgsbeurteilung einer Rehabilitationsmaßnahme geht.

In der Altersgruppe der 40- bis 50jährigen finden sich erfreulich niedrige Berentungsquoten: Bei den Männern erhielten in dem 5-Jahres-Zeitraum ca. 19% eine BU/EU-Rente, bei den Frauen waren es 33%. Wesentlich schlechter ist die Situation bei den älteren Herzinfarktpatienten: Bei den 50- bis 60jährigen werden – Früh- und einen kleinen Prozentsatz Altersrenten zusammengenommen – zwischen 63% (Männer) und 82% (Frauen) der Fälle bis einschließlich 5 Jahre nach Entlassung aus der Rehabilitationsklinik Rentner.

Deutlich altersabhängig und zusätzlich geschlechtsabhängig war auch die Todesrate bei Männern und Frauen aus der Reha-Stichprobe 1979: Rund 9% (40–50 J.) bzw. 15% (50–60 J.) der Männer verstarben im Beobachtungszeitraum von 5 Jahren. Bei den Frauen waren es entsprechend ca. 6% bzw. 8%. Bei einem durchschnittlichen Beobachtungszeitraum von 3,5 Jahren ergaben sich für die weiter oben dargestellte Stichprobe aus dem BU/EU-Rentenzugang von 1982 ebenfalls geschlechtsspezifische Resultate: ca. 15% der Männer und ca. 4% der Frauen waren verstorben.

Ein interessantes Ergebnis zeigte sich auch bei der Auswertung der Sterbequoten in Abhängigkeit von der Erwerbstätigkeit bzw. Frühberentung: Während die jungen Männer mit BU/EU-Renten nach der 1979 durchgeführten Rehabilitation deutlich höhere Todesraten hatten als die gleichaltrigen erwerbstätigen Patienten, war es bei den

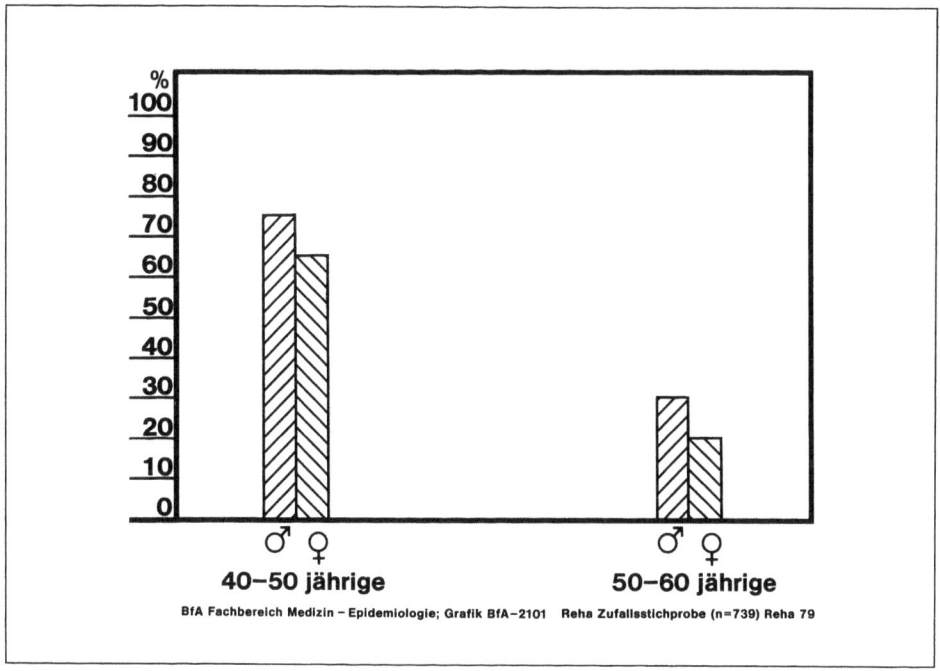

Abb. 9. Quote der überlebenden Erwerbstätigen 5 Jahre nach Herzinfarkt – Reha 1979.

über 50jährigen umgekehrt. Bei den Frauen waren diese Unterschiede nicht oder geringfügig vorhanden.

Die insgesamt höhere Sterblichkeit von Männern in den untersuchten Stichproben könnte damit zusammenhängen, daß wir es bei den Herzinfarkt-Rehabilitanden und BU/EU-Rentnern mit einer positiven Auswahl zu tun haben, da hier nur die Fälle eingehen, die das Akutereignis überlebt haben (8).

Faßt man die Ereignisse Tod und Früh- bzw. Altersrente zusammen und prüft, wieviele Herzinfarktpatienten 5 Jahre nach der Entlassung aus der Rehabilitationsklinik noch leben *und* erwerbstätig sind, so ergibt sich folgendes Bild (Abb. 9): ¾ der 40–50jährigen Männer und ⅔ der gleichaltrigen Frauen haben die 5 Jahre überlebt und sind nach wie vor erwerbstätig. Bei den 50–60jährigen sinkt die Quote auf 20–32%.

Die Schriftstellerin Ann Morow-Lindbergh hat zur unterschiedlichen psychosozialen Situation bei Männern und Frauen treffend formuliert: „Wir (die Frauen) sehen die Resultate unseres Gebens nicht so deutlich, wie sie der Mann bei seiner Arbeit sieht. In der Hausarbeit gibt es keine Gehaltserhöhung vom Chef, und nur selten zeigt uns das Lob des anderen, daß wir das Soll erreicht haben." Die einschneidenden Veränderungen, die der männliche Herzinfarktpatient beim Übergang von der Berufstätigkeit in das Rentnerdasein empfindet, haben Kerekjarto, Krasemann und Maas eindrucksvoll beschrieben (9).

Zum Schluß soll noch auf eine besondere Problematik eingegangen werden: Über die Notwendigkeit, die Ehe-/Partner infarktkranker Männer in die Rehabilitation einzubeziehen, ist genügend nachgedacht worden (5). Aber wie sieht es in der umgekehrten Richtung aus?

Während des Krankenhausaufenthaltes steht sicher die Sorge um das Leben der Frau im Vordergrund. Mit Abklingen der bedrohlichen Phase dürfte jedoch die Ungeduld größer werden, die vertretungsweise und notgedrungen übernommenen Hausarbeiten wieder loszuwerden. Das ist ohne Zweifel einer der Gründe, die eine Ehefrau davon abhalten, eine Rehabilitation in Anspruch zu nehmen. Haushalt und Familienversorgung obliegen – vor allem in den betroffenen Altersgruppen – in althergebrachter Weise immer noch der Frau, sei sie nun „Nur-Hausfrau", berufstätig oder gar doppelt belastet. Sicher werden auch die Persönlichkeitsstruktur und, davon abgeleitet, das Verhalten des Ehe-/Partners von Einfluß sein. Eng damit verknüpft sind jedoch vermutlich auch Überlegungen in Richtung Rentenantragstellung.

Welche Schlußfolgerungen sind zu ziehen?

– Die Herzinfarktrehabilitation ist beim Mann, vor allem im AHB-Verfahren, eine Selbstverständlichkeit geworden. Dies sollte für die Frau genauso werden.
– Auch wenn die Erwerbstätigkeit für die verheiratete, ältere Frau nach Herzinfarkt nicht die essentielle Bedeutung hat wie für den Mann als „Haupt"-Ernährer der Familie, so ist dies kein Grund, auf eine medizinische Rehabilitation zu verzichten. Das AHB-Verfahren erlaubt eine effektive Frührehabilitation unabhängig von der Erwerbstätigkeit.
– Die psychosoziale Betreuung während des Aufenthaltes in einer Rehabilitationsklinik sollte für die Frau spezifischer gestaltet werden, dies gilt auch für die Nachsorge am Heimatort.
– Die Einflußfaktoren, die bei der Frühberentung von Frauen nach Herzinfarkt eine mitbestimmende Rolle spielen, sind sehr komplex. Diese Tatsache sollte den Arzt jedoch nicht dazu verführen, für die Leistungsbeurteilung außermedizinische Maßstäbe anzulegen.

Zusammenfassung

In der Arbeit wird über verschiedene sozialmedizinisch-statistische Analysen zur KHK-Rehabilitation und -Frühberentung berichtet und eine Querverbindung zur Entwicklung der Herzinfarkt-Sterblichkeit bei Männern und Frauen hergestellt.

In einer Übersichtsdarstellung werden zunächst die KHK-Verhältnisse in der Rentenversicherung der Arbeiter und Angestellten für den Zeitraum 1970–1981 und die aktuelle Situation der Herzinfarktrehabilitation bei Männern und Frauen in der Angestelltenversicherung im Jahr 1984 auf der Basis von Totalerhebungen wiedergegeben. Abschließend werden anhand von Zufallsstichproben ermittelte Zeitverlaufsdaten von Herzinfarktrehabilitanden aus dem Jahr 1979 (n = 739) – mit 5jähriger Nachbeobachtung – und Frühberenteten aus dem Jahr 1982 (n = 300) – mit durchschnittlich 3,5 Jahren Katamnese – referiert.

Literatur

1. Badura B (1985) Projektgruppe Laiensystem und Rehabilitation. In: Institut für Soziologie Universität Oldenburg (Hrsg) Leben mit dem Herzinfarkt – eine sozialepidemiologische Studie. Oldenburg 1985
2. Berg-Schorn E (1983) ICD und zeitliche Vergleichbarkeit von Sterbeziffern: Beeinträchtigung durch die 9. Revision. Bundesgesundheitsblatt 26:174
3. Dinkloh HG, Müller-Fahrnow W, Sinn U (1982) Datenauswertungen für die Systemsteuerung in der Rehabilitation. Soziale Sicherheit 4:161–169
4. Gehring J (1984) Aortokoronare Bypass-Operation. Herz und Gefäße, 4:205–223
5. Halhuber C, Bernardo A (1984) Eine Krankheit – zwei Patienten. Zeitschrift der Deutschen Herzstiftung 7:11
6. Hort W (Hrsg) Herzinfarkt – Grundlagen und Probleme (1969). Springer, Berlin Heidelberg New York
7. Huebschmann CW (1977) Der Herzinfarktpatient als Borderline-Patient – Nichterleben von Körper und Todesnähe. Dynamische Psychiatrie 4
8. Kannel WB (1979) Prognosis after initial myocardial infarction: The Framingham Study. Am J Cardiol 44:53
9. Kerekjarto M v, Krasemann EO, Maas G (1983) Wie leben Frührentner nach Herzinfarkt? Münch Med Wochenschr 125:722
10. Mathes P (1984) Der Stellenwert von stationären Rehabilitationsmaßnahmen nach Herzinfarkt. Z Kardiol 73:740–747
11. Mathes P (1983) Diagnostik nach abgelaufenem Herzinfarkt. Dtsch Med Wochenschr 108:829–831
12. Morow-Lindbergh A (1955) Muschel aus meiner Hand. Pieper, München
13. Müller-Fahrnow W (1982) Das neue System der Verschlüsselung von Krankheiten für die Statistik der Gesundheitsmaßnahmen und des Rentenzugangs. In: Verband Deutscher Rentenversicherungsträger (Hrsg) Schriften zur Fortbildung
14. Müller-Fahrnow W (1985) Sozialmedizinisch-epidemiologische Studie zur Risikofaktorenverteilung in der Herzinfarktrehabilitation unter Berücksichtigung der sozialen Schicht. Med Dissertation, TU München
15. Rohrlach HJ, Krüger F (1984) Altersruhegelder. Bundesversicherungsanstalt für Angestellte 3., überarb Aufl Berlin
16. Schewe D, Gesellschaft f. sozialen Fortschritt (1985) Ansätze, Verfahrensweise und Wirkungen der Rehabilitation in der Rentenversicherung – eine quantitative Analyse des Reha-Geschehens und der Einflußfaktoren (Gutachten i. A. der Hans-Böckler-Stiftung des DGB)
17. Schrey A (1978) Die koronare Herzkrankheit. Urban & Schwarzenberg, München Wien Baltimore
18. Statistisches Bundesamt (Hrsg) Sterbefälle nach Todesursachen (1968–1974). Fachserie A: Bevölkerung und Kultur, Reihe 7, Stuttgart 1971–1976
19. Statistisches Bundesamt (Hrsg) Todesursachen (1975–1984). Fachserie 12: Gesundheitswesen, Reihe 4, Stuttgart 1977–1986
20. Verband Deutscher Rentenversicherungsträger (VDR) (Hrsg) Gesundheitsmaßnahmen in der gesetzlichen Rentenversicherung im Jahre (1970–1974). Statistik der deutschen gesetzlichen Rentenversicherung, Frankfurt/M. 1971–1975, Bd 34, 37, 40, 43, 45
21. VDR (Hrsg) Die Leistungen zur Rehabilitation und die zusätzlichen Leistungen in der gesetzlichen Rentenversicherung im Jahre (1975–1980). Statistik der deutschen gesetzlichen Rentenversicherung, Frankfurt/M 1976–1981, Bd 47, 49, 51, 53, 55, 57
22. VDR (Hrsg) Leistungen zur Rehabilitation und zusätzliche Leistungen der gesetzlichen Rentenversicherung im Jahre (1981–1984). VDR-Statistik Rehabilitation, Frankfurt/M 1982–1985, Bd 59, 61, 64, 67
23. VDR (Hrsg) Der Rentenzugang und Rentenwegfall im Jahre (1970–1979) in der Rentenversicherung der Arbeiter und in der Rentenversicherung der Angestellten. Statistik der deutschen gesetzlichen Rentenversicherung, Frankfurt/M 1971–1980, Bd 33, 36, 39, 42, 44, 46, 48, 50, 52, 54

24. VDR (Hrsg) VDR-Statistik Rentenzugang des Jahres (1980–1984) in der deutschen gesetzlichen Rentenversicherung einschließlich Rentenwegfall/Rentenumwandlung. VDR-Statistik Rentenzugang, Frankfurt/M, 1981–1985, Bd 56, 58, 60, 63, 66
25. Weiß B (1983) Wiederaufnahme der Arbeit nach erstem Herzinfarkt. Dtsch Med Wochenschr 108:1872–1875
26. Weiß B (1983) Langzeitbeobachtung nach Herzinfarkt. Herz/Kreislauf 15:216–221
27. Wille G (1985) 10 Jahre AHB. Bundesversicherungsanstalt für Angestellte Berlin
28. Wille G (1984) Grenzen und Möglichkeiten der Rehabilitation bei Patienten mit ischämischen Herzkrankheiten aus der Sicht des Rentenversicherungsträgers. In: Stein G (Hrsg) Probleme um die Wiederaufnahme der Arbeit nach Herzinfarkt. Mannheimer Morgen

Langzeitergebnisse bei Frauen nach aortokoronarer Bypassoperation und nach konservativer Behandlung unter spezieller Berücksichtigung von subjektiven Selbsteinschätzungen

M. Kauderer-Hübel, R. Buchwalsky, L. Bruch, M. Hübel, A. Korte

Einleitung

Bei der Durchsicht der Literatur zum Thema Rehabilitationsverlauf nach Herzinfarkt oder Bypassoperation fällt auf, daß kaum frauenspezifische Daten vorliegen. Herzinfarktpatientinnen werden nur in 11 von 130 durchgesehenen Studien aus dem Zeitraum von 1970 bis 1985 systematisch in einigen Variablen mit Männern verglichen, nur 2 Studien berücksichtigten bypassoperierte Frauen. Meist handelt es sich bei den Vergleichen zwischen Männern und Frauen nur um prozentuale Gegenüberstellungen, da nur die wenigsten Studien mit dem Ziel gemacht wurden, Unterschiede zwischen Männern und Frauen herauszufinden. Zuverlässige statistische Gruppenvergleiche sind nur selten zu finden.

Aus zahlreichen Studien ist bekannt, daß die Mortalität der Frauen nach einem Herzinfarkt größer ist als die der Männer. Nach Donat (1) verstarben in einem Beobachtungszeitraum von 2 Jahren nach stationärer Aufnahme wegen akutem Herzinfarkt von 437 Männern 134 (31%) und von 198 Frauen 71 (36%). Allerdings hatten ca. 50% dieses Kollektivs ein Alter von über 70 Jahren, die Sterblichkeit in der Akutklinik war bei Frauen und Männern naturgemäß auch altersabhängig. Eine noch wesentlich höhere Mortalitätsrate von 50% (Männer: 7,2%) im Jahr nach dem Infarkt fand Stern (12) bei unter 70jährigen Frauen, die mit akutem Infarkt eingeliefert worden waren. Die Frauen unterschieden sich dabei von den Männern in verschiedenen psychosozialen Variablen, während Unterschiede in der Schwere der Erkrankung nicht berichtet wurden. Bemerkenswert ist, daß alle verstorbenen 6 Frauen in Sterns Studie unverheiratet waren.

Nach dem Herzinfarkt nahmen Frauen nur zu 18% an einer Anschlußbehandlung teil, Männer zu 46% (1). Der Zugang zur Rehabilitationsklinik war bei den Männern wie auch bei den Frauen deutlich altersabhängig. In einer Studie von Wille (15) zeigt sich dieser Unterschied noch drastischer: Von BfA-versicherten Herzinfarktpatienten nahmen 1980 84% der Männer, aber nur 16% der Frauen eine Anschlußheilbehandlung (AHB) in Anspruch.

Auch bezüglich der ambulanten Rehabilitation in Koronargruppen geraten die Frauen ins Hintertreffen. Nach Donat (1) wurden 62% der Männer, aber nur 30% der Frauen am Ende der AHB die Teilnahme an einer solchen Gruppe empfohlen.

Stern et al. (12) fanden beim Vergleich von 13 Frauen und 55 Männern mit Herzinfarkt, daß die Rehabilitation der Frauen insgesamt weniger erfolgreich war als die der Männer. Dies zeigte sich z. B. daran, daß sie trotz vergleichbarer kardialer Befunde prozentual seltener und signifikant später ihre Arbeit wieder aufnahmen.

Tabelle 1. Übersicht über Studien, die Männer und Frauen vergleichen

Autor/Land	Jahr	Männer	Frauen	Alter	Behandlg.	Beobachtungszeit	Variablenvergleich Männer/Frauen
Donat/BRD	1982	437	198	Grup	keine OP		Mortalität, Teilnahme an AHB, Empfehlung für Koronargruppe
Gutman et al./USA	1982	302	56	57,7	OP	12,5 Monate	Alter, Familienstand, Ausbildung
Hinohara/Japan	1970	119	30	62,1	keine OP	2 Jahre	Infarktinzidenz
Kaplan et al./USA	1985	3590	1000	Grup	keine OP	9 Jahre	Mortalität, Alter, AP, Dyspnoe, Herzbeschwerden, Blutdruck, Beinkrämpfe, geschwollene Fußgelenke, Müdigkeit
Kubicek/Österreich	1971	366	115	66	keine OP		Mortalität, Übergewicht
Martin et al./Australien	1983	499	167	Grup	keine OP	max. 9 Jahre	Frühere Infarkte, AP, Schlaganfall oder Diabetes; Hypertonie Herzfrequenz, Verlauf nach akutem Infarkt
Stanton et al./USA	1983	162	25	<64	OP	6 Monate	Arbeit vor OP, Berufsaufnahme nach OP
Stern et al./USA	1977	55	13	53	keine OP		Mortalität, Familienstand, Berufsaufnahme, Befundschwere, Morbidität, Typ-A, Kontrollüberzeugungen, Ängstlichkeit/Depressivität, Sexualität nach HI
Weidemann et al./BRD	1983	571	30	51,5	keine OP	1–3 Jahre	Alter, Berufsausbildung, Beruf bei Infarkt, Betriebsgröße, Betriebszugehörigkeit, Berufsaufnahme, Rauchen, Wattleistung, Medikation, subjektive kardiale Beschwerden
Weidemann et al./BRD	1983	0	81		keine OP		Wattleistung
Wille/BRD	1984	7017	1980		keine OP	1980	Teilnahme an AHB

Nach Stanton (11) nahmen 62% der Frauen ihre Berufstätigkeit nach einer Bypassoperation wieder auf, bei den Männern waren es 76%.

Weidemann und Finberg (14) konnten ebenfalls feststellen, daß Frauen ihre Erwerbstätigkeit insgesamt seltener wieder aufnahmen als Männer (48% vs. 64%). Dieser Unterschied schien jedoch mit der unterschiedlichen Altersverteilung bei Frauen und Männern zusammenzuhängen, da in der Gruppe der unter 55jährigen 70% der Frauen und 74% der Männer ihren Beruf wieder aufnahmen. Wenn Frauen wieder in den Beruf gingen, konnten sie jedoch ihre Arbeit viel häufiger im alten Umfang wieder aufnehmen als Männer, was nach Meinung der Autoren vermutlich mit dem größeren Anteil an Angestellten bei den Frauen in dieser Stichprobe zu begründen ist.

In der Stichprobe von Weidemann und Finberg (14) von LVA- und BfA-versicherten AHB-Patienten waren die Frauen prozentual häufiger in kaufmännischen und Büroberufen (73%) und seltener als Industriearbeiter (7%) ausgebildet als die Männer (35% vs. 56%). Sie waren häufiger in mittleren Betrieben (80%) und seltener in Großbetrieben (10%) tätig (Männer 53% vs. 39%) und hatten erwartungsgemäß häufiger eine kürzere Betriebszugehörigkeit (von unter 10 Jahren) und seltener von mehr als 20 Jahren (15%) im Vergleich zu den Männern (49%), vermutlich, weil ihre Berufslaufbahn in vielen Fällen durch die Versorgung von Kindern unterbrochen wurde.

Gutman et al. (3) befragten in einer retrospektiven Untersuchung Patienten aus zwei Operationszentren, die sich 1979 einer Bypassoperation unterzogen hatten. Unterschiede zwischen Frauen und Männern wurden nur in einigen Variablen dieser Untersuchung herausgestellt: Die Frauen hatten im Vergleich zu den Männern eine signifikant schlechtere Ausbildung und waren signifikant älter (Durchschnittsalter Frauen: 60,1 Jahre; Männer: 57,3 Jahre).

In der Untersuchung von Weidemann und Finberg (14) äußerten die Frauen bei körperlicher Belastung häufiger kardiale Beschwerden als die Männer (Angina pectoris: ca. 73% vs. 40%, Dyspnoe: ca. 57% vs. 43%).

In der schon mehrfach erwähnten Untersuchung von Stern (12) wurden folgende signifikante Unterschiede im psychischen Bereich zwischen Frauen und Männer gefunden: Die Frauen fühlten sich während des Aufenthalts in der Akutklinik nach dem Infarkt und auch noch ein Jahr später ängstlicher und depressiver, und sie nahmen später als die Männer ihr gewohntes Sexualleben wieder auf. Die Frauen hatten nach ihrem Infarkt mehr bedeutsame Lebensveränderungen, fühlten sich stärker isoliert und teilnahmslos und hatten außerdem ein stärkeres Bedürfnis nach sozialer Zuwendung.

Keine signifikanten Unterschiede bestanden in bezug auf die Dauer des Aufenthalts auf der Intensivstation und im Krankenhaus sowie in bezug auf kardiale Komplikationen nach dem Infarktereignis.

Generelle Mängel der zitierten Untersuchungen:

Die Anzahl der erfaßten Frauen war meist so gering, daß die prozentualen Unterschiede zwischen Frauen und Männern häufig nicht auf ihre statistische Signifikanz hin überprüft wurden.

Wesentliche Variablen wie z. B. Alter, Befund, Beruf etc. wurden in einigen Untersuchungen nicht kontrolliert, so daß die Interpretation der gefundenen prozentualen Unterschiede offen bleiben muß.

Im deutschen Sprachraum ist die Untersuchung von Weidemann und Finberg (14) als eine Pionierarbeit in bezug auf die systematische Beforschung der Frauen im Bereich der Herzinfarktrehabilitation anzusehen. Ihre Ergebnisse bleiben jedoch auf den deskriptiven Bereich beschränkt, denn inferenzstatistische Aussagen werden aufgrund der geringen Fallzahl der Frauen nicht gemacht.

Mit dem Ziel, weitere Informationen über den Rehabilitationsverlauf bzw. -erfolg von Herzinfarktpatienten zu erhalten, wurde eine retrospektive Studie bei Patienten mit konservativer Behandlung und mit Bypass-operation durchgeführt. Im folgenden werden Teilergebnisse davon dargestellt, die insbesondere den Vergleich von Herzinfarkt-frauen und -männern betreffen. Spezielles Interesse gilt den subjektiven Beschwerden, dem Gesundheitsverhalten, den subjektiven Herzinfarktursachen und den Kontroll-überzeugungen der Patienten.

Untersuchungsmethoden

Fragestellungen

Es soll ein Beitrag zur Klärung folgender Fragestellungen geleistet werden:
1. Welche generellen Unterschiede gibt es zwischen Frauen und Männern einer – im Hinblick auf eine Operationsindikation koronarangiographierten – Stichprobe im medizinischen Bereich?
2. Gibt es Unterschiede zwischen berufstätigen Frauen und Männern in der Selbstbeur-teilung von beruflichem Streß und Arbeitszufriedenheit vor Infarkt und nach ihrer Rückkehr in den Beruf nach Infarkt oder Bypassoperation?
3. Welches subjektive Laienkonzept und welche Kontrollüberzeugungen haben herzin-farktkranke Frauen? Gibt es in diesen Variablen geschlechtsspezifische Unterschiede und/oder Unterschiede zwischen operierten und konservativ behandelten Frauen und Männern?
4. Wie schätzen Frauen ihr Gesundheitsverhalten zum Zeitpunkt der Befragung ein, und gibt es dabei geschlechtsspezifische Unterschiede und/oder Unterschiede zwi-schen Hausfrauen und Berufstätigen?

Probanden

Aus den insgesamt 4540 BfA-versicherten Patienten, die im Zeitraum von Mai 1977 bis Juli 1983 zur Anschlußheilbehandlung (AHB) in der Schüchtermann-Klinik waren, wurden für die Studie diejenigen ausgewählt, die während der AHB koronarangiogra-phiert worden waren (Männer n = 697, Frauen n = 71).

Im Dezember 1985 wurden zusätzlich 12 Frauen in die Stichprobe aufgenommen, die zwischen Juli 1983 und Januar 1985 koronarangiographiert worden waren und den Stichprobenkriterien entsprachen. Die durchschnittliche Beobachtungszeit lag bei 48 Monaten (1 bis 8 Jahre).

Versuchsplan

Die Studie ist retrospektiv angelegt. Der Versuchsplan der im folgenden dargestellten Teilergebnisse folgt einem varianzanalytischen Design. Geprüft werden soll die Bedeu-

202

tung der drei Faktoren (unabhängigen Variablen) Geschlecht (Faktor A), Behandlung, d. h. Bypassoperation vs. konservative Behandlung (Faktor B) und Berufstätigkeit (Faktor C) für bestimmte medizin-diagnostische und psychologische Merkmale (abhängige Variablen). So können jeweils durch spezielle Ausprägungen der unabhängigen Variablen gekennzeichnete Subgruppen bezüglich der interessierenden abhängigen Variablen miteinander verglichen werden.

Durchführung

Differenzierte medizinische und sozialanamnestische Daten wurden den Patientenakten der Schüchtermann-Klinik entnommen. Im Oktober 1984 wurde allen 768 Patienten ein Fragebogen zugeschickt, in dem sie zu ihren kardialen Beschwerden am Ende der AHB und zum Befragungszeitpunkt, zur beruflichen Situation vor und nach Infarkt und zur Medikamenteneinnahme befragt wurden.

Nach einer ersten Auswertung der vorhandenen Daten wurde im Herbst 1985 bei einer Teilstichprobe von bis zum Infarkt berufstätigen Männern zwischen 30 und 57 Jahren (n = 423) und bei allen Frauen eine zweite Befragung durchgeführt. Diesmal lag der Schwerpunkt im psychologischen Bereich. Neben selbst formulierten Fragen (z. B. zur subjektiven Einschätzung des Gesundheitsverhaltens, zur Morbidität, zur Einstellung gegenüber Berufswiederaufnahme oder vorzeitiger Berentung etc.) wurden standardisierte Fragebögen benutzt. Die subjektiven Einstellungen, welche Ursachen zur Entstehung der Herzerkrankung mit beigetragen haben könnten – die sogenannte Laientheorie – wurde mit einer leicht modifizierten Form des „Fragebogens zum subjektiven Krankheitsbild" (Zenz und Bischoff, Abt. für Medizin. Psychologie der Univ. Ulm; unveröffentlicht) erfaßt. In diesem Fragebogen sollen die Patienten 44 Sachverhalte in bezug auf ihre Bedeutung für die Entstehung ihrer Herzerkrankung beurteilen. Bei der Auswertung werden die Sachverhalte nach fünf Gruppen zusammengefaßt (psychosozial außen bzw. innen, naturalistisch außen bzw. innen, Gesundheitsverhalten). Außerdem wird ein Gesamtwert gebildet, der die Entschiedenheit kennzeichnet, mit der ein Patient sich überhaupt eine Meinung zu seiner Erkrankung gebildet hat.

Die Selbsteinschätzungen der eigenen Veränderungsmöglichkeiten (Selbstbestimmung) wurden mit dem IPC-Fragebogen (6) gemessen, der Aussagen über drei Aspekte generalisierter Kontrollüberzeugungen ermöglicht: Die Internalitätsskala (I-Skala) erfaßt „die bei der eigenen Person wahrgenommene Kontrolle über das eigene Leben und über Ereignisse in der personenspezifischen Umwelt" (10). Externale Kontrollüberzeugungen kennzeichnen dagegen, wie stark eine Person ihr Leben von anderen Personen (P-Skala) oder auch von Zufall und Schicksal (C-Skala) bestimmt sieht.

Statistische Methoden

Gruppenunterschiede von nominal skalierten Daten (Häufigkeiten) wurden mit dem Chi-Quadrat Test für unabhängige Stichproben auf ihre Signifikanz hin überprüft. Für Mittelwertvergleiche stetiger Daten wurde der t-Test benutzt, wobei die Voraussetzung der Varianzhomogenität mit dem F-Test berechnet wurde. Zur Überprüfung des gleichzeitigen Einflusses zweier Faktoren und deren Wechselwirkungseffekte wurden zweifache Varianzanalysen (ANOVA 2) gerechnet. Signifikante Wechselwirkungseffekte wurden mit dem Scheffe-Test überprüft.

Um den Einfluß von Alter und Befundschwere auf die abhängigen Variablen zu kontrollieren, wurden die meisten Vergleiche zwischen Frauen und Männern mit Gruppen angestellt, die nach Alter, Gefäßbefall und Ejektionsfraktion parallelisiert waren (yoked control design). Die statistischen Berechnungen wurden mittels eines Personal Computers durchgeführt.

Ergebnisse

Kardiale Befunde

Einen vergleichenden Überblick über die Befunde der Frauen und Männer gibt Tabelle 2. Erwartungsgemäß ergaben sich geschlechtsspezifische Unterschiede nur in den medizinischen Parametern, die von der unterschiedlichen Konstitution der Geschlechter abhängig sind (Herzvolumen, linksventrikuläres enddiastolisches Volumen (LVDV), Herzminutenvolumen (HMV) und Wattleistung).

Da jedoch Mittelwertvergleiche nichts über unterschiedliche Häufigkeiten von bestimmten Variablenausprägungen aussagen, wurden für die nach Alter und Ejektionsfraktion parallelisierten Gruppen von Frauen und Männern (jeweils $n = 83$) Gruppenvergleiche (Chi-Quadrat-Tests) angestellt.

Signifikante Unterschiede zeigten sich trotz vergleichbarer Befundschwere erwartungsgemäß weiterhin in der Wattleistung. Obwohl sich die Anzahl der stenosierten Gefäße bei allen Männern ($n = 423$) und allen Frauen ($n = 83$) im Mittel kaum unterschied, gab es statistisch sehr signifikante Unterschiede im Gefäßbefall zwischen Frauen und Männern (Tabelle 3). Bei den Frauen unserer Stichprobe traten häufiger 2- und Mehrgefäßerkrankungen auf als bei den Männern, während die Männer häufiger Nullgefäßerkrankungen hatten ($p < 0,01$). Betrachtet man die 4 großen Gefäße getrennt, so ist festzustellen, daß die RCA bei den Männern häufiger ($p < 0,01$) verschlossen ist als bei den Frauen. Die Cirkumflexa (CX) ist ebenfalls bei den Frauen weniger stark stenosiert ($p < 0,001$), während der linke Hauptstamm (LH) und der Ramus interventricularis anterior (RIVA) bei Männern und Frauen gleichstark befallen sind.

Dementsprechend ergaben sich auch geschlechtsspezifisch signifikante ($p < 0,05$) Unterschiede in der Infarktlokalisation. Die Frauen erlitten häufiger einen Vorderwandinfarkt, während bei den Männern häufiger die Hinterwand sowie zusätzlich die Vorderwand betroffen war.

Die Patienten waren bezüglich ihrer Operationsindikation (OPI-Gruppen) nach der Koronarangiographie in 5 Gruppen eingeteilt worden:

Gruppe 1: operierte Patienten (F: 36%, M: 38%),
Gruppe 2: Operation nicht erforderlich (F: 29%, M: 35%),
Gruppe 3: Operation nicht möglich (F: 10%, M: 9%),
Gruppe 4: Operation auf Wunsch des Patienten noch abwarten (F: 23%, M: 14%),
Gruppe 5: keine Einwilligung des Patienten in die OP (F: 1%, M: 4%).

In der Zuweisung zu diesen Gruppen zeigten sich sehr signifikante ($p < 0,001$) geschlechtsspezifische Unterschiede. Eine klare Operationsindikation (Gr. 1) wurde bei Frauen und Männern prozentual etwa gleich häufig gestellt, ebenso wie eine klare Ab-

Tabelle 2. Medizinische Daten von Männern und Frauen (Mittelwerte und Gruppenvergleiche)

Variable	Männer gesamt (n = 423)	Frauen gesamt (n = 83)	OP (n = 22)	NOP (n = 39)	t-Test
EF [%]	63	64	67,6	60,5	*
LVDP	15,5	15,8	14,8	14,9	ns
LVDV	180	162	139,6	171,8	**
HV_{abs}	–	–	636	684	***
HV/kg	11,2	10,3	10,2	10,4	ns
EK_{max} [Watt]	93,3	67			
Ergometr. [Watt]	–	–	55	58	ns
$PCP_{25 W}$	–	28,4			
PCP_{max}	33,4	33,8	29,3	31,8	ns
$PAM_{25 W}$		36,3			
PAM_{max}	45	42,2	35,6	39,6	ns
$HMV_{25 W}$		7,3			
HMV_{max}	12,3	9,6	9,6	8,7	ns
Gefäßbefall	2,5	2,8			
$t_{Kl/HI}$ [Wochen]	5,4	6,2	5,3	6	ns
$t_{Kl/OP}$ [Wochen]	2,9	3			
Medikation	3,5	3,1			
Alter	49	52	53	49	ns

OP = Operierte, NOP = Nichtoperierte, EF = Ejektionsfraktion, LVDP = linksventrikulärer enddiastolischer Druck, LVDV = linksventrikuläres enddiastolisches Volumen, HV = Herzvolumen, EK_{max} = maximale Wattleistung, EK = Einschwemmkatheter, PCP = Pulmonalcapillardruck, PAM = Pulmonalarterieller Mitteldruck, HMV = Herzminutenvolumen, $t_{Kl/HI}$ = Aufenthaltsdauer in der Akutklinik nach Herzinfarkt, $t_{Kl/OP}$ = Aufenthaltsdauer in der Akutklinik nach Herzoperation
$* = p < 0,05$; $** = p < 0,01$; $*** = p < 0,001$

Tabelle 3. Gruppenvergleiche medizinischer Befunde und des Familienstandes (Chi-Quadrat-Test mit einseitiger Fragestellung)

Variable	F (n = 83)/M (n = 423)
Befund diffus/lokal	ns
EF [%]	ns
PCP_{max}	ns
Infarktlokalisation	*
EK_{max} [Watt]	***
OP-Indikationsgruppen	***
RCA-stenosiert	**
LH-stenosiert	ns
RIVA-stenosiert	ns
CX-stenosiert	***
Gefäßbefall [Anzahl]	**
$t_{Kl/HI}$ [Wochen]	*
$t_{Kl/OP}$ [Wochen]	**
Familienstand	***

$* = p < 0,05$; $** = p < 0,01$; $*** = p < 0,001$

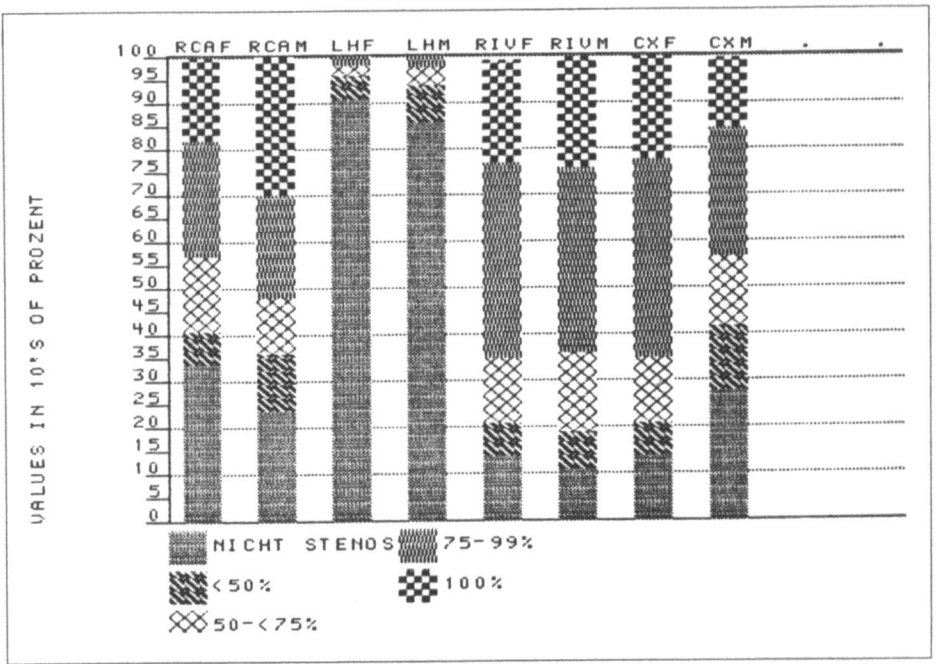

Abb. 1. Gefäßbefall (Frauen: n = 83; Männer: n = 423).
RCAF = Rechte Koronararterie, Frauen; RCAM = Rechte Koronararterie, Männer;
LHF = Linker Hauptstamm, Frauen; LHM = Linker Hauptstamm, Männer;
RIVF = Ramus interventricularis anterior, Frauen; RIVM = Ramus interventricularis anterior, Männer; CXF = Circumflexa, Frauen, CXM = Circumflexa, Männer.

lehnung (Gr. 3) der Operation von chirurgischer Seite aus. Dagegen wurde bei den Frauen seltener eine Operation für nicht erforderlich gehalten (Gr. 2) und Frauen schoben eine empfohlene Operation häufiger vor sich her (Gr. 4).
Die durchschnittliche Aufenthaltsdauer im Akutkrankenhaus nach Herzinfarkt lag bei Frauen mit 6,2 Wochen tendenziell (p < 0,05) etwas höher als bei den Männern (vergl. Tabelle 2). Die Krankenhausaufenthaltsdauer bei der Herzoperation unterschied sich bei Männern und Frauen signifikant (p < 0,01). Während 85% der Männer schon nach 1 bis 2 Wochen die Klinik verlassen konnten, war dies nur bei 48% der Frauen der Fall. Vergleicht man die medizinischen Daten der operierten Frauen (OP) und mit denen der Frauen mit konservativer Behandlung (NOP), so ist festzustellen, daß die Gruppe der nichtoperierten Frauen fast zur Hälfte aus Patientinnen mit einem relativ leichten Befund besteht (OPI-Gr. 2: 46%) während die restlichen Patientinnen eher einen schweren Befund haben dürften (OPI-Gr. 3: 15%, OPI-Gr. 4: 36%). Bei einem statistischen Vergleich ist demzufolge zu erwarten, daß schwere und leichte Befunde bei den Nichtoperierten sich zu einem mittleren Niveau vereinigen. Die medizinischen Meßwerte ergeben deshalb erwartungsgemäß kaum signifikante Unterschiede zwischen operierten und nichtoperierten Frauen. Nur in der Ejektionsfraktion schneiden die operierten Frauen etwas besser ab (p < 0,05) als diejenigen, die nicht operiert wurden (s. Tabelle 2). Die operierten Frauen hatten zu 84% einen Volks- oder Realschulab-

206

schluß, während die Nichtoperierten zu 86% das Abitur hatten (Chi-Quadrat p < 0,001). Es könnte demnach vermutet werden, daß schichtspezifische Einflüsse die Entscheidung pro oder contra Operation mitbeeinflussen.

Kardiale Beschwerden

Obwohl häufig über die höhere Sensibilität von Frauen in bezug auf kardiale Beschwerden berichtet wird, traten in unserer Stichprobe geschlechtsspezifische Unterschiede in den Angaben kardialer Beschwerden am Ende der AHB nur in der Variable Dyspnoe auf (Chi-Quadrat p < 0,05), wobei die Frauen bei vergleichsweise geringerer Belastung Luftnot angeben als die Männer der Parallelgruppe. Zum Befragungszeitpunkt (also 1–8 Jahre nach dem Infarktereignis) verstärkt sich dieser Unterschied noch. Vermutlich in Zusammenhang mit dem Empfinden von Dyspnoe steht die signifikant schlechtere Einschätzung (p < 0,001) des allgemeinen Befindens der Frauen zum Befragungszeitpunkt. Angina pectoris bei Belastung wird von den Frauen ebenso wie von den Männern überwiegend schon bei leichter bis mittlerer Belastung angegeben. Ruhe-AP wird jeweils von zwei Dritteln der Befragten rückblickend zum Ende der AHB berichtet.

Bei einem Vergleich der subjektiven kardialen Beschwerden operierter und nichtoperierter Frauen ergibt sich, daß am Ende der AHB nach dem Infarkt die für eine Operation vorgesehenen Frauen tendenziell (p < 0,05) häufiger Angina pectoris (AP) in Ruhe angaben (FOP: 84%, FNOP: 55%), jedoch gab es zum Befragungszeitpunkt keinen Unterschied mehr bezüglich der Ruhe-AP (Tabelle 4). Zum Befragungszeitpunkt unterscheiden sich die operierten von den konservativ behandelten Frauen in der Selbsteinschätzung der AP bei Belastung. Während die ersteren deutlich häufiger (p < 0,01) kei-

Tabelle 4. Selbsteinschätzung kardialer Beschwerden (Chi-Quadrat-Test mit einseitiger Fragestellung)

Variable Anzahl	F/M · 56/56	FOP/FNOP 31/25	B/H 31/23
Ende AHB:			
Bel.-AP	ns	ns	ns
Ruhe-AP	ns	*	ns
Dyspnoe	*	ns	ns
Befinden	ns	ns	ns
Befragungszeitpunkt:			
Bel.-AP	ns	**	ns
Ruhe-AP	ns	ns	ns
Dyspnoe	***	ns	ns
Befinden	***	ns	ns
Vergleich	ns	*	ns
Schule/B	ns	***	**
Medikament	ns	ns	ns

* = p < 0,05; ** = p < 0,01; *** = p < 0,001

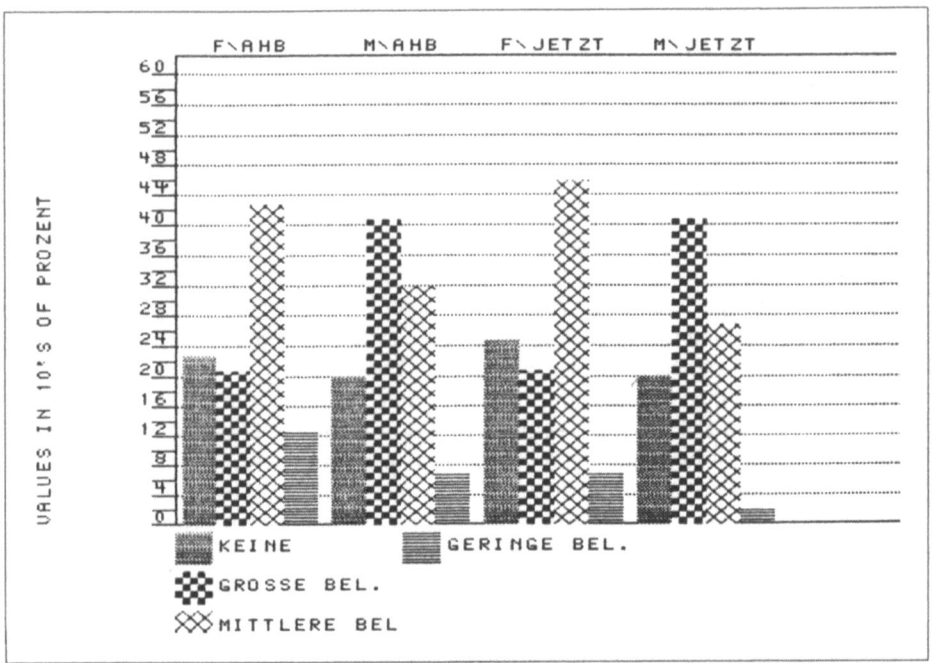

Abb. 2. Subjektive Angabe von Dyspnoe (Frauen: n = 56, Männer: n = 56). F-AHB = Frauen, Ende AHB; F-JETZT = Frauen, zum Befragungszeitpunkt; M-AHB = Männer, Ende AHB; M-JETZT = Männer, zum Befragungszeitpunkt.

ne AP-Beschwerden mehr hatten, litten 61% der nichtoperierten Patientinnen schon bei mittlerer körperlichen Belastung unter Angina pectoris. Die operierten Frauen fühlen sich demnach erwartungsgemäß im Vergleich zu früher tendenziell besser als die nicht-operierten (p < 0,05). Es bestätigt sich, daß das subjektive Wohlbefinden durch die Operation deutlich verbessert wird.

Berufstätige Frauen und Hausfrauen unterschieden sich nicht in der Angabe kardialer Beschwerden, so daß angenommen werden kann, daß der Faktor Berufstätigkeit hier-für keine Rolle spielt. Da die befragten Hausfrauen eine signifikant (p < 0,01) bessere Schulbildung als die berufstätigen Frauen hatten (70% der Hausfrauen hatten das Abi-tur, während 79% der berufstätigen Frauen nur Volks- oder Realschulabschluß aufwie-sen), ist anzunehmen, daß Schichtzugehörigkeit bzw. Schulbildung ebenfalls keine Be-deutung für die Äußerung kardialer Beschwerden haben.

Gesundheitsverhalten

Unter dem Themenbereich Gesundheitsverhalten faßten wir Fragen zusammen, die die subjektive Einschätzung der Risikofaktoren vor und der Schwierigkeiten bei ihrer Ver-änderung nach der AHB betrafen.

208

Es zeigte sich, daß ca. die Hälfte der Befragten sich von den Risikofaktoren Rauchen, Streß, Übergewicht und Bewegungsmangel vor Infarkt betroffen fühlten – die Männer jedoch tendenziell stärker als die Frauen (p < 0,05).

Man könnte nun annehmen, daß der Faktor Berufstätigkeit hierfür eine Rolle spielt. Das wurde bei den Frauen überprüft, aber es zeigten sich keine signifikanten Unterschiede zwischen Hausfrauen und berufstätigen Frauen.

Auf eine direkte Befragung bezüglich des Vorhandenseins von Risikofaktoren nach Infarkt wurde verzichtet, da hier eine zu starke Beschönigungstendenz (soziale Erwünschtheit) durch die Befragten befürchtet wurde. Stattdessen fragten wir nach den subjektiv empfundenen Schwierigkeiten beim Abbau des Risikoverhaltens. Jeweils die Hälfte der Frauen und Männer gaben keine Probleme bei der Gewichtsreduktion an; auch ca. 50% glaubten, ihren Streß besser bewältigen zu können als früher. Frauen kostete es jedoch mehr Anstrengung als Männer, ihren Nikotinkonsum einzuschränken und sich ausreichend Bewegung zu verschaffen (p < 0,05). Keine Unterschiede gab es wiederum zwischen Hausfrauen und Berufstätigen.

Beruf

Die Berufswiederaufnahme lag bei den Frauen mit 37% prozentual deutlich niedriger als bei der Parallelstichprobe der Männer (56%). Vermutlich aufgrund der geringen

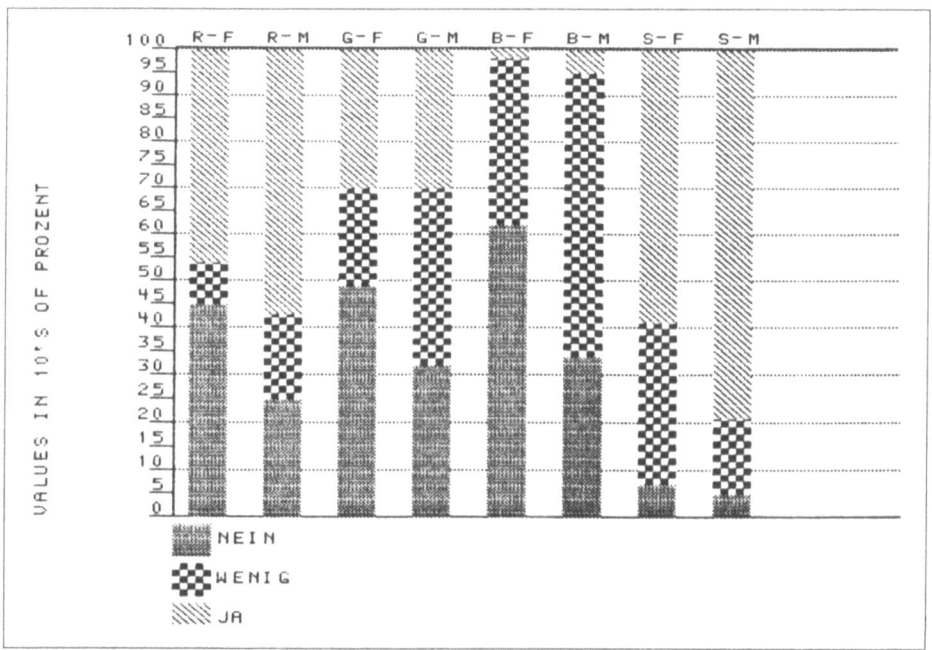

Abb. 3. Selbsteinschätzung der Risikofaktoren vor Infarkt (Frauen: n = 44, Männer: n = 44). R-F = Rauchen, Frauen; R-M = Rauchen, Männer; G-F = Übergewicht, Frauen; G-M = Übergewicht, Männer; B-F = Bewegungsmangel, Frauen; B-M = Bewegungsmangel, Männer; S-F = Streß, Frauen; S-M = Streß, Männer.

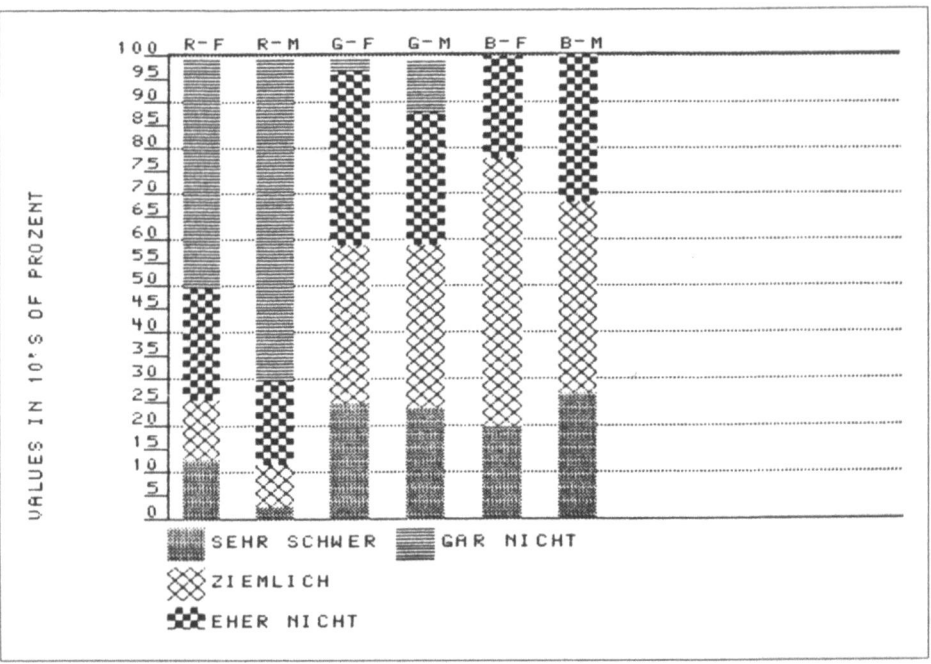

Abb. 4. Selbsteinschätzung der Schwierigkeiten beim Abbau der Risikofaktoren nach Infarkt (Frauen: n = 44, Männer: n = 44). R-F = Rauchen, Frauen; R-M = Rauchen, Männer; G-F = Übergewicht, Frauen; G-M = Übergewicht, Männer; B-F = Bewegungsmangel, Frauen; B-M = Bewegungsmangel, Männer.

Anzahl der berufstätigen Frauen (n = 31) war der Unterschied jedoch statistisch nicht signifikant. Die subjektive Arbeitszufriedenheit und der subjektiv empfundene Berufsstreß scheinen auf die Rückkehr in den Beruf keinen Einfluß zu haben, da Frauen und Männer sich in diesen Variablen nicht unterschieden. Unterschiede in der durchschnittlichen Beschäftigungsdauer und der beruflichen Position vor Infarkt waren ebenfalls nicht signifikant. Einzig in der Betriebsgröße vor Infarkt unterschieden sich Frauen von Männern signifikant (p < 0,01). Frauen waren häufiger im öffentlichen Dienst oder bei einem vergleichbaren Arbeitgeber beschäftigt gewesen als Männer (F: 44%, M: 15%) und wie schon Weidemann et al. (13) festgestellt haben, seltener Angehörige von Großbetrieben vor dem Infarkt (F: 15%, M: 30%).

Subjektive Krankheitsursachen

Frauen und Männer halten alle fünf Ursachengruppen des Fragebogens zum Krankheitsbild für bedeutsam. Sie glauben, daß Probleme mit anderen Personen (psychosozial außen) ebenso wie eigene innere Probleme (psychosozial innen) mitverantwortlich für die Auslösung ihrer Erkrankung sind. Ebenso wird dem Umgang mit der eigenen Gesundheit (Gesundheitsverhalten) sowie belastenden Umwelteinflüssen (naturalistisch außen) eine Bedeutung beigemessen. Allerdings nehmen die Männer tendenziell

210

stärker an als die Frauen, daß nachlässiger Umgang mit der eigenen Gesundheit ihre Erkrankung mitverschuldet hat (p < 0,05). Sie schreiben sich ja auch mehr Risikofaktoren zu als die Frauen (s. o.). Frauen hingegen messen ihrer körperlichen Konstitution signifikant größere Bedeutung bei (p < 0,001) und sehen es – eher als ihre männlichen Kollegen – als naturgegeben an, daß sie erkrankt sind (naturalistisch innen).

Kontrollüberzeugungen

Um die Selbsteinschätzung der eigenen Veränderungsmöglichkeiten (Selbstbestimmung oder Selbsteffizienz) zu erfassen, wurde den Patienten der IPC-Fragebogen zur Erfassung generalisierter Kontrollüberzeugungen vorgelegt.
Frauen schätzen sich darin ebenso selbstbestimmt ein wie Männer. Im Vergleich zur gesunden Normalpopulation liegen die Werte, wie schon aus früheren Untersuchungen bekannt, sehr hoch. Das heißt, daß koronarkranke Frauen ebenso wie Männer glauben, selbst einen erheblichen Einfluß auf ihr Schicksal ausüben zu können. Im Gegensatz dazu fühlen sie sich durchschnittlich abhängig von anderen Personen – Frauen sogar noch weniger als Männer.

Diskussion

Die eingangs gestellten Fragen können nach der Auswertung unserer Ergebnisse folgendermaßen beantwortet werden:
Generelle Unterschiede zwischen Frauen und Männern einer – im Hinblick auf eine Operationsindikation koronarangiographierten – Stichprobe bestehen erwartungsgemäß in denjenigen medizinischen Parametern, die von der geschlechtsspezifischen Konstitution abhängen (Herzgröße, Wattleistung etc.).
Weiterhin unterscheiden sich beide Gruppen im Stenosegrad der einzelnen Herzkranzgefäße sowie in der Anzahl der stenosierten Gefäße und damit auch in der Infarktlokalisation. Auch in unserer Stichprobe bestätigt sich die Beobachtung einer größeren Schmerzsensibilität der Frauen. Sie empfanden am Ende ihrer Anschlußheilbehandlung und zum Befragungszeitpunkt bei vergleichsweise geringeren körperlichen Belastungen Luftnot und fühlten sich insgesamt gesundheitlich schlechter als die Männer, trotz vergleichbarer kardialer Befunde.
Unterschiede zwischen berufstätigen Frauen und berufstätigen Männern in der Selbstbeurteilung von beruflichem Streß und Arbeitszufriedenheit vor Infarkt konnten nicht festgestellt werden. Aus differenzierten Untersuchungen zum Typ-A-Verhaltensmuster bei weiblichen Koronarkranken ist bekannt, daß Frauen sich in dem Ausmaß, wie sie ähnliche soziale Rollen wie Männer übernehmen, den Männern in der Bewältigungsform von Belastungssituationen angleichen (2). In diesem Sinne kann die Ähnlichkeit der Beurteilung der beruflichen Situation interpretiert werden, zumal Frauen (Berufstätige und Hausfrauen) bei der Beurteilung ihres allgemeinen Streß geringere Belastungen angeben als die Männer. Die Männer konnten zwar häufiger wieder eine Erwerbstätigkeit aufnehmen als die Frauen, der Unterschied war jedoch statistisch nicht signifikant.

Herzinfarktkranke Frauen haben, genauso wie ihre männliche Vergleichsgruppe, ein multivariates, eher psychosomatisch orientiertes Krankheitsmodell. Sie halten psychosoziale, ebenso wie somatische bzw. naturalistische Sachverhalte für mitverantwortlich für die Entstehung ihres Infarkts. Allerdings betonen Frauen stärker als Männer somatisch-konstitutionelle Ursachen (z. B. einen schwachen Kreislauf haben). Männer hingegen betonen ihre Eigenverantwortlichkeit, indem sie stärker als Frauen nachlässiges Gesundheitsverhalten als Mitursache für ihre Erkrankung sehen. Diese Unterschiede in der subjektiven Krankheitstheorie werden durch entsprechende Selbsteinschätzungen der Risikofaktoren vor sowie deren Veränderung nach dem Infarkt bestätigt. Frauen schreiben sich für den Zeitraum vor der akuten Erkrankung weniger Risikofaktoren zu, geben jedoch größere Schwierigkeiten bei deren Veränderung an als Männer.

Mrazek et al. (9), die mit ihrer Pilotstudie zur Erfassung subjektiver Herzinfarktursachen einen stärker inhaltlich orientierten Ansatz verfolgten, fanden ebenfalls mehrere Faktoren, die den Patienten subjektiv bedeutsam für die Entstehung ihres Infarkts erschienen. Allerdings konnte in dieser Studie eine klare Rangreihe dieser sechs Faktoren aufgestellt werden, wobei den Faktoren „allgemeine Lebensführung unter Streß", „soziale Belastungen am Arbeitsplatz" (beide zum Teil den psychosozialen Skalen des Fragebogens zum Krankheitsbild entsprechend) und dem Faktor „physikalische Belastungen am Arbeitsplatz" (zum Teil der Skala Naturalismus außen entsprechend) am meisten Bedeutung beigemessen werden. Die annähernde Gleichgewichtung der verschiedenen Ursachengruppen im Fragebogen zum Krankheitsbild könnte daher rühren, daß die items nicht a priori auf den Erfahrungshintergrund von Koronarkranken zugeschnitten wurden, während Mrazek et al. viele für Herzinfarktpatienten „typische" Ursachenvermutungen abfragten.

Bedeutsame geschlechtsspezifische Unterschiede bezüglich der Kontrollüberzeugungen wurden bisher nicht gefunden (6). Auch bei Herzinfarktpatienten scheinen die Kontrollüberzeugungen nicht vom Geschlecht abhängig zu sein. Die im Vergleich zur Normalpopulation überdurchschnittlich starke Überzeugung, sein Leben selbst steuern zu können, birgt nach Ohm et al. (10) die Gefahr, überhöhte Erwartungen an sich selbst zu haben, die zu erfüllen erhebliche „psychische und physische Anstrengungen" koste und damit einen Hinderungsfaktor für die Genesung darstelle. Auf der anderen Seite kann Internalität aber auch bedeuten, sich selbst als veränderungsfähig einzuschätzen, sie sollte damit als positives Potential bei der Gesundheitserziehung mitberücksichtigt werden.

Zwischen den einzelnen Frauengruppen gab es kaum Unterschiede, die Faktoren Behandlung und Berufstätigkeit hatten also für die von uns erfaßten psychologischen und psychosozialen Variablen bei den Frauen keine Bedeutung.

Die Kenntnis von subjektiven Einstellungen und Sichtweisen ist für die gesundheitserzieherische und präventive Arbeit mit Koronarpatienten besonders dann bedeutsam, wenn mangelnde Compliance der Patienten zu einem unzureichenden Abbau von Risikofaktoren führt oder die Motivation zur Wiederaufnahme behindert. Es erscheint folgerichtig, daß Patienten Hilfsangebote und Ratschläge zur Verhaltensänderung dann nicht annehmen, wenn diese stark von ihren eigenen Krankheitsvorstellungen und Behandlungserwartungen abweichen. Dies ist z. B. dann der Fall, wenn von Seiten der Rehabilitationskliniken ein eher somatisches Risikofaktorenkonzept vermittelt wird, der Patient jedoch psychosoziale Belastungen als genauso bedeutsam einschätzt. In einer nachfolgenden Studie soll diese Überlegung weiter überprüft werden. Da Infarktpatienten und -patientinnen über differenzierte Einstellungen in bezug auf ihre Krankheitsursachen verfügen, sollten diese und die damit zusammenhängenden Behandlungserwartungen in die Therapie mit einbezogen werden.

Zusammenfassung

In einer retrospektiven Studie wurden 697 männliche und 83 weibliche Herzinfarktpatienten zu ihrem beruflichen Schicksal, ihren gesundheitlichen Beschwerden, ihrem Gesundheitsverhalten ihren subjektiven Herzinfarkursachen und ihren Kontrollüberzeugungen befragt. Alle Patienten waren während einer Anschlußheilbehandlung zur Abklärung einer Operationsindikation koronarangiographiert worden. Gut ein Drittel der Patienten wurde später operiert, während die übrigen konservativ behandelt wurden. Die Nachbeobachtungszeit lag zwischen einem und acht Jahren.
Die weiblichen Infarktpatientinnen gaben im Gegensatz zu einer nach Alter und Befund parallelisierten männlichen Vergleichsgruppe weniger Risikofaktoren an und empfanden größere Schwierigkeiten bei deren Abbau. Frauen und Männer messen psychosozialen ebenso wie naturalistischen Ursachen eine Bedeutung bei der Entstehung ihres Infarktes zu, so daß von einem multifaktoriellen psychosomatisch orientierten subjektiven Krankheitsmodell bei Infarktpatienten ausgegangen werden kann. Allerdings glauben Frauen stärker als Männer, daß ihr Herzinfarkt somatisch bedingt ist, während Männer die eigene Vernachlässigung ihrer Gesundheit stärker betonen. Operierte und konservativ behandelte Frauen unterschieden sich ebensowenig in den psychologischen Variablen wie Hausfrauen und Berufstätige.

Danksagung

Diese Studie wurde an der Schüchtermann-Klinik durchgeführt und von der BfA finanziert. Unser besonderer Dank gilt Fr. Dr. Wille für ihre freundliche Unterstützung dieses Projekts.

Literatur

1. Donat K (1983) Die Problematik des wissenschaftlichen Nachweises von Wirkungen in der Rehabilitation. In: Krasemann EO und Donat K (Hrsg) Herzinfarktrehabilitation, 10 Jahre Hamburger Modell. Boehringer, Mannheim, S 29–46
2. Frankenhaeuser M (1983) The sympathetic-adrenal and pituitary-adrenal response to challenge: Comparison between the sexes. In: Dembroski TM, Schmidt TH, Blümchen G (eds) Biobehavioral bases of coronary heart disease. Karger, Basel New York, pp 91–105
3. Gutmann MC, Knapp DV, Pollock ML, Schmidt DH, Simon K, Walcott G (1982) Coronary artery bypass patients and work status. Circulation 66 (suppl III):33–44
4. Hinohara S (1970) Psychological aspects in rehabilitation of coronary heart disease. Scand J Rehab Mod 2–3:53–59
5. Kaplan GA, Kotler PL (1985) Self-reports predictive of mortality from ischaemic heart disease: a nine-year follow-up of the human population laboratory cohort. J Chron Dis 38:195–201
6. Krampen G (1981) IPC-Fragebogen zu Kontrollüberzeugungen, Handanweisung. Hogrefe, Göttingen

7 Kubicek F (1971) Nachgehende Untersuchungen an einem Fünf-Jahres-Krankengut von Myocardinfarkten. Zeitschrift für Kreislauf-Forschung 60:185–192

8. Martin CA, Thompson PL, Armstrong BK, Hobbs MST (1983) Long-term prognosis after recovery from myocardial infarction: a nine year follow-up of the Perth Coronary Register. Circulation 68:961–969

9. Mrazek J, Rittner V, Seer P, Weidemann H (1983) Zur subjektiven Wahrnehmung des Herzinfarktes und seiner Ursachen. Öffentliches Gesundheitswesen 45:71–77

10. Ohm D, Krampen G, Heger R (1982) Kontrollüberzeugungen und Wertorientierungen von Herzinfarktpatienten in der Rehabilitation. Medizinische Psychologie 8:131–140

11. Stanton BA, Jenkins CD, Denlinger P, Savageau J, Weintraub RM, Goldstein RL (1983) Predictors of employment status after cardiac surgery. JAMA 249:7 S 907–911

12. Stern MJ, Pascale L, Ackermann A (1977) Life Adjustment Postmyocardial Infarction. Arch Intern Med 137:1680–1685

13. Weidemann H, Attar H, Sauerbier J (1983) Kardiale Belastbarkeit und Trainingsbelastung von Frauen mit Koronarer Herzkrankheit. Deutsche Medizinische Wochenschrift 108:407–413

14. Weidemann H, Finberg J (1983) Mehrjährige Verlaufsbeobachtung der medizinischen und beruflichen Rehabilitation nach Herzinfarkt bei Frauen im Vergleich zu Männern. Herz/Kreislauf 3:83–92

15. Wille G (1984) Grenzen und Möglichkeiten der Rehabilitation bei Patienten mit ischämischen Herzkrankheiten aus der Sicht des Rentenversicherungsträgers. In: Stein G (Hrsg) Probleme um die Wiederaufnahme der Arbeit nach Herzinfarkt. Boehringer, Mannheim, S 25–35

214

Erfahrungen mit dem 1. Infarktpatientinnen-Seminar der Deutschen Herzstiftung

C. Halhuber, K. Siegrist, F. Wenzel

Was sind Arzt-Patienten-Seminare?

Arzt-Patienten-Seminare sind eine neue Form der Information und Motivation chronisch Kranker mit verhaltensabhängigen Krankheiten, z. B. Patienten mit koronarer Herzerkrankung. Sie sind ein Forum, auf dem Patienten nach Infarkt oder Bypassoperation in einer Phase großer Änderungsbereitschaft Fragen, Einwände und Mißverständnisse klären können, die das Alltagsleben mit der chronischen Erkrankung betreffen.

Vor allem die Deutsche Herzstiftung hat sich der Organisation dieser Arzt-Patienten-Seminare angenommen, die jeweils von 400–2500 Patienten und deren Angehörigen besucht werden. Man könnte von einer „Abstimmung mit den Füßen" sprechen und annehmen, daß die große Teilnehmerzahl etwas über die Bedürfnisse z. B. von Infarktpatienten aussagt, die ja „Spezialisten in eigener Sache" werden wollen und müssen (8).

Arzt-Patienten-Seminare sind eine wichtige sozialmedizinische, also ärztliche Aufgabe. Sie sollten „Pflichtveranstaltungen" an allen kardiologischen Rehabilitationskliniken werden: auch als Gelegenheit zur Wiederbegegnung ehemaliger Patienten, also einer Form von „social support".

Methoden

Form der Seminare

Verschiedene Arten der Informationsvermittlung sind möglich:
- ärztliche oder nichtärztliche Spezialisten aus dem therapeutischen Team tragen vor,
- Patienten selber und deren Angehörige tragen ihre Erfahrungen vor,
- Medien und Anschauungsmaterial machen das Gesagte verständlich,
- dazu kommen praktische Übungen in Wiederbelebung und der Beherrschung von Notfallsituationen
- und eine Musik-Gymnastik mit Referenten und Teilnehmern unter Anleitung eines Bewegungstherapeuten in den Pausen, die modellartig gemeinsame Bewegungstherapie wie in einer ambulanten Herzgruppe zeigt.

Eine wichtige Funktion hat der Moderator, meist den Arzt, der auf die allgemeine Verständlichkeit der Ausführungen zu achten hat. Er muß bei Fremdwörtern oder latinisierten Begriffen unterbrechen und für die Übersetzung in Alltagssprache sorgen. Ganz besonders wichtig ist es, daß viel Raum und Zeit für Fragen und ausgiebige Diskussion bleibt.

Teilnehmer scheinen vor allem Angehörige mittlerer und höherer Sozialschichten zu sein, die sich fünf unterschiedlichen Zielgruppen zuordnen lassen (19):

1. Patienten (ca. 80%)

Ihnen scheint es vor allem um die Befriedigung von Informationsbedürfnissen und Beseitigung von Mißverständnissen zu gehen, die bei chronisch Kranken fast unvermeidlich sind. Die Patienten befinden sich überwiegend im mittleren Lebensalter, wobei die Altersgruppe zwischen 55 und 65 Jahren am stärksten vertreten ist.

2. Angehörige (ca. 15%)

Der Lebenspartner kommt meist mit ganz ähnlichen Informationsbedürfnissen wie der Patient. In der Diskussion wird gelegentlich eine konflikthafte Bewältigung der Erkrankung deutlich, wobei dann beide Partner Hilfestellung bei den Experten suchen.

3. Ärzte als Teilnehmer (ca. 5%)

Sie waren bisher immer in der Minderzahl. Nur in Stuttgart war etwa ⅓ der Teilnehmer Ärzte, was wir uns mit besonders geschickten Begleit- und Einladungsschreiben von Dr. O. Brusis an die niedergelassenen Kollegen erklären. Ärzte können in Arzt–Patienten-Seminaren erfahren, wie hoch einerseits der Wissensstand von Infarktpatienten ist, wie belastend andererseits manche Informationslücken und Mißverständnisse sind. Sie lernen etwas vom Patienten-„Vokabular" und haben Gelegenheit, das Rollenverständnis Arzt-Patient neu zu überdenken. Möglicherweise können sie auch Ängste vor solchen Seminaren und vielleicht auch vor den Gesprächen in ambulanten Herzgruppen abbauen und erkennen, daß die diskutierenden Patienten vordringlich mit persönlichen Krankheitsproblemen kommen und selten von einer kritischen Grundhaltung gegenüber den Ärzten und der Medizin geleitet sind. Das Interesse an Information steht im Vordergrund, Polemiken von sich mißverstanden oder mißbehandelt fühlenden Patienten fallen kaum ins Gewicht (19).

4. Gesunde „Interessenten"

Auch gesunde Interessenten nehmen teil, wie aus den Daten des Frankfurter Patienten-Seminars hervorgeht. So erfüllen diese Veranstaltungen in begrenztem Umfang auch eine primär präventive Funktion.

5. Nichtärztliche Therapeuten

Auch Sportlehrer, Übungsleiter, Krankenschwestern, Psychologen, Soziologen, Sozialarbeiter nehmen teil. Nicht vergessen werden dürfen Journalisten, zumindest für die Regionalzeitungen, die rechtzeitig vorher auf das Arzt-Patienten-Seminar hingewiesen und am Vorabend zu einer Pressekonferenz eingeladen werden sollten, um korrekt berichten zu können.

Schwerpunktthemen betrafen Risikofaktoren, einschließlich Bewegungsmangel, A-Typ-Verhalten und Streß in Beruf, Familie und Freizeit. Besprochen wurden weiterhin Frühsymptome der koronaren Herzerkrankung und Entstehung des Herzinfarktes, nichtinvasive und invasive Untersuchungsmethoden und in den letzten beiden Jahren zunehmend die Bypassoperation, Aneurysmektomie und Ballondilatation. Den breitesten Raum, vor allem auch in der Diskussion, nahmen immer wieder die Medikamente ein, für die bei allen Seminaren ausreichend Diskussionszeit vorgesehen sein sollte. Man befaßte sich aber auch mit der Wiedereingliederung in den Beruf, mit Diätetik, Streßbewältigung, mit Themen der sozialen Sicherung bis hin zu Berentung, mit Freizeitgestaltung und Urlaub, ambulanten Herzgruppen, Fragen des Sexuallebens nach dem Herzinfarkt und Außenseiterverfahren, z. B. der Chelattherapie.

Warum gewinnen Patienten-Seminare zunehmend an Bedeutung?

Wir gehen von Epsteins These aus, daß gerade die in den Industrieländern außerordentlich verbreiteten chronischen Erkrankungen, wie z. B. die koronare Herzerkrankung, weitgehend vermeidbar seien (4). Die Mehrzahl der dabei pathogenetisch relevanten Faktoren tritt als direkte oder vermittelte Folge von Verhalten auf. Verhalten aber ist gelernt. Unter bestimmten Bedingungen ist Umlernen möglich. Die Krankheitserfahrung „Herzinfarkt" macht viele Patienten zum Umlernen bereit. Ein Patienten-Seminar greift – wie die stationäre Rehabilitation – diese Bereitschaft auf.
Krankheitsrelevantes Verhalten kann nur kommunikativ gefunden und beeinflußt werden. Die Kommunikation zwischen Arzt und Patient kommt aber oft zu kurz. In Akut-Krankenhaus und Praxis fehlt die Zeit für intensive Gespräche. Hier erfüllen die Seminare eine wichtige Funktion: wenn 2000 Patienten 6 Stunden an einem Seminar beteiligt sind, so bedeutet dies 12 000 „Arzt-Patienten-Fragestunden".
Heute sieht sich die Medizin genötigt, die Perspektive des medizinischen Laien ernst zu nehmen und in ihre Planungen einzubeziehen. Es geht schließlich um *sein* Verhalten in *seiner* sozialen Umwelt. Das Leben mit der Krankheit bedeutet für den Betroffenen eine Aufgabe. Die Kompetenz, sie zu lösen, ist nicht von vornherein gegeben. Was bedeutet es, wenn das Leben mit der Krankheit besser oder schlechter gelingt? Wie man heute weiß, geht es dabei nicht nur um das seelische Wohlbefinden (1), sondern auch um die harten Daten der Morbidität und Mortalität (2, 6, 17).
Betrachtet man die Seminare als Mosaiksteine einer umfassenden kardiologischen Rehabilitation, so können sie das „Lebenlernen mit einer chronischen Erkrankung" erleichtern und dazu beitragen, daß die Teilnehmer und deren Angehörige mit den unmittelbaren Belastungen der Erkrankung besser fertig werden.

Ergebnisse einer ad-hoc-Befragung

Am 4. Bad Berleburger Seminar für Herzinfarktpatienten und -patientinnen im Sommer 1985 beteiligten sich ca. 500 Männer und Frauen. Um einen Überblick über den Teilnehmerkreis zu bekommen, führten wir eine schriftliche Kurzbefragung durch. Daran beteiligten sich 100 Patienten: 77 Männer und 23 Frauen. Der Altersdurchschnitt lag bei 57 bzw. 58 Jahren. Etwa die Hälfte ehemaliger Patienten war einer Einladung der Herzkreislauf-Klinik gefolgt. 87% der Frauen und 84% der Männer hatten einen Herzinfarkt erlitten, die anderen waren Bypassoperierte.

Warum kamen diese Leute an einem schönen Sommerwochenende nach Bad Berleburg? Wir legten allen die Frage vor: „Was hat Sie vor allem bewogen, teilzunehmen?" Ganz oben stand das Interesse einer umfassenden Information. Darin drückt sich die Erwartung an die Referenten aus, auch ungefragt alles Wesentliche zum Umgang mit der Erkrankung anzusprechen.

Bei den formulierten Sonderinteressen – Mehrfachnennungen waren möglich – zeigten sich kaum Unterschiede zwischen Männern und Frauen. „Wie geht es weiter mit der Krankheit?" „Wie steht es um die körperliche Belastbarkeit?" „Was ist bei der Medikamenteneinnahme zu beachten?" Diese Fragen stehen für die meisten Patienten und Patientinnen im Mittelpunkt des Interesses. Sie wurden von 52–62% der Befragten als je einer der wichtigsten von zehn vorgegebenen Themenbereichen angekreuzt.

Ein deutlicher, nicht erwarteter Unterschied ergibt sich bei der Frage: „Wie funktioniert das Herz?" „Was funktioniert bei meinem Herzen nicht so gut?" Hier wünschen nur 14% der Männer, aber 35% der Frauen besonders informiert zu werden. Verleugnen Männer häufiger als Frauen?

Ganz weit unten in der Rangfolge der für wichtig erachteten Themen stand in beiden Gruppen das sexuelle Verhalten, von 18% der Männer und 13% der Frauen angekreuzt. Es ist zu fragen, ob sich darin die wahre Bedeutung der Sexualität in dieser Gruppe ausdrückt, oder ob für die Älteren dieses zwar durchaus ein persönliches Problem, aber nicht Gesprächsthema sein kann. Möglicherweise wird beim Stichwort „körperliche Belastbarkeit" das sexuelle Verhalten von einem Teil der Befragten mitgedacht. Hier bestand aber ein erheblicher Unterschied zwischen den Angaben bei der schriftlichen Befragung und dem tatsächlichen Verhalten beim Seminar (vgl. S. 221).

Vergleicht man Familienstand und Erwerbsstatus von Männern und Frauen, so stößt man auf Unterschiede. Zu erwarten ist ein höherer Anteil Vollerwerbstätiger bei den Männern. Frauen sind in unserer Stichprobe häufiger im Haushalt, auch häufiger teilzeitbeschäftigt. Eher überraschend: Unter den Männern sind 87% verheiratet (nimmt man die mit festem Partner zusammenlebenden hinzu, sind es 89,6%), bei den Frauen sind es nur 56,5%. Frauen sind wesentlich häufiger ledig geblieben als Männer (21,7 versus 2,6%) und auch häufiger verwitwet, wobei das letztere angesichts der höheren Lebenserwartung nicht überraschte.

Interpreationsversuche bzw. zu prüfende Hypothesen sind:

1. Wie aus der Epidemiologie bekannt ist, haben alleinstehende Frauen ein höheres Herzinfarktrisiko (3, 11). Ihr hoher Anteil im Seminar entspricht ihrem hohen Anteil an den Erkrankten.
2. Alleinstehende Frauen sind stärker teilnahmemotiviert als andere (sie brauchen mehr Austausch und mehr Zuwendung).
3. Alleinstehende haben eher die Möglichkeit zur Teilnahme, da sie keine familiären Rücksichten nehmen müssen und dadurch mobiler sind.
4. Alleinstehende Frauen sind eher bereit, bei dieser Gelegenheit einen Fragebogen auszufüllen.

Die erste Interpretation ist wahrscheinlich in dieser Form nicht haltbar. Wie man weiß, ist auch bei Männern das Alleinleben mit einem erhöhten Infarktrisiko verbunden, aber es scheint doch interessant, dieser Hypothese weiter nachzugehen.

Natürlich sind die Ergebnisse unserer Ad-hoc-Befragung wegen der kleinen Zahl mit Zurückhaltung zu betrachten. Sie ergeben nur Anhaltspunkte für die weitere Beschäftigung mit dem Thema.

Spezielle Erfahrungen und Eindrücke beim 1. Patientinnen-Seminar

Am ersten speziellen Seminar für infarktkranke Frauen am 31. August 1985 in der Herz-Kreislauf-Klinik Bad Berleburg wollten wir die besonderen Probleme der Frau mit Herzinfarkt für uns selbst bzw. für unser therapeutisches Vorgehen und Programm in der Rehabilitationsklinik erhellen. Von den etwa 80 Teilnehmerinnen hofften wir zu erfahren, wie sie mit unseren Therapievorschlägen im Alltag zurechtgekommen sind und welche Compliance- und Coping-Probleme sich nach Entlassung aus der Rehabilitationsklinik ergeben haben. Wir hofften auch, daß das Seminar im Sinne einer Booster-Gruppe zur Auffrischung des während der AHB-Maßnahme „Erlernten und Erfahrenen" dienen könne. Das Infarktpatientinnen-Seminar wurde von 3 Frauen geleitet: Carola Halhuber und Freya Wenzel als Ärztinnen, Karin Siegrist als klinische Soziologin. Nun zu den einzelnen Themenkreisen:

Thema: Beruf

Bezüglich ihrer beruflichen Situation äußerten in unserem Seminar einige Teilnehmerinnen, daß sie sich im Beruf plötzlich um Jahre gealtert fühlten und zudem den Eindruck hatten, für die Arbeitskollegen und den Arbeitgeber noch weniger wert zu sein als vor dem Infarkt. Sie kämpften jetzt, überwiegend in mittleren Positionen und vor dem Hintergrund verhinderter Berufskarrieren, um die vorher schon nicht vorhandene Gleichberechtigung, allerdings nicht nur mit den Männern, sondern auch mit den Gesunden – wobei sich dieses Problem in gewissem Umfang natürlich auch für Männer nach dem Infarkt stellt. Die Frau steht aber in einer ganz besonders schwierigen Situation. Rollenprobleme von Frauen resultieren häufig aus der asymmetrischen Beziehung der Ehepartner zur Berufsstruktur (15). Während für den Mann die Berufsrolle im Zentrum des Lebens steht, entsprechend der protestantischen Arbeitsethik, richtet sich an die Frau die Erwartung, die Familie mindestens gleich zu gewichten oder aber sie allein ins Zentrum zu stellen. Viele der Teilnehmerinnen machten ihre Mehrfachbelastung als Berufstätige, als Familienmutter, als Lebenspartnerin und als Hausfrau deutlich. Ihnen stellte sich nicht nur das Problem der Gewichtung der einzelnen Rollen – wo immer man besondere Kräfte einsetzt, man ist doch entweder die unzulängliche Hausfrau, die schlechte Mutter oder die nicht ausreichend engagierte Berufstätige – es fanden sich auch in jedem der drei bis vier Bereiche frauenspezifische Probleme, die bei Seminaren unter Frauen wohl eher zur Sprache kommen.

Thema: Leistung

Eine interessante Parallele zu männlichen Infarktkranken wurde im Hinblick auf die besondere Leistungsorientiertheit deutlich. So berichtete eine Patientin, daß sie die sportlichen Akvitäten in der ambulanten Herzgruppe zwar ganz gerne mitmache, daß sie jedoch während der Gruppenstunden immer in die Nachbarhalle schiele, wo sich gleichzeitig Gesunde „so richtig" sportlich betätigen. Sie hätte nur einen Wunsch: mehr zu leisten. „Wollen wir das nicht alle?" fragt sie. Haben wir es hierbei nicht mit einer vom Geschlecht unabhängigen Leistungsbezogenheit im Sinne von A-Typ-Verhalten zu tun? (10).

Thema: Ambulante Herzgruppe

Daß es an der Eigenständigkeit der Frau in der Gestaltung ihres Alltags, auch an ihrer Mobilität heute noch weitgehend fehlt, verdeutlichte uns eine Teilnehmerin, die seit ihrem Infarkt regelmäßig eine ambulante Herzgruppe besuchte: Allein, ohne ihren Ehemann (viele Gruppen nehmen den Partner oder die Partnerin ja nicht mit auf!). Immer wieder komme es dabei zu Konflikten mit dem Ehemann, zumal der Patientin die Herzgruppe auch noch Spaß mache. Er reagiere eifersüchtig, vorwurfsvoll, etwa nach dem Motte: „Mit denen da lachst Du, Du amüsierst Dich offenbar auch noch dabei, hier zu Hause geht es Dir schlecht". Die Frau hat selbstverständlich „aufopfernd" lebenslang zu geben und nicht etwas für sich zu fordern, schon gar nicht, was Spaß macht. Es ist sicher eine wichtige Frage, ob Frauen allein in die ambulante Herzgruppe dürfen, zumal wenn sich dort nicht nur graue Gesundheitsgymnastik abspielt. Die Frauen schienen es nicht gelernt zu haben, ihre Bedürfnisse nicht nur nach gesundheitsgerechtem Ausdauertraining, sondern auch nach Freizeitspaß mit der Gruppe den anderen zu Hause mit Nachdruck deutlich zu machen. Hier bot das Seminar möglicherweise Hilfestellung: Die Referentinnen und vor allem die anderen Teilnehmerinnen bestätigten der Patientin, daß sie mit ihrem Verhalten nicht allein und auch im Recht sei; sie wurde darin unterstützt und bestärkt.

Wir sollten uns fragen, ob die über 50jährigen Hausfrauen, die in der Rehabilitationsklinik am Lauftraining teilnehmen, zu Hause in der Kleinstadt wirklich allein joggen dürfen? Ob sie sich Zeit nehmen dürfen, einmal wöchentlich allein schwimmen zu gehen oder am Wochenende ausgiebig zu wandern, wenn der Mann lieber fernsieht? Am Rande von Großstädten haben Frauen häufig Angst, allein durch den Park oder Wald zu gehen. Wie realistisch sind unsere Empfehlungen an Patientinnen bei der Klinikentlassung? Treten ältere Unterschichtsfrauen allein Sportvereinen bei? Uns fällt immer wieder auf, wie oft die 6-Wochen-Rehabilitations-Maßnahme schon nach 4 Wochen beendet wird, weil die Frau nicht so viel Zeit für sich zu beanspruchen wagt, nicht länger abkömmlich sei.

Thema: Ernährungsumstellung

Häufig schien die Familie, besonders der Lebenspartner, wenig hilfreich bei der notwendigen Ernährungsumstellung und Gewichtsreduktion. Ehemänner verlangten sogar von ihren Frauen die Beibehaltung des bisherigen Übergewichtes, damit sie in mittleren Jahren nicht mehr Falten bekommen, „damit etwas zum Anfassen bleibt". Eine kalorienreduzierte Kost wurde schlichtweg abgelehnt. Es ist eine schwierige Situation, wenn die Familie nach üppigen Mahlzeiten und Leckereien „schreit", die infarktkranke Patientin aber vernünftig kochen und verzichten soll. Frauen von infarktkranken Männern scheinen eher zur Ernährungsberatung mitzugehen und anschließend ihre Kochweise umzustellen, während eine ähnliche Solidarität der Männer unserem Patientinnen-Seminar zufolge nicht zu spüren war. Wir vermuten, daß es mit der Einstellung des Zigarettenrauchens ähnlich ist.

Thema: *Sexualität nach Herzinfarkt*

Die erotisch-sexuelle Beziehung nach dem Infarkt ist natürlich ein wichtiger Bereich der partnerschaftlichen Beziehung. Über die spezielle Situation der Frau gibt dabei bisher nur eine Studie in den USA Auskunft, bei der 130 Patientinnen im Alter von 38 bis 65 Jahren mehr als 4 Monate nach dem Infarkt befragt wurden. Dabei stellte sich heraus, daß über die Hälfte der Patientinnen Angst vor der Wiederaufnahme sexueller Beziehungen hatten (51%). Etwa ein Drittel der Frauen mieden jeglichen sexuellen Kontakt nach dem Infarkt (27%), mehr als ein Drittel schränkte ihn stark ein (44%) und nur ein Drittel berichtete über ein unverändertes Sexualverhalten. Ängste vor dem Verlust der sexuellen Attraktivität, aber auch vor Reinfarkt und plötzlichem Herztod standen im Vordergrund der rationalen Begründungen. Nur bei knapp der Hälfte (50%) der Frauen waren vor der Krankenhausentlassung sexuelle Verhaltensweisen überhaupt angesprochen worden. Bei diesen war es früher wieder zu sexuellen Aktivitäten gekommen als bei den nicht informierten Patientinnen (14).

Das Thema Sexualität wurde in unserem Seminar – ganz im Gegensatz zum Ergebnis unserer ad-hoc-Befragung – sehr bald von den Teilnehmerinnen – Mittelschichtsfrauen im mittleren Lebensalter – angesprochen. Eine Patientin beispielsweise äußerte, daß sie nur unter der Bedingung in dieses Seminar gekommen sei, daß ihr Mann sie nicht begleiten würde, eben weil sie über ihre erotisch-sexuelle Situation sprechen wollte. Sie äußerte diesbezüglich erhebliche Schwierigkeiten, vor allem die Sorge, nicht mehr normal zu sein. Eine andere Patientin war vom Ehemann in das Seminar geschickt worden, um sich, nein, *ihm* sozusagen „grünes Licht" für die Wiederaufnahme der ehelichen Beziehungen nach einer Bypassoperation zu holen. Sie selbst äußerte sich eigentlich zufrieden damit, die Bypassoperation als Entschuldigung für ein sexuelles Desinteresse vorschieben zu können, das im Grunde schon vor der Bypassoperation bestanden hatte.

Thema: *Familiäre Rollen*

Sicher führt der Infarkt der Frau auch zu einer Veränderung der zwischenmenschlichen Beziehungen in der Familie. In unserem Seminar wurde einerseits über positive Auswirkungen berichtet, im Sinne einer Auffrischung von „ausgetrockneten" Ehebeziehungen, andererseits wurden aber auch negative Entwicklungen dargestellt, etwa im Sinne einer zu starken Bevormundung durch Mann und erwachsene Kinder, die als sehr einengend erlebt wurde. Es wurde aber auch geschildert, daß die Erkrankung der Frau vom Partner völlig übergangen und überhaupt nicht ernst genommen wurde im Sinne einer konflikthaften Krankheitsverarbeitung (20): Die Frau durfte zwar Klagemauer sein für jeden, der bei ihr abladen wollte, hatte aber selbst nicht zu jammern, sondern zu funktionieren!

Weitere Besonderheiten des Patientinnen-Seminares

Sprachlosigkeit zu Hause

War die Art und Weise, wie Frauen ihre Probleme darstellten, anders als in Seminaren mit Männern? Bei den meisten Seminarteilnehmerinnen zeigte sich deutlich das Problem der Sprachlosigkeit zu Hause: Wie und wann vermittle ich meinen Angehörigen, was ich mir von ihnen wünsche, wann ich behütet und versorgt und wann ich allein gelassen sein möchte? Problem war hier vor allem, diese Wünsche auszusprechen, die ja Forderungen für die eigene Person beinhalten. Es schien, als hätten viele Partner verlernt oder nie gelernt, miteinander über die wechselseitigen emotionalen Wünsche und Bedürfnisse zu reden. Uns wurde deutlich, daß die Mehrzahl der betroffenen Frauen ihre Empfindungen, Sorgen, Ängste im Bezug auf ihre Erkrankung aus ihrer Sicht nur mit sich selbst abgemacht hatten: „Darüber kann ich mit meinem Mann nicht sprechen". – So, als ob die Partner in zwei Welten lebten. Dies verwundert, da man Frauen im allgemeinen doch die größere Fähigkeit im Umgang mit ihren Gefühlen nachsagt, da Frauen Ängste und Traurigkeit leichter als Männer äußern (7). Einige Frauen schienen sekundär resigniert verstummt zu sein, da die erwartete partnerschaftliche Resonanz seit Jahren ausblieb. „Frauensprache" versus „Männersprache"?

Spontane Emotionalität im Seminar

Für die drei Leiterinnen des Seminars war dessen Verlauf ungemein beeindruckend: Es wurde sehr rasch „lebendig", weil nicht nur sachlich diskutiert und ich-ferne Themen abgehandelt, sondern Gefühle gezeigt und ich-nahe Themen schnell und „ungeschützt" ins Gespräch gebracht wurden. Die Teilnehmerinnen redeten in einer vertraut anmutenden Atmosphäre „ins Unreine", es wurde gelacht und geweint. Eine Gruppenpsychotherapie oder eine Selbsterfahrungsgruppe hätte hier beginnen können.
Übrigens wurde das Hauptthema der bisherigen Patientenseminare, die medikamentöse Langzeitbehandlung, überhaupt nicht angeschnitten, obwohl nach unseren AHB-Klinik-Erfahrungen hier besonders Probleme für Frauen liegen:
- schwere Menstruationsblutungen unter Marcumar bei jüngeren Frauen,
- Hypotonieneigung und Raynaud-Symptomatik bei Frauen unter Betablocker-Therapie,
- Kopfschmerzneigung und Mutterkornalkaloidmißbrauch bei Migräne-Patientinnen unter Nitraten,
- relativer Diuretikamißbrauch wegen Beinödemen bei adipösen Frauen unter Nifedipin, oft auch Fehldeutung des Nifedipinflushs als klimakterisch bedingt.
Für viele Frauen ermutigend war der Abschluß des Seminars: Eine über 70jährige, eben verwitwete, bisher offenbar sehr behütet und unselbständig lebende Patientin schilderte, wie sie ihren Infarkt – u. a. gegen den Willen ihrer behandelnden Ärzte – aufgearbeitet hatte: Sie hatte danach begonnen zu reisen, allein, und hatte auf diese Weise Krankheit und Emanzipationsdefizit bewältigt.

Literatur

1. Badura B, Bauer J, Kaufhold G, Lehmann H, Pfaff H, Schott T, Waltz M (1985) Leben mit dem Herzinfarkt – eine sozialepidemiologische Studie. Oldenburg
2. Baer PE, Cleveland SE, Montero AC, Revel KF, Clancy C, Bowen R (1985) Improving post-myocardial infarction recovery status by stress management training during hospitalisation. J Cardiac Rehab 5:191–196
3. Berkman LF, Syme SL (1979) Social networks, host resistance, and mortality: a nine-year follow-up study of Alameda County residents. Am J Epidemiol 109:186–204
4. Epstein F (1982) Die Entwicklung des Konzepts. In: Abholz H, Worgers D, Karmaus W, Korpural J (Hrsg) Risikofaktorenmedizin. de Gruyter, Berlin New York, S 2–6
5. Donat K, Halhuber C, Halhuber MJ, Ilker HG, Kraseman EO (1980) Patienten-Seminare – ein neuer Weg zur „Gesundheitserziehung". Fortschr Med 98:526–528
6. Frasure-Smith N, Prince R (1985) The ischemic heart disease life stress monitoring program: impact on mortality. Psychosom Med 47:431–445
7. Gebhard R, Klimitz H (1983) Geschlechtsunterschiede in der ärztlichen Praxis. In: Lockot R, Rosemeier HP (Hrsg) Ärzteliches Handeln und Intimität. Enke Verlag, Stuttgart, S 154–162
8. Halhuber MJ, Ostfeld L (1980) Die koronare Herzkrankheit. G Witzstrock, Baden-Baden Köln New York
9. Halhuber M, Weber I (1980) Erste Erfahrungen mit einem Koronarpatienten-Seminar. Arzt und Patient 1:33
10. Haynes SG, Feinleib M, Baker ED (1983) Type A behavior and the 10 year incidence of coronary heart disease in the Framingham heart study. In: Rosenman RH (ed) Psychosomatic risk factors and coronary heart disease. Hans Huber, Bern Stuttgart Wien, pp 80–92
11. House J, Robbins C, Metzner H (1982) The association of social relationships and activities with mortality: prospective evidence from the Tecumseh Community Health Study. Am J Epidemiol 116:123–140
12. Hopf R, Kaltenbach M (1983) Patientenseminare der Deutschen Herzstiftung. Fortschr Med 101:31–32, 1399
13. Hopf R (1983) Der Patient soll nicht Objekt sein, sondern Partner. Ärztliche Praxis 34:2540
14. Papadopoulos C (1985) Sexuality of Women After Myocardial Infarction. Med Asp Hum Sex 19:215–223
15. Parsons T (1943) The kinship system of the contemporary United States. Am Anthrop 45:22–38
16. Pascal N (1980) 1. norddeutsches Patienten-Seminar in Hamburg, 12. 01. 1980. Arzt und Patient 3:95
17. Rubermann W, Weinblatt E, Goldberg J, Chandary B (1984) Psychosocial influences on mortality after myocardial infarction. N Engl J Med 311:552–559
18. Weinblatt E, Rubermann W, Goldberg JD, Frank CW, Shapiro S, Cnardary BS (1978) Elation of eduction to sudden cardiac death after myocardial infarction. N Engl J Med 299:60–65
19. Wendt T (1986) Erfahrungen mit Arzt-Patienten-Seminaren. In: Die koronare Herzkrankheit – eine Herausforderung an Gesellschaft und Politik. Deutsche Arbeitsgemeinschaft f. kardiologische Prävention und Rehabilitation e.V. (Hrsg) C Halhuber, K Traenckner
20. Ziegeler G (1983) Soll der Lebenspartner in die ambulante Herzgruppe einbezogen werden? In: Halhuber C (Hrsg) Ambulante Herzgruppe 83, S 87–92

Autorenverzeichnis

Dr. U. Bauer
Herz-Kreislaufzentrum
Panoramastraße
6442 Rotenburg/Fulda

Prof. Dr. D. Birnbaum
Benedikt-Kreutz-
Rehabilitationszentrum
Südring 15
7812 Bad Krozingen

Dr. A. Drews
Herzkreislaufklinik Mettnau
Strandbadstraße 106
7760 Radolfzell

Prof. Dr. H. J. Engel
Abt. Kardiologie der Med. Klinik
Zentralkrankenhaus
„Links der Weser"
2800 Bremen 61

Dr. Ch. Gohlke-Bärwolf
Benedikt-Kreutz-
Rehabilitationszentrum
Südring 15
7812 Bad Krozingen

Prof. Dr. med. habil. K. H. Günther
Universitätsklinik
für Innere Medizin
der Humboldt-Universität
Schumannstr. 20/21
DDR-1040 Berlin

Dr. C. Halhuber
Herz-Kreislauf-Klinik
5920 Bad Berleburg

Dipl.-Psych. M. Kauderer-Hübel
Ludwigstraße 11
8069 Scheyern

Dr. K. H. Ladwig
Institut und Poliklinik für
Psychosomatische Medizin
und Medizinische Psychologie
der TU München
Langerstr. 3
8000 München 80

Prof. Dr. F. Loskot
Herz-Kreislaufzentrum
Panoramastraße
6442 Rotenburg/Fulda

Dr. J. Mrazek
Institut für Sportsoziologie
und Freizeitpädagogik
Deutsche Sporthochschule
Carl-Diem-Weg 2
5000 Köln 41

K. Meyer
Theresienklinik
Abt. Bewegungstherapie
Herbert-Hellmann-Allee 11
7812 Bad Krozingen

Dr. sc. med. habil. E. Neumann
Universitätsklinik für Innere
Medizin der Humboldt-Universität
Schumannstraße 20/21
DDR-1040 Berlin

Priv.-Doz. Dr. T. Rabe
Frauenklinik, Abt. 8.1.2.
Gynäkologie, Endokrinologie
Ruprecht-Karls-Universität
Voßstraße 9
6900 Heidelberg

Prof. Dr. V. Rittner
Institut für Sportsoziologie
und Freizeitpädagogik
Deutsche Sporthochschule
Carl-Diem-Weg 2
5000 Köln 41

Dr. L. Samek
Benedikt-Kreutz-
Rehabilitationszentrum
Südring 15
7812 Bad Krozingen

Dr. med. C. Vallbracht
Zentrum der Inneren Medizin
Abt. für Kardiologie
Klinikum der Universität
Theodor-Stern-Kai 7
6000 Frankfurt/M 70

Prof. Dr. H. Weidemann
Theresienklinik
Herbert-Hellmann-Allee 11
7812 Bad Krozingen

Dr. G. Wille
Bundesversicherungsanstalt
für Angestellte
Ruhrstraße 2
1000 Berlin

EKG-Information

H. H. BÖRGER

Fünfte Auflage,
bearbeitet und ergänzt von K. v. OLSHAUSEN, Mainz

1987. 292 Seiten,
zahlreiche, meist mehrfarbige Abbildungen.
Geb. DM 58,–. ISBN 3-7985-0710-4.

Inhalt: Grundlagen – Vektorielle Bedeutung – Morphologische Interpretation – Klinische Syndrome – Rhythmusstörungen – Schrittmacher-EKG – EKG-Technik und Artefakte.

Zum Buch: Dieser medizinische Bestseller liegt jetzt in der 5., völlig überarbeiteten Auflage vor. Neueste Forschungsergebnisse wurden bei der Neubearbeitung der einzelnen Kapitel berücksichtigt, während das Konzept des Buches unverändert blieb. Diese bewährte EKG-Einführung von H. H. Börger ermöglicht vor allem durch ihre morphologische EKG-Interpretation frühzeitig eine vollständige EKG-Beurteilung. Die Terminologie wurde dem internationalen Sprachgebrauch angepaßt, und im Literaturverzeichnis findet der Leser etwa 100 Originalpublikationen der letzten Jahre. Der Börger hat sich zum einen als eine didaktisch hervorragende Einführung in das EKG-Wissen und zum anderen als ein unentbehrliches Nachschlagewerk einen festen Platz auf dem deutschsprachigen Buchmarkt erobert.

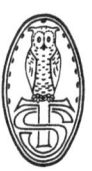

Erhältlich in Ihrer Buchhandlung.

Steinkopff **Dr. Dietrich Steinkopff Verlag**
Postfach 11 14 42, D-6100 Darmstadt

Herz und Diabetes
Diabetes und Herz

U. GLEICHMANN/H. SAUER/R. PETZOLDT/
H. MANNEBACH, Bad Oeynhausen (Hrsg.)

1986. 132 Seiten.
Gebunden DM 36,–. ISBN 3-7985-0678-7

Diabetes mellitus und kardiovaskuläre Erkrankungen stehen in enger Beziehung zueinander. Es ist bekannt, daß sie über verschiedene Mechanismen miteinander verknüpft sind. Jedoch mit den Einzelheiten dieses Wissens sind meist nur die jeweiligen Spezialisten vertraut. In diesem Buch kommen beide Spezialistengruppen zu Wort, eine Reihe offener Fragen werden intensiv diskutiert und beantwortet. Durch die gleichzeitige Bearbeitung einiger Themen durch Kardiologen und Diabetologen findet der Leser eine überaus anschauliche Darstellung der neuesten Erkenntnisse über diese beiden Erkrankungen und ihre Wechselwirkungen.

‚Herz und Diabetes' behandelt aktuell die speziellen Probleme des herzkranken Diabetikers bzw. des diabeteskranken Koronarpatienten. Ein weiteres wichtiges Schwerpunktthema dieses Buches ist die diabetische Neuropathie, ihre klinischen Zeichen und diagnostischen Möglichkeiten sowie die medikamentöse und chirurgische Therapie.

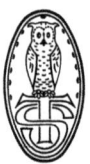

Erhältlich in jeder Buchhandlung.

Steinkopff **Dr. Dietrich Steinkopff Verlag** Postfach 11 14 42, D-6100 Darmstadt

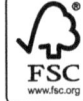